全国中医药行业高等教育"十三五"规划教材

全国高等中医药院校规划教材（第十版）

中医养生学导论

（供中医养生学、中医学、中医康复学、护理学、针灸推拿学
等专业用）

主　编

马烈光（成都中医药大学）　　　　　樊　旭（辽宁中医药大学）

副主编

孙晓生（广州中医药大学）　　　　　林　辰（广西中医药大学）

谢毅强（海南医学院中医学院）　　　高希言（河南中医药大学）

叶明花（北京中医药大学）　　　　　刘华东（南京中医药大学）

编　委（按姓氏笔画排序）

于本性（辽宁中医药大学）　　　　　王　彭（天津中医药大学）

王河宝（江西中医药大学）　　　　　宋素花（山东中医药大学）

何渝煦（云南中医药大学）　　　　　辛小红（新疆医科大学中医学院）

张　伟（成都中医药大学）　　　　　张　煜（北京中医药大学）

张丽宏（黑龙江中医药大学）　　　　周建华（上海市第八人民医院）

赵协慧（青海大学医学院）　　　　　赵鲲鹏（甘肃中医药大学）

倪　艳（山西省中医药研究院）　　　殷振海（宁夏医科大学中医学院）

曹　峰（贵州中医药大学）　　　　　黄学宽（重庆医科大学中医药学院）

彭　锦（中国中医科学院）　　　　　熊常初（湖北中医药大学）

阚俊明（长春中医药大学）

学术秘书

张　伟（成都中医药大学）　　　　　于本性（辽宁中医药大学）

中国中医药出版社

·北京·

图书在版编目（CIP）数据

中医养生学导论 / 马烈光，樊旭主编 . —北京：中国中医药出版社，2020.5（2021.10重印）

全国中医药行业高等教育"十三五"规划教材

ISBN 978 – 7 – 5132 – 6079 – 4

Ⅰ . ①中… 　Ⅱ . ①马… 　②樊… 　Ⅲ . ①养生（中医）—中医学院—教材

Ⅳ . ① R212

中国版本图书馆 CIP 数据核字（2020）第 006353 号

中国中医药出版社出版

北京经济技术开发区科创十三街 31 号院二区 8 号楼

邮政编码　100176

传真　010–64405721

河北品睿印刷有限公司印刷

各地新华书店经销

开本 850×1168　1/16　印张 11.5　字数 284 千字

2020 年 5 月第 1 版　2021 年 10 月第 2 次印刷

书号　ISBN 978 – 7 – 5132 – 6079 – 4

定价　39.00 元

网址　www.cptcm.com

社 长 热 线　010–64405720

购 书 热 线　010–89535836

侵 权 打 假　010–64405753

微信服务号　zgzyycbs

微商城网址　https://kdt.im/LIdUGr

官 方 微 博　http://e.weibo.com/cptcm

天猫旗舰店网址　https://zgzyycbs.tmall.com

如有印装质量问题请与本社出版部联系（010–64405510）

全国中医药行业高等教育"十三五"规划教材

全国高等中医药院校规划教材（第十版）

专家指导委员会

许二平（河南中医药大学校长）

孙忠人（黑龙江中医药大学校长）

孙振霖（陕西中医药大学校长）

严世芸（上海中医药大学教授）

李灿东（福建中医药大学校长）

李金田（甘肃中医药大学校长）

余曙光（成都中医药大学校长）

宋柏林（长春中医药大学校长）

张欣霞（国家中医药管理局人事教育司师承继教处处长）

陈可冀（中国中医科学院研究员　中国科学院院士　国医大师）

范吉平（中国中医药出版社社长）

周仲瑛（南京中医药大学教授　国医大师）

周景玉（国家中医药管理局人事教育司综合协调处处长）

胡　刚（南京中医药大学校长）

徐安龙（北京中医药大学校长）

徐建光（上海中医药大学校长）

高树中（山东中医药大学校长）

高维娟（河北中医学院院长）

唐　农（广西中医药大学校长）

彭代银（安徽中医药大学校长）

路志正（中国中医科学院研究员　国医大师）

熊　磊（云南中医药大学校长）

戴爱国（湖南中医药大学校长）

秘 书 长

卢国慧（国家中医药管理局人事教育司司长）

范吉平（中国中医药出版社社长）

办公室主任

周景玉（国家中医药管理局人事教育司综合协调处处长）

李秀明（中国中医药出版社副社长）

李占永（中国中医药出版社副总编辑）

全国中医药行业高等教育"十三五"规划教材

编审专家组

组　长

王国强（国家卫生计生委副主任　国家中医药管理局局长）

副组长

张伯礼（中国工程院院士　天津中医药大学教授）

王志勇（国家中医药管理局副局长）

组　员

卢国慧（国家中医药管理局人事教育司司长）

严世芸（上海中医药大学教授）

吴勉华（南京中医药大学教授）

王之虹（长春中医药大学教授）

匡海学（黑龙江中医药大学教授）

刘红宁（江西中医药大学教授）

翟双庆（北京中医药大学教授）

胡鸿毅（上海中医药大学教授）

余曙光（成都中医药大学教授）

周桂桐（天津中医药大学教授）

石　岩（辽宁中医药大学教授）

黄必胜（湖北中医药大学教授）

前　言

为落实《国家中长期教育改革和发展规划纲要（2010—2020年）》《关于医教协同深化临床医学人才培养改革的意见》，适应新形势下我国中医药行业高等教育教学改革和中医药人才培养的需要，国家中医药管理局教材建设工作委员会办公室（以下简称"教材办"）、中国中医药出版社在国家中医药管理局领导下，在全国中医药行业高等教育规划教材专家指导委员会指导下，总结全国中医药行业历版教材特别是新世纪以来全国高等中医药院校规划教材建设的经验，制定了"'十三五'中医药教材改革工作方案"和"'十三五'中医药行业本科规划教材建设工作总体方案"，全面组织和规划了全国中医药行业高等教育"十三五"规划教材。鉴于由全国中医药行业主管部门主持编写的全国高等中医药院校规划教材目前已出版九版，为体现其系统性和传承性，本套教材在中国中医药教育史上称为第十版。

本套教材规划过程中，教材办认真听取了教育部中医学、中药学等专业教学指导委员会相关专家的意见，结合中医药教育教学一线教师的反馈意见，加强顶层设计和组织管理，在新世纪以来三版优秀教材的基础上，进一步明确了"正本清源，突出中医药特色，弘扬中医药优势，优化知识结构，做好基础课程和专业核心课程衔接"的建设目标，旨在适应新时期中医药教育事业发展和教学手段变革的需要，彰显现代中医药教育理念，在继承中创新，在发展中提高，打造符合中医药教育教学规律的经典教材。

本套教材建设过程中，教材办还聘请中医学、中药学、针灸推拿学三个专业德高望重的专家组成编审专家组，请他们参与主编确定，列席编写会议和定稿会议，对编写过程中遇到的问题提出指导性意见，参加教材间内容统筹、审读稿件等。

本套教材具有以下特点：

1. 加强顶层设计，强化中医经典地位

针对中医药人才成长的规律，正本清源，突出中医思维方式，体现中医药学科的人文特色和"读经典，做临床"的实践特点，突出中医理论在中医药教育教学和实践工作中的核心地位，与执业中医（药）师资格考试、中医住院医师规范化培训等工作对接，更具有针对性和实践性。

2. 精选编写队伍，汇集权威专家智慧

主编遴选严格按照程序进行，经过院校推荐、国家中医药管理局教材建设专家指导委员会专家评审、编审专家组认可后确定，确保公开、公平、公正。编委优先吸纳教学名师、学科带头人和一线优秀教师，集中了全国范围内各高等中医药院校的权威专家，确保了编写队伍的水平，体现了中医药行业规划教材的整体优势。

3. 突出精品意识，完善学科知识体系

结合教学实践环节的反馈意见，精心组织编写队伍进行编写大纲和样稿的讨论，要求每门教材立足专业需求，在保持内容稳定性、先进性、适用性的基础上，根据其在整个中医知识体系中的地位、学生知识结构和课程开设时间，突出本学科的教学重点，努力处理好继承与创新、理论与实践、基础与临床的关系。

4. 尝试形式创新，注重实践技能培养

为提升对学生实践技能的培养，配合高等中医药院校数字化教学的发展，更好地服务于中医药教学改革，本套教材在传承历版教材基本知识、基本理论、基本技能主体框架的基础上，将数字化作为重点建设目标，在中医药行业教育云平台的总体构架下，借助网络信息技术，为广大师生提供了丰富的教学资源和广阔的互动空间。

本套教材的建设，得到国家中医药管理局领导的指导与大力支持，凝聚了全国中医药行业高等教育工作者的集体智慧，体现了全国中医药行业齐心协力、求真务实的工作作风，代表了全国中医药行业为"十三五"期间中医药事业发展和人才培养所做的共同努力，谨向有关单位和个人致以衷心的感谢！希望本套教材的出版，能够对全国中医药行业高等教育教学的发展和中医药人才的培养产生积极的推动作用。

需要说明的是，尽管所有组织者与编写者竭尽心智，精益求精，本套教材仍有一定的提升空间，敬请各高等中医药院校广大师生提出宝贵意见和建议，以便今后修订和提高。

国家中医药管理局教材建设工作委员会办公室

中国中医药出版社

2016 年 6 月

编写说明

2017年，经教育部批准，中医养生学五年制本科专业正式设立，并在当年首批招生。随后，全国多所中医药院校积极规划，陆续开设了中医养生学本科专业，使本学科的招生规模不断扩大，教育水平不断提升。为适应我国中医药高等教育行业发展的需要和社会健康形势的发展需求，培养中医养生学高素质专业人才，中国中医药出版社在国家中医药管理局统一规划、宏观指导下，组织行业内专家编写了供中医养生学专业本科生使用的"全国中医药行业高等教育'十三五'规划教材"系列共6本。

《中医养生学导论》是"十三五"期间出版的中医养生学专业国家规划教材系列中的第一部，主要阐述中医养生学的学科体系和基础理论，在中医养生学发展历史上尚属首次编写。全书分上、中、下三篇。上篇学科总论，阐释中医养生学的基本概念、历史源流及学科的现状和未来发展；中篇学科理论，阐述中医养生学的基础理论，即中医养生学对生命、寿夭、健康、体质、形神、天人关系等学科问题的基本认识；下篇方法论，阐述在学科实践的各个方面所能采用的方法体系，分思维方法、研究方法、应用方法、传播方法、产业转化五大部分。

本教材第一章学科概念由马烈光编写；第二章学科源流由叶明花、王河宝编写；第三章学科现状与未来发展由倪艳、彭锦、张伟编写；第四章生命由谢毅强、赵鲲鹏编写；第五章寿夭由马烈光、林辰编写；第六章健康由马烈光、曹峰编写；第七章体质由张煜编写；第八章形神由黄学宽、殷振海编写；第九章生态由阚俊明、熊常初编写；第十章思维方法由刘华东、宋素花、辛小红编写；第十一章研究方法由周建华、赵协慧编写；第十二章应用方法由樊旭、何渝煦、于本性编写；第十三章传播方法由高希言、张丽宏编写；第十四章产业转化由孙晓生、王彭编写。教材上篇和中篇由马烈光负责统稿，下篇由樊旭负责统稿；最后，马烈光对全书进行了统审定稿。另外，在教材编写过程中，传鹏博士协助做了不少工作，在此表示感谢！

本教材的编写，是中医养生学本科专业中医药行业规划教材的创新之举，洵为一项重大而艰巨的任务。编委会受命以来，焚膏继晷，历经数月，稿凡屡易，克竟告成。然限于学识水平，疏漏与讹误或存，诚冀师生同道及广大读者提出宝贵意见，以便再版时修订提高。

《中医养生学导论》编委会

2020年3月

目录

上篇　学科总论

　　养生，是我国千古盛行的、特有的文化和社会现象，是中华民族为世界医学和人类健康长寿作出的一大创造性贡献。中医养生，汇聚了中国从古至今各族各界有关维护健康、却病延年的学术知识和实践经验，取其精华，借鉴得失，在中医学理论的指导下，经过不断研究发展，形成了博大精深的学术体系。

　　中医养生学是在中医理论指导下，根据人体生命活动变化规律，研究调摄身心、养护生命、却病延年的理论和方法的中医分支学科。中医养生学，以生命为着眼点，以健康长寿为根本追求，广纳各种有益于生命质量的方法，强调从自身做起，为广大群众的健康长寿服务。中医养生学的出现，顺应了全球健康形势的发展和国家健康政策，必将为人类健康长寿事业作出更大的贡献。

第一章　学科概念

　　健康长寿是人类最宝贵的财富和人生最大的幸福，是人类自古以来热烈追求和为之奋斗的一项基本目标，是国家繁荣昌盛和社会文明进步的重要标志。"君王众庶，尽欲全形"，在中华民族漫长的历史过程中，各族各界人民，上至帝王将相，下至贩夫走卒，无不热烈追求健康长寿，努力探索养生，更将其与中医学结合，受中医理论指导，发展形成了内涵丰富、方法多样、特色鲜明的中医养生学体系。可以说，中医养生学具有悠久的历史、独特的理论知识、丰富多彩的方法、卓有成效的实践经验、鲜明的东方色彩和浓郁的民族风格，是中华民族的一大创造，是我国传统文化中的瑰宝，也是中医学宝库中的一颗璀璨明珠。近年来，顺应社会进步和时代需要，以及生命科学的研究进展和医疗卫生工作重心的前移，中医养生学的价值愈加凸显，已成为一门充满生机与活力的中医分支学科，具有重要的现实意义和社会意义。

第一节　养生

　　古往今来，"人之情，莫不恶死而乐生"，养生之风，由此盛行于中华大地。数千年的发展历程中，养生始终维护着中华民族的繁衍昌盛，在生命健康领域取得了卓越成效，更将热爱生命、追求健康长寿的意识深深地烙在中华文化和民族血脉之中。在这种文化传统和民族意识的影响下，受中医学的指导，养生的理论和方法得到了不断充实和蓬勃发展，形成了内容丰富、体系完善的健康长寿维护系统。

一、内涵

养生，又称摄生、道生、卫生、保生等。养生之"养"，含有保养、修养、培养、调养、补养、护养等意；"生"，即指生命。概言之，养生就是保养人的生命。具体而言，养生是人类为了自身良好的生存与发展，有意识地根据人体生长衰老不可逆的量、质变化规律，及自然、社会的运行法则，创造和利用一切有利于健康长寿的理论和方法，所进行的涵盖物质和精神，贯穿全生命周期的身心养护活动。

中华民族的却病延年之术，别称较多，而以"养生"谓之，则最早见于《管子》的《幼官》《白心》《立政九败解》三篇中。养生源起于道家，《道德经》中多称"摄生"，其后的《文子》《庄子》等典籍中，始以"养生"作称。中医学历史上，被誉为"医家之宗，奉生之始"的《黄帝内经》中，即多次出现"养生"，如"以此养生则寿……以此养生则殃"（《素问·灵兰秘典论》）、"智者之养生也"（《灵枢·本神》）等。

养生不限于医学领域，在我国悠久的历史中，各个阶层和领域的人均追求养生，并根据自身的知识结构，发展出了各自的特色养生。其中，以中医理论为指导的中医养生最具生命力，广泛流传至今，并不断地丰富和发展，形成了独特的学术体系。因此，中医养生，即在中医理论的指导下，根据生命发展规律和自然、社会运行规律，以中医特色方法为主，所进行的维护健康长寿的身心养护活动。

二、外延

养生的外延非常宽泛，可以说，凡与生命和健康长寿相关的领域、理论、方法等，均可纳入养生范畴，其中，符合中医学认知规律的内容，则为中医养生的外延。

养生在其发展过程中，海纳中华文化中的健康长寿智慧，形成了各具特色的养生流派，发展出了丰富多彩的养生理论和方法，这些都扩大了养生的外延。大体而言，从流派来说，养生可分为道家养生、儒家养生、佛家养生、医家养生（中医养生）等。此外，民间养生探索虽不成派，但内容丰富，可整体视为一类；从理论来说，凡与健康长寿相关的理论均可用于养生；从方法技术来说，涵盖精神养生、起居养生、功法养生、饮食养生、药物养生、针推养生等。这些内容中，受中医学理论指导，或符合中医学认知的部分即属于中医养生范畴。养生还与一些领域有密切的交叉关系，存在名词混用的现象，如道家、保健、亚健康等。

养生与道家：一般认为，养生来源于道家。诸子百家中，道家崇尚"天人相通"的"法自然"之道，重视生命健康，热烈追求长寿，因此，在养生体系中，道家内容渗透甚多，道家中人也多为养生家。但是，道家所追求的终极目标不仅仅是健康长寿，而是长生，相比养生追求而言，偏于虚幻。道家理论作为道家养生的基础理论，相对于中医理论而言，具有先天局限性和朴素性，缺乏经过大量实践检验的医学根基的支撑。道教出现后，其养生理论和行为逐渐宗教化、神仙化、神秘化，道派养生的发展和传播受到了局限。但总的看来，如果将宗教、迷信、玄虚的部分剥除，道家几乎可视为一门朴素的养生专派，对其他各类养生流派的影响均十分深远。可以说，道家养生和中医养生，是中华文化特有的、专注于研究健康长寿的并蒂之花。

养生与保健：从古至今，维护和提升健康水平的学术虽有"摄生、道生、卫生"等不同称谓，但现今均统于"养生"之中。而"保健"一词，清代以前医籍中未见，清代始用，历时很短，中医特色也不明显。当前，"保健"一词因其字面意思容易理解，故在西医学中提及较多，在非中医专业领域，尤其在科普读物中应用较多。对比而言，中国传统文化孕育出的养生学术，其着眼点在"生"，即生命；保健一词，落脚点在"健"，即健康。衡量生命延续的状态是否良好，要从"质"与"量"两方面考察，生命的"质"即健康，生命的"量"则是寿命。因此，养生重"生"，实际包含了保健和延寿两方面内容，涵盖范围更加广泛。如果单从维护健康的内容来比较，由于养生与保健所属的医学体系不同，因此，决定了二者在健康思维、核心思想、保健方法等方面均有所不同。但二者毕竟同属于保持健康、维护生命的学术体系，故相互之间一直在借鉴融合，共同发展。

养生与亚健康：从范畴来看，养生历史源远流长，伴随着医学的产生而出现，是中医学乃至中国文化中的固有学科。而亚健康是西医学产物，是随着医学模式的转变而在西医学中新兴的研究方向和疾病分类。亚健康本不属于中医学范畴，但近年来，在借鉴现代观念和科技发展中医的开放理念下，有中医学者开始从中医角度研究亚健康，逐渐出现了中医亚健康学。从研究对象来看，养生研究整个生命过程的规律及如何提高生命质量、却病延年的理论及方法，而亚健康着眼于"亚健康状态"，研究如何治疗、改善亚健康状态，使人恢复无病健康态。因此，亚健康研究对象较养生为窄。从方法技术来看，养生涉及的方法并不局限于医学领域，社会、精神、运动等各种方法，只要有利于健康，均可纳入养生的方法体系；而亚健康主要采取西医学干预、治疗手段，有时会涉及危险因素的防控，因此，养生所采用的方法要比亚健康学更为丰富。

三、目的和意义

目的决定了过程和手段，了解养生目的，有助于更好地理解和掌握学科的相关概念，明确学科方向。养生从古至今对维护健康长寿作出了巨大贡献，尤其在当前时代和医学发展背景下，更具有很强的现实意义。因此，了解养生的意义，能坚定学习信念，提高、开阔思维和眼界。

（一）养生目的

养生的根本目的就是保持健康、益寿延年，从而维护生命。健康与长寿，自古以来就是人类的共同愿望，人类始终在不断努力探索通向健康长寿的途径和方法。"人命至重，有贵千金"，是我国唐代著名医学家、养生学家孙思邈的一句至理名言，维护生命正是养生的落脚点和着眼点。这里尤其要注意理解中医养生对长寿这一目标的认识，不是无止境的"长生久视"，而是努力追求和贴近人的"天年"寿限。所谓"天年"寿限，目前中医认为是 110 ～ 150 岁，养生应以健康地达到寿命上限为目的。为达到这一目的，要依靠三方面的有机结合，一是依靠社会，努力创造和维持良好的生存环境；二是依靠医学，发挥健康咨询、养生指导和防治疾病的作用；三是依靠每一社会成员，发挥个人主观能动性，做好自我养生和帮助他人养生。

具体而言，养生的目标：孕前、孕中即应做好养生，打好生命健康的基础；出生后，常人应以健康为目的，通过各种养生方法强身健体，维持和提升健康状态；当形体稍有不适、精神微有失衡，出现亚健康时，应积极地选择有针对性的养生调摄方法，以防止临床疾病的发生，及时恢复身心健康状态；临床疾病发生后，以祛病康复为目的，应早诊断、早治疗，通过临床诊治康复与养生调理的综合干预，尽量将疾病对健康的影响降低；若所患疾病属暂不可治愈的，如糖尿病、高血压、慢性阻塞性肺疾病等，以延缓疾病发展、提高生存质量为目的，应临床治疗与日常养生相结合，控制疾病的进程，提高生活质量，"带病延年"。

（二）养生意义

养生的意义重大，不可忽视。小而言之，个人要想身心健康、益寿延年，就必须养生；大而言之，人类要想与环境协调适应、持续稳定地发展进步而不至消亡，也必须养生。总结起来，养生的意义大致有四点。

1. 康寿意义

中医养生的根本目标在于维护健康、追求长寿，因此，其一切理论及方法均服务于这一目标。几千年来，无数先贤通过自身实践，开拓养生理论，丰富养生方法，并验证了养生对健康长寿的有益作用。从古至今，笃行养生者，其寿命大多较长。反之，能得长寿者，多精于养生，或其所行与养生暗合。尤其在医学界，名医由于善于养生，多能得高寿。可见，养生对寿命的延长有很大益处。

善养生者健康水平高，疾病少。中医养生，乃至整个中医学，以"治未病"为最高战略。其主要方法不仅是"救其萌芽"的被动干预，也不完全是常检查、早发现的"守株待兔"，更重要的是，提倡为提高生命质量而主动防范身心疾病的发生。在精神、起居、饮食、运动等生活中的细微之处进行养生，并辅以药物、针灸、按摩等中医手段，从而积精全神、培补正气、平调阴阳，使人体达到"形与神俱"的健康状态。人体精充气足神旺，阴阳匀平，病痛自然不发或少发。即使到了高龄多病之时，也能保持一定的健康度和自理能力，带病延年。如国医大师邓铁涛有一整套适合自己的养生方法，且坚持几十年不辍，故能于百岁高龄时，仍精神矍铄、目光清亮，思维敏捷，四肢灵便，成为当代中医界的养生楷模。因此，养生能提升健康水平，减少疾病的发生。

2. 社会意义

人类社会文明在进步，生活、学习、工作节奏在不断加快，随之而来的也有越来越重的浮躁情绪；激烈的社会竞争已成为生活的常态，巨大的社会竞争压力，使很多人处于亚健康状态；物质生活不断丰富的背后，是物欲冲击下精神道德世界的空虚和失落。然而，社会和谐持续健康地发展，必须以人为本，人们的健康和高素质是社会向前发展的前提和基础。

养生可以为人们提供促进健康、提高素质的方法和途径。中医养生对精神健康的看重，可以帮助现代社会中的人们调节情绪、怡情悦志、延年益寿；中医养生将"道德修养"纳入健康的范畴，可以启发人们树立崇高的人生目标，形成积极的心理暗示和奋发向上的精神道德境界；中医养生的"和谐"观，追求天人和谐、身心和谐、人际和谐的思想，可以促进民主法治、公平正义、诚信友爱、充满活力、安定有序、人与自然和谐相处的社会的构建和人民幸福感的提升；中医养生"权衡以平"的核心观念，在指导养生的同时，将对人们的世界观和方法论产生积极影响，有利于人们把握为人处世的恰当尺度，防止太过与不及，让人与人之间多理解、多融合、少对抗，维护人们思想心态和社会状况的和谐稳定。

3. 医学发展意义

随着人们物质生活水平的不断提高和精神生活的日益丰富，人群的平均寿命逐渐延长，人们对健康的要求也发生了变化，已不再把寻求高质量的物质生活当作健康的唯一，而是越来越重视身体与心理的配合，强调身心健康与社会良好适应的和谐完美；人类社会在飞速发展的同时，不利于人类生存和健康的社会环境因素也在增多或凸显，物质丰裕之时，复杂的生物、社会及心理等综合因素引起的"现代文明病"随之而来。当前疾病谱已从感染性、传染性疾病向非感染性、非传染性疾病演变，身心性、功能性疾病越来越多，慢性病比例越来越大。医疗卫生事业也从防治传染病逐渐转向防治社会及心理疾病。

医学模式随着疾病谱的改变也发生了变化，早已由过去单纯的"生物医学"模式转向"生物－心理－社会医学"模式。而中医养生恰与目前疾病谱、医学模式的变化相适应。其四维健康观、和谐观、权衡观等基本观念，为当世提供了正确的健康理念，适应了目前把人类、社会和环境联系起来，去理解和对待人体健康和疾病的现实。

中医养生的发展，符合当前医疗卫生服务重心前移的要求。随着社会的发展，人们越来越关注自身的健康，认识到与其病后治疗不如平时养生防病。同时，人们也认识到，将卫生工作的重点移至临床治疗前，可以大大降低社会卫生经费，节省时间，且能收到更好的防治效果。因此，近年来医卫服务重心不断前移。这与中医养生"正气为本""治未病"的基本原则不谋而合。养生的良好效果已引起世界各国的关注，世界各国人民对养生的需求，也为其提供了巨大的动力，促进了本学科的发展。

然而，我国经济与发达国家相比，还相对落后，同时，我国是世界上人口最多的发展中国家，人口老龄化的问题已经凸显，导致我国社会卫生工作和养老工作的负担较重。当前，我国在政府主导下大力发展社区卫生服务，提倡中医养生，提倡"治未病"，正是应对这一现状的切实措施。中医养生能有效促进国民健康，缓解我国社会卫生工作负担，其现实意义十分重大。

4. 中医教育意义

首先，学习养生可以加深中医学子的文化修养。中医具有非常深厚的中华文化背景和浓厚的文化特质，中医教育无论放眼未来还是着眼当下，都应当加重对中医学子的传统文化教育，提高其文化修养。而从文化内涵来看，养生可视为传统文化与医学的交叉学科，学习养生，必然要涉及大量传统文化的知识。因此，从加深文化修养的角度而言，通过养生学而普及传统文化，无疑是直接和有效的。另外，养生关注健康和延寿，是当前社会的热点，学生们学习时往往带有浓厚的兴趣，因而养生是中医药高等院校讲授传统文化的颇佳载体。

其次，能提升中医学生的健康形象。出于中医发展历史和中国的特殊情况，大众对中医形象的认识往往是和蔼可亲、健康高寿，因而社会对中医人的健康形象要求尤重。作为中医人，应当认识到，医生不仅是"疾病杀手"，更应该作"健康代言人"和患者的健康楷模，这也是古今中医大家的谆谆教诲。中医学高等教育，乃至整个医学教育，除使学生一入学便接受并牢记"人命至重，有贵千金"的思想外，更应教导其在行动上踏踏实实从自身做起，关注和树立自身的健康行为习惯。因此，在中医高校内，以多种方式进行养生教育，开展养生活动，对中医学子完善知识结构、提升实践能力、拓宽未来发展十分重要。

第二节　中医养生学

　　中医养生学以中国古代的天、地、生、文、史、哲为深厚底蕴，以中医理论为坚实基础，集各地各族人民养生智慧为一体，融会道、儒、释三家及历代养生家、医学家的养生体验和研究成果，形成了博大精深的学科体系。自《黄帝内经》以来，历代中医学者均将养生置于中医医疗体系中的重要位置，并有许多专篇专著讨论养生，然而中医养生学科一直未能建立。直至近现代，随着社会的发展和健康形势的变化，中医养生学才真正成为中医学的一门独立分支学科，并在时代潮流的推动下，呈现出巨大的活力和发展前景。

一、内涵

　　中医养生学是在中医理论指导下，根据人体生命活动变化规律，研究调摄身心、养护生命、却病延年的理论和方法的中医分支学科。

　　中医养生学凝聚了前人的养生智慧和经验结晶，创建中医学理论体系的《黄帝内经》的问世，在中医养生学历史上具有里程碑意义。《黄帝内经》广泛吸取和总结了秦汉以前的养生成就，奠定了中医养生学理论基础，对中医养生学的形成和发展起到了承前启后的作用。《黄帝内经》以来，历代都有养生专著专篇，经过长期的经验积累、理论升华和实践验证，中医养生学逐渐成为一门富有鲜明特色的中医分支学科，形成了稳定的学科体系，具有独立而深厚的学术理论，以及独特、丰富并卓有成效的实用方法。

二、外延

　　中医养生学是以中医理论为基础，包含了生命观、寿夭观、健康观、和谐观、权衡观等基本观念；确立了预防为主、扶正祛邪、形神合一、审因施养、五脏为本、杂合以养等基本原则。在其指导下，中医养生学所采用的养生手段和方法更是丰富多彩，不胜枚举。这些养生方法充分利用自然和社会环境中诸多有利于健康的因素，全面调动人体自身的调节能力，使人与环境和谐一体，而且简便易行，卓有成效，是却病延年的有效方法。

　　由于历代养生家各自的实践和体会不同，其养生之道在静神、动形、固精、调气、食养及药饵等方面各有侧重、各有所长，中医养生学逐渐分化出相应的学术流派。这些不同的流派从多角度发扬了养生学术理论，丰富了中医养生学的内容。中医养生学是一个开放的学科体系，涉及天文气象、哲学宗教、人文社会、心理行为、预防保健等诸多领域，其中的许多内容已成为当今多学科研究的热点。

　　在中医养生学的现代发展中，易与中医学的其他分支学科发生混淆，如中医治未病和中医康复学，需加以辨别。

　　中医养生与中医治未病：中医养生和中医治未病都隶属于中医，皆运用了中医药相关的方法技术和干预措施，都以维护人类生命，预防疾病的发生、发展和复发为目的。两者关系密切，但也有一定的区别：一是两者的目的有所不同，中医养生的根本目的是却病延寿，具体而言，根据不同人群，细分为提高生活质量和健康水平，预防疾病的发生，控制疾病的传变，加速康复等；中医治未病的目的是预防疾病的发生和复发。二是两者干预的切入时期不同，中医养生广泛适用于各年龄段及人生各个时期，任何时期、任何对象均有养生的必要；中医治未病切入干预的时间段主要在欲病和微病阶段。二者形成的学科相比较，也有不同之处：一是两者的学科对象不同，中医养生学广泛适用于各类人群，但偏重于健康人群；中医治未病学主要对象是机体偏颇比较明显，或即将发生疾病的亚健康人群及部分病后防复发的人群等，其对象相对较窄。二是两者的干预方法有差别，中医养生学采用的干预方法十分丰富，不局限于中医特色诊疗手段，且具有很强的包容性和拓展性；中医治未病学主要运用的是中医的方法技术，因此，对某些人群更具有针对性。

中医养生学与中医康复学：养生与康复均为提升和恢复健康、防治疾病的必要手段，所以中医养生学与中医康复学均是中医学的重要学科。而且在病患及残障康复期间，养生与康复手段常并举，二者很难截然分开，因而在学科发展早期，二者曾并称为"中医养生康复学"。但是，养生、治疗、康复的交叉与融合，是中医学完整的生命健康干预过程，因此，养生与康复是不同的中医学范畴；二者手段不同，中医养生学手段丰富，包括医疗和非医疗手段，中医康复学主要采用康复治疗器械及药物、手法等进行病后恢复；针对人群不同，养生学广泛涉及所有人群，主要针对的是健康人群，而康复学主要针对残障人群及病后恢复期患者。

三、学科特点

中国是一个历史悠久的文化大国，有着丰富的哲学人文特色思想，在这种环境中产生和成长起来的中医养生学，与数千年的中国传统文化密不可分。中医养生学隶属于中医学，中医学的基本思想和理论对其学术起着根本性的指导作用。从这两点出发，中医养生学具有以下学科特点：①根植传统文化，博集千家妙法。②关注生命全程，追求健康长寿。③强调"治未病"，重视预防疾病。④贯彻审因施养，方法广泛适用。

1. 根植传统文化，博集千家妙法

中医养生学与中华传统文化的关系十分密切，深深根植于传统文化，广纳博采诸多久经检验、行之有效的养生方法，是中医养生学的鲜明特点。

首先，传统文化是中医养生学的沃土。从全球医学发展来看，各医学体系均拥有一些关于健康维护的知识和经验；然而，只有中华大地上诞生了理论深厚、经验丰富、卓有成效的成熟养生系统及中医养生学学科体系，这是中华民族和中华传统文化的特殊性所决定的。与世界其他民族相比，中华民族爱好和平、敬天爱人，由此发展出的传统文化，主要探究的是国家、民族、家庭、个人的长久绵延之法，具有浓厚的人本特色，因而将对生命的热爱和对健康长寿的追求融于民族血脉之中。传统文化中之"养生"，从国家而言，即养"生民"；从个人而言，即"保生长寿"。二者在中医学中实统于一体，即张仲景在《伤寒杂病论·序》中所言："上以疗君亲之疾，下以救贫贱之厄，中以保身长全，以养其生。"因此，中华传统文化是中医养生学起源和发展的丰沃土壤。

其次，养生理论来源于传统文化，这与中医学的特点一致。举凡中华大地上诞生的本土学科，不论儒学、道学、中医学等，其理论根基均建立于中华传统文化的活水源头之上，可谓"一源多歧"。根植于传统文化，是中华本土学科的共同特点。中医养生学作为中医学的分支学科，秉承了中医学的特点，其理论亦来源于传统文化中深邃的哲学思想。根植于传统文化的学

科特点，也决定了中医养生学未来发展方向之一，就是要回归文化，在传统文化中不断寻找和发掘养生理论知识，充实学科体系。

另外，中医养生学涉及的一些养生方法和经验，大多来自于传统文化。无论情志养生法、雅趣养生法、起居养生法等，中华传统文化中的各家学派都曾加以研究、拓展和验证，有"千家妙法"之称，为中医养生学相关养生法的总结和凝练提供了源泉；即使方药养生法、针推养生法等具有中医特色的养生方法，也早已为历代养生家所普遍采用，为养生方法的发展提供了医家视角之外的有益探索和验证。可以说，中医养生学就是在传统文化及中医学的指导下，融合历代各界各民族关于维护生命长久和健康长寿的实践方法和经验，在此基础上发展而来。

2. 关注生命全程，追求健康长寿

中医养生学作为一门医学学科，其关注点已超越疾病之上，而专注于人体生命的全过程，以健康长寿为研究和追求目标，努力探索和完善其维护系统，这是中医养生学的一大特点。

首先，中医养生学理论立足于生命。养生之生，指的是生命，主体是人类生命。中医养生学的理论体系，是在对人类生命发展客观规律的研究基础上构建的。学科理论中，无论生命学说、健康学说、寿夭学说等，以及各种养生原则，均从人类生命出发，是中医学对人类生命规律认识理论的综合与凝练。同时，中医养生学认为，疾病只是人类生命全过程中的一种特殊状态，消除疾病是为了保持生命的正常有序，中医养生学并非以消除疾病为学科主要任务。中医养生学主要关注生命，具体指生命的质量（即健康）及生命的长度（即长寿）。

其次，中医养生学所涉及的各种养生方法，均针对生命而提出，具体着眼点在健康和长寿。不论情志养生、饮食养生、起居养生、方药养生等，其目的均在于保持生命的正常，即健康和长寿。同时，要求各种养生方法必须与生命个体特征适应，深入个体生命出生前、出生后、病前病中病后的全过程，甚至包括临终关怀的内容。对于养生方法的指导原则，中医养生学亦要求以生命为出发点，有利于生命的健康和长寿则取之，不利于康寿则弃去之或避忌之。

3. 强调"治未病"，重视预防疾病

一般的医学学科，大多以疾病为关注点，主要研究疾病规律，以通过医疗手段治愈或消灭疾病。中医养生学则不同，认为不论健康、疾病、亚健康等，均为生命的一种存在状态，所区别者在于对生命产生的影响不同：不断提高的健康水平，有利于生命存续，可以保证生命长度；疾病和亚健康则会损害健康，从而损害生命、缩短寿命。从这一认识出发，中医养生学重视预防，重视在疾病发生之前的"治未病"，从而消灭疾病于未生或萌芽状态，维护生命的正常延续。中医养生学认为，一旦人体发生疾病，不论治疗方法多么精妙有效，但生命的损伤已经形成，难以挽回。因此，医学维护生命的最高思维和战略，应当为"治未病"，从而预防疾病，维护健康。中医养生学的"治未病"，直接承继了传统文化中"思患而豫防之""有备无患"等防微杜渐的思想，并结合医养发展的实践，将其具体化和系统化。从治未病和重预防的特点出发，中医养生学还进一步要求，要活看治未病的"病"字，凡是不利于生命健康的因素均可视为"病"的范畴，因此，必须防控伤害生命的潜在危险因素，使生命尽可能不受扰动地长久处于稳定和延续之中。

4. 贯彻审因施养，方法广泛适用

中医养生学在长期的实践中，认识到生命活动是复杂的，影响人体健康的因素在不断变化，人体的功能状态也在不断变化。因此，健康长寿不是一功一法、一个模式所能实现，而应

该从个体特征和其所处环境的具体情况出发，仔细辨别审查其中有利或不利于生命健康的因素，综合采取有针对性的多种调养方法进行调摄。历代养生家都主张养生要因人、因时、因地制宜，即"三因制宜""审因施养"。例如，根据年龄因素，分阶段养生；根据职业因素，分人群养生；根据身体特征因素，分体质养生；根据气候因素，分时令养生等。

在强调养生审因的同时，中医养生学也清楚地认识到养生是一生的工程，健康长寿是一个长期的目标，非一朝一夕可以实现，需要持之以恒地进行综合调摄。因此，中医养生学非常重视各种养生方法的适用性，这种适用性包括实效性和可操作性。尤其可操作性，是人们能持之以恒的重要基础。例如，中医养生学从理论上强调养生贵在生活化，注意从人们日常生活衣、食、住、行等各方面总结养生方法，注重药膳、针灸、按摩、敷贴等各种方法的简、便、效、廉，都是适用性的具体体现。

从学科的广泛性特点出发，中医养生学认为，养生不只是老年人的事，而是与每个人一生相伴。人的每一个想法，每一步动作及每一句话都涉及养生的问题。不同体质、不同性别、不同地区的人也都有各自适宜的养生方法。由此而言，中医养生学具有非常广泛的适应范围。当前，中医养生学还在研究和大力推广科普，提倡人人都养成良好的生活习惯，建立健康的生活方式，将养生的实践广泛融入生活之中。

第三节 学科研究内容

中医养生学是一门古老而新兴的中医分支学科，学科内有许多问题待研究解决，甚至有不少问题涉及学科基础。因此，中医养生学科的研究内容十分广泛，各个领域均大有可为。大致而言，包括以下七个方面的内容。

一、养生文化

中华民族历来追求安定和平、健康长寿。渗入血脉的长寿追求，令中华民族发展出了蓬勃的养生学术，在中医学理论指导下，形成了博大精深的中医养生学。养生，已是中华民族数千年来的文化现象，中华传统文化是中医养生学理论与实践的根基之一。因此，研究中医养生学，不能脱离文化；传播和发扬中医养生学，也不能脱离养生文化。当前的养生文化研究，尚不够深入和细致，尤其养生文化元素的提炼和认同，是亟待进行研究和扩展的内容。只有以某种文化元素为代表，加深认同感，才能更好地发展和传播中医养生。

二、养生理论

学科理论在学科中处于基础指导地位，没有成体系的成熟理论，则不能称其为学科。当前，中医养生学科初立，学科理论体系虽已构建，但尚需大量研究工作给予进一步完善，基础理论中有不少待研究确定的内容。如生命认知中，"精气神"的具体运动规律、人体生命规律的现代中医认识、中医衰老学说的深入研究、中医对健康长寿的认知等；养生观念中，中医养生思想的深入凝结、中医养生原则的提炼、传统养生观的核心思想研究等。

三、养生方法

中医养生历经数千年发展，传统养生各种行之有效的方法，经中医检验后，均纳入了中医养生的范畴，加之中医领域内古今养生家的拓展和创新，因而其方法非常丰富，需不断整理并付诸实践检验。大致而言，方法学角度可研究的内容包括：①经验整理方面，古今养生家和中医名家养生经验整理、当代民间养生方法挖掘、长寿地域养生方法研究等。②具体方法研究方面，精神情志养生、起居养生、运动养生、饮食养生、药物养生、针推养生等，均需进一步整理、总结和丰富发展。

四、养生应用

养生是实用性和针对性很强的学科，最终要验于实践、符合个人健康状况和长寿需求，才能体现其效果和价值，因而应用体系研究，是中医养生的重要研究内容。具体而言，在体系构架方面，可包括养生应用体系的整理完善、体系创新、应用效果研究等。在因人养生方面，包括基于生命阶段的养生体系，如优生优育、婴幼儿养生、青少年养生、壮年养生、中年养生、老年养生等；基于性别的养生体系，即男性与女性养生；基于职业的养生体系，大致可分脑力劳动者的养生、体力劳动者的养生，尚有特殊职业养生等。在围绕疾病的养生体系方面，主要是老年病、慢性病患者的养生，及病后康复过程中的养生运用等。在治未病的应用体系方面，当前发展形势较好，然而仍有不少问题有待研究和丰富；在应用体系的学科交叉与借鉴方面，预防医学、营养学、健康管理学等其他健康相关学科的应用体系，都值得中医养生借鉴参考。

五、养生教育

中医养生在专业性之外，还具有大众性；因此，人才培养应当专业教育与社会培训并重，从而更好地服务社会，提高大众健康认知和康寿水平。中医养生的专业教育，当前处于在实践中尝试和探索阶段，各大中医药院校的本学科教育体系在"大同"的前提下，尚存在"小异"，并未完全统一，且均存在特色不够鲜明的问题，还需要较长时间的探索和完善。中医养生的社会培训，问题较多，其原因大致有二：一是社会工种中，中医特色的养生相关工种较少；二是养生专业教育尚处于起步阶段。这导致当前健康领域的社会培训中，养生几乎处于从属地位，养生相关课程成为辅修课程，也有一些机构片面地以针推代养生，或将营养学和健康管理学培训冠以养生之名，而有实力进行正规中医特色养生培训的机构尚不多或不够健全。因此，中医养生学的人才培养研究，是当前学科发展的研究重点之一。

六、养生科普

从古至今，养生都具有鲜明的社会性。社会安定，养生理念方能从上至下深入人心，而全社会追求养生之时，往往是养生发展最快的时期。尤其在当代社会，医疗服务的水平和便利度、养生保健产品和健康知识的丰富程度，均已达到较高水准。因此，从中医养生的现状来看，制约大众健康和寿命水平提升的因素，当前主要在于大众面对大量养生知识和养生产品时的正确选择问题。解决这一问题的方法，就是要求大量中医养生专业人员投入养生科普中，为大众宣传正确的养生理念和方法。专业的养生如何转化为通俗的科普，从而深入大众"接地气"，是中医养生必须要研究和努力实践的重要课题。养生科普研究，其内容主要涉及养生科普表现形式、创作方法、科普渠道、效果评定、政策战略及人才培养等方面。

七、养生产业

近年来，健康产业作为具有巨大潜力市场的新兴产业，被称为"兆亿产业"，获得了来自社会各界的关注，投资众多，竞争激烈。而养生作为中国特色的健康长寿维护体系，在国内健康产业中发挥着重要的作用。从国内健康产业的发展经验来看，立足科研突破和成果转化，校企合作、院企合作，不断推出新产品，从而占领产业前沿，是成功的基础。因此，中医养生的发展不能局限于学术界，必须在健康产业中发挥自身优势和作用，研究产业应用和成果转化，才能更好地为大众的健康服务。鉴于中医养生学科当前的发展状况，未来一段时期，中医养生的产业转化研究，仍将以文献挖掘为主，从古为今用的角度，结合现代手段，不断推出新产品和新的健康理念。目前，中医养生的产业转化研究，主要集中在饮食养生、药物养生、旅游养生，以及利用现代通信和工程学新技术，扩展养生服务对象群体，提高服务质量等方面。

第四节 学科结构

中医养生学内容庞大，大致可包括：知识体系，阐述学科基础理论；方法体系，阐述学科的主要实用方法；文化体系，立足于学科的传统文化根源性，阐述养生文化；科普体系，立足于学科的大众性和社会性，阐述养生科普的相关知识；人才培养，也可称为教育体系，阐述学科人才培养的现状和需要探索解决的问题。

一、知识体系

中医养生学科的知识体系，主要从知识系统的构成角度，阐述学科的基础理论和认知体系，如学科对生命、健康、长寿、体质、形神、生态等各方面的认识。这些认识根植于中医学，经过现代学者的挖掘、研究和丰富，形成了指导中医养生学的基础理论学说。其详细内容见中篇各章节，这里仅进行概要性阐释。

1. 生命学说

中医养生的根本着眼点在于生命。中医学理论中关于生命规律的认识，在中医养生学中凝结成为生命学说。生命学说包括对人类生命形成的认识、对个体生命形成的认识、对生命发展规律的认识、对生命运动节律的认识等。中医养生学对于生命发展规律的认识，以五脏为根本，强调人体结构的完整协调和功能上的顺畅，即达到形与神的高度和谐，是机体达到最佳生命状态的必要条件。

2. 健康学说

健康是养生的着眼点，是人体生命质量的反映。养生的目标是保持人体"形"与"神"的正常与互济，故以"形与神俱"概括人体健康的根本特点。中医养生学所认识的理想状态的人体健康，从详细的层次来划分，又分为四个方面，即形体健康、精神健康、自然及社会适应良好、道德健康。四者均达到较为完备的状态，才是完全的健康。

3. 寿夭学说

对长寿的认识，是中医养生学知识体系中的重要部分，也是中医养生学区别于西医学健康学说的特色内容之一。中医养生学对长寿的认识，从中医理论出发，以人体先后天精气为基础，认为人体先天之精决定了人体的寿限，即"天年"，出生后人体先后天精气的发展和消耗情况，决定了人体实际寿命的长度。与"寿"相对地，中医养生学还对"衰老""夭亡"进行了研究。中医养生学将"夭亡"的年龄定义为 60 岁以下，未至 60 岁而生命终止，即为"夭"。对于衰老，中医养生学认为其是生命过程中的必然阶段，地球上一切生物，从有生命开始，无不遵循生、长、壮、老（衰）、已的自然规律。

4. 体质学说

体质，在《黄帝内经》中便已有阐述，其后的不少医家也对其进行了探索。直至现代，王琦教授带领团队，对中医体质认识不断地进行研究和总结，形成了较为科学合理、系统严谨的中医体质学说，成为指导中医养生学的基础学说之一。人体常见体质分为平和质、气虚质、阴虚质、阳虚质、痰湿质、湿热质、血瘀质、气郁质、特禀质等九种类型，除平和体质外，其他体质均有所偏颇，使人更易感受相应类型的疾病，因而需采用适合该体质的特殊养生方法加以平调。

5. 形神学说

形体，是人体生命的承载；精神，是生命活力的体现，并对生命有主宰作用。形神对人体的生命及健康有着重要影响，正常人体是形神统一体，无形或无神则生命不能存续；形神一方的虚弱，不仅会影响另一方，同时也会使人之生命与健康处于虚弱状态；形神之间的和谐关系出现异常，则生命健康也会出现异常。因此，形神学说强调形神共养，养形以全神，调神以全形，最终达到"形与神俱"的目的。受历代儒、道等各家心神理论的影响，中医养生学对形神的认识，以养神为主，形神兼顾。

6. 生态学说

人生于天地之间，自然生态环境对人体健康和长寿，乃至人之生存，均有着根本性的影响，中医养生学对此以生态学说加以探讨。生态学说来源于中医学的阴阳五行学说、整体观念及天人认识等，是这些相关认识在养生学中的内化。生态学说认为，人体生存于自然环境、社会环境组成的大生态圈中，若要健康长寿，除了营造和保持良好的外界生态环境，人类自身的生活、行为等顺应外界生态环境之外，人体内部的各种生命生态系统也必须与外界生态环境的运行规律相一致，从而达到"天人一体"的理想状态。

二、方法体系

中医养生学在基本学说的指导下，总结发展出本学科的方法体系，涵盖学科思维、学术研究、应用方法、产业转化等各个方面。

1. 思维方法

中医养生学的思维方法，包括重生乐生、保健求寿、善治未病、形与神俱、和谐适度、杂合以养、五脏为本等内容，是在中医养生学理论指导下形成的中医养生特色思维方式。其中，重生乐生是中医养生学在生命理论的指导下，形成的对待生命的态度；保健求寿是在养生学健康寿夭理论指导下形成的对待健康长寿的态度和思维方法；善治未病是在中医治未病思想指导下，形成的关于未病状态和治未病的定义、原则等；和谐适度是指在养生过程中要始终把握"度"，顺应生命的常度而施以各种养生方法；杂合以养是指养生要综合运用各种手段，渗透入生命发展的各个环节；五脏为本是指对养生的认识和养生实践中，要始终把五脏置于中心位置，以五脏为中心加以养生。

2. 研究方法

中医养生学的研究方法，包括文献研究、实验研究、实践研究等多个方面。其研究手段可以综合运用现代已知的各种研究手段，从而促进中医养生学的发展。从当前中医养生学的发展现状来看，有许多方面有待突破，尤其在运用现代生命科学研究方法，从中医角度研究生命健康长寿方面，是未来中医养生学的重点突破领域。

3. 应用方法

中医养生学的应用方法，就是指将已有的养生理论和方法运用于实际中去的具体操作体系。这一体系包括个人自我养生体系和养生服务体系，前者是强调发挥养生者自身的主观能动性和主体性，在学习掌握丰富养生知识和方法的基础上，将其运用于自身的养生实践，并自我监督、自我修正，从而维护自身的健康长寿；后者针对养生服务的提供者，按照一定的流程和操作规范，为各类人群提供专业、科学的养生指导和养生教育等服务。完整的养生是二者的结合，但应以养生者自身为主体，辅以各种养生服务。另外，养生专业者不论自身养生或为他人提供服务，必须掌握基本的急救知识，从而防止生命的突然中止，这是实现中医养生学之"延"字的底线手段。

4. 产业转化

健康产业，是现代产业中的阳光产业、兆亿产业，发展十分蓬勃。中国拥有自己独特的健康产业，即养生产业。因此，中医养生学科尚需研究养生产业的产品开发、成果转化等产业转化问题。这即是当前学科的前沿和潮流，也有利于未来中医养生人才的社会应用。

三、文化科普体系

中医养生具有天然的社会性和大众性，因此，贴近中华文化、贴近大众，是社会对中医养生学发展的要求，这就需要学科对文化科普体系加以研究和应用。

1. 文化体系

中医养生学深深根植于传统文化，传统文化中存在许多现代尚未发掘研究、行之有效的养生方法。中医养生学的深入发展，必须对这些存在于传统文化中的养生精髓加以研究。从内容而言，中医养生学的文化体系研究包括养生典故、养生家、养生经典、养生方法等研究。另外，中医养生学要想将其影响扩展至世界范围，除健康根基外，中华文化对世界的吸引性也是养生走向世界的重要承载物。故养生文化体系的研究，是中医养生学的重要研究内容。

2. 科普体系

中医养生从来都不局限于医学，从其起源时开始，便来源于社会和大众，几千年来，为大众的健康作出了重要贡献。中医养生学的历史发展，也大量吸收了来自社会大众的养生方法。可以说，大众性是养生的根本属性之一，社会大众是养生产生和发展的坚实土壤。因此，中医养生必须研究养生的科普体系，使养生贴近大众、回归大众，切实为大众健康服务。养生科普体系的研究，包括养生科普的理论、方法、渠道、政策等研究，与科普学、社会学等学科相互交叉和借鉴。

NOTE

第二章　学科源流

中医养生内容博大精深，历史源远流长，从远古到现代，经历了形成、发展、繁荣的不同阶段。尤其近年来，随着全球健康形势的变化，中医养生越来越受到人们的关注，得到了快速的发展，从而促使中医养生学科和专业的建立。未来，在学科蓬勃发展的基础上，中医养生必将为全人类的健康事业作出更大的贡献。

第一节　远古时期

远在原始社会，中华先民就显示出了朴素的养生意识，有了早期的卫生保健活动，并积累了一定的生命养护经验，创造了许多简单易行的保健技术。

一、观念初萌

早期的养生观念，是随着原始社会生产和生活的需要而逐步萌发成长的。原始社会时期的先民们，受生存本能的驱使，或生产与生活技能的启发，为了趋利避害，形成了一些朴素的保生强身意识。譬如，为了获得某种生活必需品或食物，需要采取行走、跳跃、攀登，甚至追赶、快跑等动作行为，必然引起生理、心理上的变化，如紧张、激动、兴奋，甚或汗出、喘息、疲惫等；或者为了逃避山火、洪水、猛兽的伤害，而恐惧、害怕、惊慌乃至奔跑、投掷、滚爬、游水等。这些求生或求食的本能反应下的偶然行为，经过反复多次的体验，发现有助于个人身体素质的提高和族群的发展，从而逐渐演变为自觉的养生保健意识。

二、经验积累

原始人类在漫长的进化过程中，最初完全受自然力的束缚和支配，逐渐学会了适应自然或部分利用自然力，如火的使用、衣着的发明及居住条件的改善等，从而逐步积累生产生活的经验。产生这些经验的出发点和最终效果，都是促进个人生命的延长及族群延续，与养生暗合，属于养生的萌芽。

火的使用，提高了人类占有和支配自然的能力，更为重要的是，火的使用直接改善了人类的饮食条件，使人类在熟食的情况下，扩大食物品类，缩短消化过程，减少疾病，增强营养，改善体质，从而延长寿命。《韩非子·五蠹》说："上古之世，民食果蓏蚌蛤，腥臊恶臭，而伤肠胃，民多疾病。有圣人作，钻燧取火，以化腥臊，而民悦之。"此外，火的使用，还提高了人类防潮抗寒的能力，对于防御寒湿性疾病或关节疾病有着重要作用。

衣着服饰的发明和广泛应用，是原始先民摆脱赤身裸体、改变生存条件的巨大进步。从最初的冬用兽皮保暖、夏用树叶护身，到石器时代的兽皮缝制，反映了古人衣着智慧的演进。衣着服饰的改善，增强了人体防寒抗病、减少外伤的能力，同时，也扩大了人类的生存空间，提高了人类的生存质量。

居住条件的改善，与人类保健意识的增强同步发展。原始社会初期，人类以自然洞穴为栖身之所。但在洞穴的选择上，包括洞口朝向、洞口地势及洞内是否干燥等环境因素，已经有了早期的保暖、避风躲雨，防止野兽侵袭及避免潮湿伤体的经验。随着人口增多和社会生产生活条件的变化，原始人类慢慢走出洞穴，开始在地面上巢居穴处，积极主动地改善居住条件，彰显出人类特有的创造力。居住条件的改善，无疑提高了人类卫生保健、预防疾病的能力。

三、技术创造

经过漫长的时代发展，到了原始社会后期，随着生产技术的进步，促进了养生保健方法技术的创造性发展。

火的使用，不仅使熟食成为普遍的习惯，而且带来了烹饪技术的不断丰富和发展，并开始了早期食养食治活动。同时，火还被用作原始的医疗手段，逐渐发明了热熨、热敷及灸焫等技术。

石器时代，砭石、石针等石器作为原始人类最初的医疗工具，用来切开脓肿、排脓放血或止痛消痈，形成了早期的外科技术。骨针、骨锥、骨石等骨器的普遍使用，是后世针刺技术的原始形态。石器、骨器、木器应用发展而产生的缝制、编织等技术，则加快了衣着服饰的演进。

原始社会的采集和狩猎等生产活动，不仅促进了采集及涉猎工具的制造，也有益于强身保健，促进了人类身体健康整体水平的提高。新石器时代的早中期，我国长江流域、黄河流域已经形成了一定水平的原始农业和畜牧业。农业种植技术和畜牧养殖技术的进步，奠定了中华民族以"五谷为养，五果为助，五畜为益，五菜为充"的综合膳食结构。尤其是以五谷为主食、以肉类禽蛋为营养的饮食要求，对于古代先民身体素质和健康水平的提高，无疑具有巨大的促进作用。

酿酒技术的发明，是古代科技文明的一大成就，对于医学保健事业有着重要的贡献。一般认为，至少在铜石并用时代的早期就有了酿酒的活动，大汶口文化出土的高柄杯，当是饮酒的器皿。酒和医药的关系十分密切，酒的保健作用也早为古人认识，《诗经》就有"为此春酒，以介眉寿"的赞誉之辞。

第二节 先秦时期

秦始皇统一中国之前，是为先秦时期。从传说中的五帝时代，历经夏商周直至春秋战国，随着社会的发展，各种医事、饮食、养老等制度相继建立，诸子百家的养生论述纷然杂陈，养生的方法经验日益繁富，从而为养生学科的形成奠定了基础。

一、社会发展

传说中的五帝时代，是古人心中的理想社会，尤其是黄帝时代，《淮南子·览冥训》称其"人民保命而不夭，岁时熟而不凶"。当时的人们善于养生，少病而康寿，"上古之人，其知道者……故能形与神俱，而尽终其天年，度百岁乃去"（《素问·上古天真论》）。从实物证据来看，中国古代养生学至少可追溯至殷商时期，甲骨文中已有"盥""沐""浴""洗""帚""扫"等字，说明距今 3000 多年前的古人已重视个人卫生和起居环境卫生。殷墟出土的实物有盆、勺、壶、盂、陶搓、头梳等盥洗用具，说明当时已有洗手、洗面、洗头、洗脚及扫地等卫生习惯。以上说明，在先秦以前的漫长时期，是传统养生学的萌芽阶段。

周代，养生、健康的观念更为普遍，《周易》《周礼》《诗经》等儒家经典中的养生论述已较为丰富。

《周易·颐卦》中提出了节制饮食的养生原则，《周易·井卦》则较详细地讨论了饮水卫生的问题。另外，《周易》提出的"天行健，君子以自强不息""地势坤，君子以厚德载物"等君子之道和为人处世之道，历来被奉为修性养德的重要原则。《周礼》是一部通过官制来表达治国方案的儒家经典，内容丰富。《周礼·天官》记载有专门负责卫生保健的官员，把饮食卫生和四时制膳纳入行政管理范围，并由专人负责，说明当时对饮食养生的重要性已经有了深刻认识，且已发展为较为系统的饮食养生体系。《诗经》注重生活方式和习惯，涉及相当一部分预防、保健的医学思想，涵盖了饮食调养、环境卫生、精神养生、体育活动、劳动锻炼等方面，说明周人的养生观念已涉及生活的各个方面，内容丰富。

春秋战国时期，是中国养生思想发展重要的时期，儒家和道家的形成丰富了养生思想。养生家从饮食、起居、精神修养和运动养生等各个方面展开，阐述全面，内容丰富。儒、道养生构成了这一时期养生的主流，为中医养生学的形成提供了早期的思想准备和营养内涵。

二、医养制度

夏商周三代各种医事卫生活动，日渐频繁，有关医事、饮食及养老的制度逐渐建立并不断丰富。

周代朝廷对饮食礼制十分重视，设有专门的管理机构和官员。根据《周礼》记载，周代宫廷医生分为食医、疾医、疡医和兽医四科，并设有医师之职官。总管朝廷之医药政令及各科医生之考核，同时还负责各地疾病、死亡等登记报告。

养老敬老，是中华民族的优秀传统。远在尧舜时期，我国就已有养老之俗，夏商继之，而周则已经形成养老的制度。《周礼·地官》有"养老"的专门规定，是大司徒执掌邦国安定天下的主要职责之一。《礼记》的"王制""内则"等篇，详细记载了当时的养老措施。此外，根据《周礼》记载，周代已经建立起"慈幼""振穷""恤贫""宽疾"等制度，把贫困、残疾及幼儿等特殊人群的生活健康问题，纳入到保养万民的政策范围。

三、吸取百家

春秋战国出现了诸子百家争鸣的局面，各种学说的激烈交锋，推动了中国养生思想的发展，儒、道、杂家等提出各具特色的养生之道。

老子是道家学说的创始人，首先提出"摄生""长生"等重要养生学概念。其养生思想的核心是"道法自然""清静无为"和"少私寡欲"等。《道德经·十六章》曰："致虚极，守静笃。"《道德经·二十五章》曰："人法地，地法天，天法道，道法自然。"《道德经·四十四章》曰："知足不辱，知止不殆。"阐述一切应从尊重生命的自然规律出发，顺应之而养护身心。庄子继承并发展了老子"道法自然"的养生观，主张人应该摆脱所谓仁、义、礼、智的束缚，完全按照人的自然本性，逍遥人世，即顺从事物之自然，不违背事物发展规律，不强作妄为。同时，庄子较清楚地论及具体方法，如"吹呴呼吸，吐故纳新，熊经鸟申""抱神以静，形将自正"等。

先秦儒家养生思想的主要特点是修德养心，重视人格精神的修养和伦理道德的规范。孔子以仁为本，以"己所不欲，勿施于人"为基本原则，注重用儒家的伦理道德来加强人性修养，培养豁达乐观、积极进取的生活态度，达到温文尔雅、文质彬彬、博大宽容、中和平正的人格境界，最终实现"仁者寿"的养生目标。孟子继承孔子的人格精神养生思想，更加重视修心。《孟子·公孙丑上》提出"我善养吾浩然之气"的养生格言，以培养坦荡、无私的胸怀，"富贵不能淫，贫贱不能移，威武不能屈""养心莫善于寡欲"的人格特征，以达到"仰不愧于天，俯不怍于人"的崇高境界。

管子十分重视精、气、神对人体生命的作用，《管子·内业》提出"正静""平正""守一"和"和成"等思想，主张静心正心，节制"五欲"，调和饮食，以达到养生长寿的目的。

《吕氏春秋》是战国末期秦相吕不韦及其门客所编，既兼采各家又自成一家，可谓杂家。在养生方面，《吕氏春秋》主张运动养形以怡神，提出"流水不腐，户枢不蠹""知本""去害"的原则，特别强调"谨养之道，养心为贵"。全书分十二纪，按不同月令提出养生大法，开后世四季养生的先河。

第三节　秦汉时期

秦汉时期，国家统一，实行中央集权的封建专制统治，人口增多，经济繁荣，自然科学进步明显，从而促进了医疗卫生事业的发展。随着《黄帝内经》养生理论的初步构建，养生之术广泛流行，中医养生学已具雏形。

一、社会背景

秦汉时期，上承春秋战国诸子百家学术争鸣之余绪，各种文化思想仍很活跃，道家思想、黄老之学乃至神仙方术对当时的养生观念有着非常重要的影响，秦始皇、汉武帝对长生不老药的迷信和追寻更自上而下地推动了养生风潮，客观上促进了养生的发展。

这一时期，天文、历法、数学等古代自然科学进步明显，科学技术也大为发展，浑天仪、地动仪等一批观测仪器相继发明。科学技术的进步，直接推动了古代医药学的发展。《黄帝内经》不仅奠定了中医的基础理论，也对中医的生命观、健康观、养生观展开了深入的讨论，从而构建起中医养生的理论框架。

两汉时期，宗教文化大为发展。西汉时期，印度佛教即已传入我国，到东汉末年更为兴

NOTE

盛。本土宗教道教也在东汉时期创立，逐渐发展出具有特色的道教养生派。

二、《黄帝内经》奠基

《黄帝内经》对先秦以来的养生经验进行了高度概括和总结，不仅形成了比较系统的理论，而且还记载了许多行之有效的具体方法。《黄帝内经》养生学说的内容，除《素问》的"上古天真论""四气调神大论""生气通天论"及《灵枢》的"本神""天年""五味"等专论外，其余都散见于各篇之中，其主要内容包括以下几方面。

1. 提出了比较完整的生命学说理论

《黄帝内经》提出了比较完整的生命学说理论，奠定了养生学的理论基础。《黄帝内经》指出："人以天地之气生，四时之法成。""夫四时阴阳者，万物之根本也。"认识到人类生命是自然界包括天地、四时阴阳运转的产物，天地自然是生命的根本。《黄帝内经》还指出："两神相搏，合而成形，常先身生，是谓精。""人之血气精神者，所以奉生而周于性命者也。"对个体生命的来源及生命发生发展的物质基础和规律进行了系统解释。这些理论使养生学从一开始就建立在唯物论的基础上。

2. 运用阴阳五行学说

《黄帝内经》充分运用阴阳五行学说，概括说明人、自然和人体结构、生理功能、病理变化等的统一性、特殊性，以及辩证关系，强调人要适应自然界的变化，既保持人与外部世界的和谐统一，又保持人体内部的平衡协调，"阴平阳秘，精神乃治"。

3. 提出"天年"的概念

《黄帝内经》以男子 8～10 岁为一个阶段，详细阐述了人体生、长、壮、老、已的生命历程和规律，特别是对人体衰老的变化过程、原因有较为详细的论述，并提出了延缓衰老的措施、方法。

4. 明确提出"治未病"的预防思想

《黄帝内经》把人体"正气"作为预防疾病和延缓衰老的关键，强调正气的主导作用，认为"正气存内，邪不可干""邪之所凑，其气必虚"。这种以内因（正气）为主的养生思想，对养生学的发展有着非常重要的意义，后世的许多养生方法，其出发点就在于健身强体，维护和增强自身的正气，提高防病能力，达到健康长寿的目的。

5. 提出以阴平阳秘为标准的综合养生模式

在藏象理论的指导下，《黄帝内经》提出了以五脏为中心、以精神气血为基础、以阴平阳秘为标准的综合养生模式。《黄帝内经》指出："五脏者，中之守也……得守者生，失守者死。夫脏者，身之强也……得强则生，失强则死。"把五脏的"得守""得强"作为养生的核心问题，强调五脏在生命过程中的主宰地位，这是中医养生学的基本特色。

6. 树立了全方位的养生大原则

《黄帝内经》在不同篇章中，为养生的各个方面树立了许多重要原则，尤其"圣人""智者""道者"所立圣贤之语，更是养生的基础性原则。如《素问·上古天真论》的养生五大法则"法于阴阳，和于术数，饮食有节，起居有常，不妄作劳"，圣人之教"上古圣人之教下也，皆谓之虚邪贼风，避之有时，恬惔虚无，真气从之，精神内守，病安从来"；《灵枢·本神》的智者养生"必顺四时而适寒暑，和喜怒而安居处，节阴阳而调刚柔"等。这些原则不仅为后世医家所承继发扬，且一直影响至今，始终贯穿于养生学科发展的全过程。

7. 从反面提出了养生之戒，以警示后人

《黄帝内经》不仅从正面论述了养生基本理论、原则和方法，同时也列举了一些反面的伤生之行，谆谆告诫后世当努力避之。如《素问·上古天真论》在列举了圣人养生的五大法则后，即又举出"以酒为浆，以妄为常，醉以入房"等伤生劣习，从而将今时之人"半百而衰"的教训与上古之人"尽终其天年"的成功养生经验相对比，突出强调了养生的必要性和重要性。这些反面教训，即使在今天看来也极具现实性和教育意义。

三、吸收佛家思想

佛教传入中国之后，一方面不断寻找与儒、道文化的圆融结合，实现本土化改造；另一方面，也对中国传统文化带来影响。在中医养生文化的形成、发展史上，佛家的"澄心""顿悟"等认知方式、持戒守律的行为准则等，都不同程度地被养生家所认同或吸收。尤其是安息国僧人安世高所译的《安般守意经》，东汉末年就已在洛阳地区流传，对当时的调息静坐养生产生了较大影响，以至后来广为流传的"止观"功夫，不仅成为佛教僧侣普遍遵行的修持方法，也为历代养生家所推崇。

四、诸法并进

秦汉时期，服食、行气、导引、房中等养生方法，以及各种神仙方术广为流行。道教创立后，又产生了很多炼养的方法。

服食术是战国以来流行最广的养生方法，源于神仙家服食"不死之药"的理念，初以服草木果实为主，后来发展到服用金石矿物乃至金石炼制的丹药。秦始皇、汉武帝还"亲祠灶"以烧炼丹药。此后直至晋唐的服石炼丹之风，即由此而起。

行气又称食气、服气、炼气等，是一种早期的神仙方术，主要以呼吸修炼为主，常与导引兼而行之。马王堆出土的帛书当中，即有《却谷食气》之篇。

导引是另一种形体锻炼的方法，由来已久，至汉代更为盛行。《庄子》称彭祖为导引之士；《黄帝内经》记载其起于中原地区；马王堆帛书《导引图》保存有 44 幅导引图式及题记；张家山医简《引书》，为流传于西汉初年的导引术专著；《汉书·艺文志》中收录的《黄帝杂子步引》《黄帝岐伯按摩》等书，从书名来看，有可能是导引文献；东汉末年华佗发明的五禽戏，也是一种导引方法。

房中养生也是早期的神仙方术，又称"房中术"，容成公、容成子及彭祖传说为房中养生的代表人物。《汉书·艺文志》载录房中八家，共 186 卷。马王堆出土的帛书《养生方》《杂疗方》及简书《十问》《合阴阳》《天下至道谈》，是现存最早的房中术著作。

道教成立后，又有很多自成特色的炼养法术。仅据《太平经》记载，就有存思、守一、存神、辟谷、胎息等。此外，符咒、斋戒、禁法等道教法术，据称也有某种养生之效。

东汉末年，《周易参同契》的问世，表明外丹炼养已经十分发达。

五、学科成形

秦汉时期，中医养生学科已具雏形，其标志至少有四个方面。

一是《黄帝内经》初步构建了中医养生的理论体系，奠定了中医养生学的学科基础。《黄帝内经》关于生命、健康、疾病的认知，尤其是关于养生、治未病、却老延年及体质辨识等思想理论，表明中医养生的理论思维已经达到较高水平。

二是养生实践大为发展，有关精神情志、脏腑形体、四时起居、饮食服饵及气法修炼等养生技术广为流行，民间的养生活动更加普遍。

三是著名的养生人物不断涌现，如西汉时期淳于意、公乘阳庆、韩康、费长房、刘安、董仲舒等，东汉则有王充、张仲景、华佗、魏伯阳等。其中，刘安、董仲舒、王充、张仲景、魏伯阳都有著作传世，不乏养生论述。

四是养生著作涌现。秦汉时期，涌现不少养生专论专著。根据《汉书·艺文志》的记载，有房中养生著作8家186卷，神仙著作10家250卷，另有经方中的食疗养生书《神农黄帝食禁》7卷。这些著作均已亡佚，现在所能见到的汉代养生文献，除了《黄帝内经》和马王堆帛书、张家山医简外，在汉初成书的《淮南子》《春秋繁露》中也有丰富的养生论说。

第四节　魏晋隋唐时期

魏晋隋唐时期，由于方士盛行，佛道兴起，中医养生学在发展过程中充分吸收佛道及民间各流派的养生经验和理论，内容更为丰富和充实，呈现初步繁荣的局面。

一、社会背景

自220年曹丕废汉立魏，至589年隋统一全国，史称魏晋南北朝时期。近400年间，朝代迭更，战乱频仍，国家长期分裂，既是中国社会发展历程最为纷乱之时，也是民族大融合时期。隋朝建立不久即为李氏所灭，618年，李渊攻占长安，废除隋恭帝，改国号为唐。624年统一全国，开创了我国封建社会的鼎盛时期。唐朝非常注意吸取隋朝灭亡的教训，重视隋代加强中央集权建设的经验，并轻徭薄赋，休养生息，出现了贞观之治和开元盛世的良好社会局面。其经济文化的繁荣和科学技术的发展，尤其是造纸技术的进步、雕版印刷的推广、国家图书典藏的扩充，都为医学和养生学的发展创造了良好条件。

二、革除糟粕

晋唐600年，服石之风盛行，成为一种特殊的文化现象，所谓"帝王服丹、名士服散、庶民服石"，甚至成为一种社会风尚。这种风尚背景，既有医学养生保健、补虚救疾的因素，也有宗教神仙信仰、长生观念的支持，更有当时社会价值、人文旨归的影响。然而，丹石药物多含有重金属元素，毒性较大，服之危害生命，唐代有六名皇帝的死因与服丹有关，韩愈、元稹、杜牧等当时的名流，寿多在半百上下，白居易《思旧》一诗中认为其原因即在于服丹损命。唐代中后期，人们渐渐认识了服食丹药的危害，服石炼丹之风方逐渐止息。但是，晋唐服石所形成的数以千计的服石方、服石药，创制发明的各种服石法、解散法、制丹法，以及积累的众多服石文献，客观上却极大地丰富和发展了本草学、方剂学的内容，为人类认知生命现象积累了经验，为研究古代科技发展史提供了丰富的文献史料。

三、药王养生

唐代的孙思邈不仅是个伟大的临床医药学家，而且也是一个卓有成效的养生学家。孙氏以自己的孜孜不倦和长期实践，寿逾百岁，被医药界尊为"药王"。孙思邈在养生学上的成就是多方面的，几乎在养生学的各个领域都有涉猎，比如在精神养生、起居养生、服食养生、老年养生、房中养生等方面都留下了丰富的养生学资料。尤其在食治食养方面，孙氏在《备急千金要方》一书中创设"食治"专章，按谷、肉、蔬、果收录食物数百种，开创了食疗食养的新天地。

四、养生著作

《隋书·经籍志》著录的256部医著中，属于一般养生的有32种，神仙服食类34种，服石解散类12种，食疗著作10种，共88种，约占总著录的1/3。《旧唐书·经籍志》所载的110家医书中，养生为16家，食疗为10家，医术本草及杂经方中还有不少养生内容。《新唐书·艺文志》著录的231部医书，养生著作约有38种。以上三种经籍志或艺文志所著录的养生著作多已散佚，现存的养生文献主要有嵇康的《养生论》、葛洪的《抱朴子》、陶弘景的《养性延命录》，以及散见在于《诸病源候论》《备急千金要方》《千金翼方》《外台秘要》中的养生论述。

除葛洪、陶弘景、孙思邈的著作外，晋唐时期著名的道家养生文献还有：魏夫人所传的《黄庭内景经》及稍后的《黄庭外景经》《黄庭遁甲缘身经》，以及胡愔的《黄庭内景五脏六腑补泻图》等，以上被称作《黄庭经》系列，属于道教上清派的内修经典。张湛的《养生要集》编集东晋简、孝以前世传的各种养生经验和论述，包括儒、道、医凡数十家，惜书佚而不传，现在仅可从《养性延命录》《医心方》《备急千金要方》等书中窥见一斑。唐代另一著名道教学者司马承祯先后撰有《元气论》《坐忘论》《服气精义论》《天隐子》等，对道教的存思、气法修炼多有介绍，尤其是关于元气理论的阐释，十分系统和深入。唐代阴长生、佚名氏及唐末彭晓所注的《周易参同契》，则开始以内丹理论诠释《周易参同契》经文。唐末五代道士施肩吾编集的《钟吕传道集》《西山群仙会真记》、崔希范的《入药镜》等著作的问世，标志着道家内丹的正式兴起。

五、学科充实

晋唐时期，养生理论发展、方法创新、流派形成、著作纷呈，从而使中医养生学不断丰富、充实。

在养生理论方面，除了葛洪、陶弘景、孙思邈三位养生大家的贡献之外，巢元方、杨上善、王冰、司马承祯、胡愔等人均从不同方面丰富发展了养生理论，如巢元方对导引调摄的证候阐释、王冰对阴阳理论的发挥、司马承祯的元气论、胡愔的脏腑调养论等，都是养生理论研究的新成果。

在养生方法方面，魏晋以来更有创新和发展。以服石为主的服饵术，虽说有种种弊端而终归没落，但对药物方剂学的贡献不可否认。孙思邈倡导的食治食养、老年养生、房中摄养、环境择居等方法，司马承祯推介的存思、坐忘之术，胡愔等人《黄庭经》系列的脏腑养生法，

NOTE

唐以来本草学中的食物本草，均使中医养生方法大为丰富。

魏晋时期三玄之学及道教的龙虎、上清、灵宝诸派，都不同程度地推动了道家、道教的养生理论和养生实践的发展。尤其是道教上清派、灵宝派在道教服食、存思等精神和形体炼养方面的方法经验，被后世养生家广泛接受。

第五节　宋金元时期

宋金元时期是中国传统养生学的发展、完善时期。这一时期，在晋唐积累的基础上，受理学、运气、内丹等的影响，医学上又有李杲脾胃论、刘完素火热论、朱震亨滋阴论等学派的崛起，各家学术空前繁荣，共同推动了中医养生学的发展与完善。

一、社会背景

两宋时期，南方社会相对稳定，促进了江南经济的发展。全国经济中心格局在这一时期发生了转变，经济中心由北方转移到南方。元朝统一全国后，经济较宋代有了更大的发展，经济的发展为各学科的发展奠定了坚实的物质基础，也为中医养生学的发展创造了条件。两宋时期对医学的重视是前所未有的，当时政府设立了完善的医疗机构和管理系统，还专门设立了校正医书局，对历代重要的医学典籍进行整理、考证和校对，使得大量典籍得以流传。宋代重视文士培养的政治特点，使得大量儒医进入医学队伍中，这一结构变化推动了医学理论的发展，对于中医养生学说的发展也起到了积极的促进作用，相关的养生著作大量问世。

金元是中医养生学说的创新时期，此时期由于朝代的更迭，长期战争频发，疫病广泛出现，且劳倦内伤疾病多发。当时推崇和盛行的经方、和剂局方等难以适应临床的需要，且和剂局方中大量温燥药物的运用，难以治愈当时盛行的火热病。在这样的社会背景下，推动了新的中医体质理论学说的产生。

二、发展蓬勃

宋金元时期是中医养生学的蓬勃发展时期，这一时期的养生思想有三大特点。

首先，理学及内丹思想的渗透，养生更加注重从生命实质及改变人体内部环境，从根本上把握生命内在规律，来探讨增强抵抗力，延年益寿的方法与措施。受此影响，出现了以张伯端《悟真篇》为代表的内丹胎息气功修炼术。《悟真篇》全面系统地总结了宋以前道教的内丹学说，提出了一套完整的内丹修炼方法，强调内丹术在养生学上的地位和作用，推动了气功养生的发展。北宋真宗时期，进士张君房的《云笈七签》，包括服食、内丹、外丹、方术等养生资料，成为养生延年的重要文献来源。苏轼《苏沈良方》曰"观鼻端白"，主张静功练气，《东坡志林·养生说》曰："已饥方食，未饱先止，散步逍遥，务令腹空。"即少食多动，保持健康。在多年的实践中，苏轼在按摩、身体修炼等方面颇有造诣，成为养生典范。朱熹主张"居静""持敬""调息"，以动静互济来养生，主张以宽阔的胸怀和乐观的人生态度，平心和气地对待物欲的诱惑，还强调饮食养生，素食为主，劳逸结合。

其次，各家争鸣，养生文献颇多。宋元时期的养生文献主要分两大类：其一是养生的专门文献丰富实用。如陈直的《养老奉亲书》、李鹏飞的《三元延寿参赞书》、蒲虔贯的《保生要录》、王珪的《泰定养生主论》、汪汝懋的《山居四要》、周守忠的《养生杂纂》及《养生类纂》、温革的《琐碎录》等，以及曾慥的《道枢》。《道枢》有 42 卷，虽然记载的多为道教的养生理论及方法，被称为道教养生类书，但可供中医养生借鉴的内容十分丰富。其二是综合性养生著作不断产生。金元医家学术的争鸣，推动了中医学理论与临床的发展，也促进了养生学的完善与进步。刘完素撰《原道论》，强调气是生命的最基本物质，十分重视调气、定气、守气、养气的功夫。李杲对脾胃的重视以及有关元气的讨论，使脏腑养生理论和方法日益严谨而周密；朱震亨"阳常有余，阴常不足"的著名命题，使"养阴抑阳，去欲主静"成为主要摄生原则，"滋阴降火"不仅运用于疾病的治疗，同样也成为其养生防病的原则。这些都丰富了中医养生思想内容，至今仍具有借鉴和学习意义。此时期陈直的《养老奉亲书》是现存最早的老年养生专著。书中按照老年人的生理特征和发病特点，在食治、药疗、摄养等方面均有涉及，认为老年养生当以顾护阳气为主，务使"虚阳气存"。《养老奉亲书》的观点对推动食疗学、老年病学的发展，提高老年人生存质量具有重要意义。

再次，政府重视，民众普及。在政府主持编纂的大型类书、方书中，收入了许多养生内容。如《太平御览》设三卷"养生部"，还在"人事部""饮食部""药部"中收载大量养生资料。《太平圣惠方》《圣济总录》分别设有补益、食治、丹药、神仙服饵等专卷，收载的养生方剂甚多。《圣济经》为宋徽宗赵佶所纂的养生专著，养生内容在其中所占篇幅较重；医官赵自化撰《四时养颐录》，宋真宗改名为《调膳摄生图》；宋真宗选定唐郑景岫《四时摄生论》和宋陈尧《集验方》两部养生治病著作，并颁布天下。因此，政府的重视，无论是从养生方法的推广，还是从养生文献的保护来讲，都具有重要的意义。

与此同时，宋元时期，民间养生也蔚然成风，如姚称的《摄生月令》、周守忠的《养生月览》、姜蜕的《养生月录》、韦行规的《保生月录》、丘处机的《摄生消息论》、瞿佑的《四时宜忌》等。元代饮膳太医忽思慧的《饮膳正要》是我国重要的营养和食疗专著，论述饮食营养和饮食卫生十分精辟，且简易实际，奠定了食养食疗的基础。此外还有宋代蒲虔贯发掘的"小劳术"、陈抟的"二十四节气坐功"及无名氏的"八段锦"，都是宋元时期著名的养生健身术。这些养生方法简便易行，能够实现推广、传播和大众化的目的。

第六节　明清时期

明清时期是中医养生学发展的鼎盛时期。这一时期，中医养生更为普及，养生方法更为繁富，养生著作大量涌现。

一、社会背景

明清两代是中国封建社会相对稳定的时期。在鸦片战争以前，社会经济稳定，思想文化发展，科学技术进步，为中医养生学的繁荣发展提供了有利条件。

明代立国之初，中央集权加强，不仅建立了一支强大的军队，改革吏制，实行六部分治，集权于皇帝一人，而且还大力削弱地方权力，严格户口控制，奠定了明代政治稳定的基础。同时，还注意实行比较宽松的政策，解放生产力，让人民休养生息，从而保证了经济的高度发展。清朝早期，也十分注意缓和民族矛盾，安定社会，发展生产，很快就出现了"康乾盛世"。正是社会经济的进步和发展，为养生学的发展提供了基本保障。

思想文化上，明代继承宋理学之旨绪，格物之风更加盛行，以王阳明为代表的心性之学把理学发展推向了巅峰。受此影响，以心性修炼为主要特征的调息静坐、性命双修等气法养生在明代大为流行。清代考据之学兴起，带动了中医养生文献的整理考证，许多养生丛书、类书的编纂流行。

科技方面，明代以来冶炼技术、纺织技术、造船技术等高度发达，不仅促进了经济生产的发展，也有力推动了医学的进步，促进了养生学的繁荣发展。

二、养生普及

明清两代，帝王贵族大多数崇尚养生，讲究保健，朝野上下形成风尚，尤其是清代康乾之世的乾隆皇帝，十分注重养生，在位 61 年，寿至 89 岁，为历史上帝王中最长寿者，对社会养生风气的形成具有重大影响。

受世风影响，明清时期许多文人学士亦儒亦医，或弃儒入医，转而讲求养生之道，尤其是王阳明心学一派，罗洪先、王畿、高攀龙、陈献章等人践行心性修持，普遍实施调息静坐之法，对当时读书人影响很大。此外，高濂、袁黄、胡文焕、宋诩、石成金、陈士元、曹庭栋等文人，不仅崇尚养生，而且均有著作传世。

许多临床大家，如张景岳、孙一奎、李时珍、龚廷贤、徐春甫、万全、龚居中、徐大椿、尤乘等人，对养生也多有著述。

正是由于帝王贵族的重视，文人学士的崇尚，以及医药学家的推广，中医养生才逐渐走向民间，走向大众，成为明清时期社会经久不衰的热点。此外，养生著作的大量流传，养生功法的趋便、趋简化程式改造，使中医养生更为普及。

三、发展鼎盛

明清时期是中华传统养生发展的鼎盛时期。这一时期，养生学的各种经验方法日臻成熟、丰富，养生的理论思想也更加完善、系统、周密，其特点表现在以下几个方面。

一是综合性的养生著作、养生类书和丛书不断涌现。如高濂编纂的《遵生八笺》20 卷，广泛辑录儒、释、道，乃至文、史、哲、诸子百家的养生言论、经验、方法、方药等，为明以前养生的集大成之作。胡文焕编纂的《寿养丛书》，收入养生著作 34 种，使各种养生文献集于一编，极大地方便了养生家的学习研究。

二是养生保健成为全社会的关注热点，受到社会各界的重视。广大医家在论述临床各种疾病的同时，均着力从保健预防的角度论述养生学的积极意义，许多文人学士也都自觉地从事养生学的文献搜集、整理、出版工作，使得明清两代的养生学文献倍增，各种养生专著层出不穷。著名的有王文禄的《医先》、胡文焕的《类修要诀》、万全的《养生四要》、冷谦的《修龄要旨》、龚廷贤的《寿世保元》、龚居中的《福寿丹书》、黄克楣的《寿身小补》、尤乘的《寿世青编》、汪昂的《勿药元诠》、徐文弼的《寿世传真》、王士雄的《随息居饮食谱》等，都为养生学的发展留下了丰富的文献资料。

三是导引按摩等以形体运动为主的健身术，经过历代总结、改造，更加规范和程式化，有的形成了固定的套路法势，广为流传。如佚名的《古仙导引按摩法》、罗洪先的《仙传四十九方》、周履靖的《赤凤髓》、无名氏的《易筋经》《内外功图诀》等，都是图文并茂的导引书籍。著名的导引术，如八段锦、十二段锦、十六段锦、五禽戏、六字诀法、易筋经十二势、陈氏太极拳等，成为后世经久不衰的经典健身术。

四是老年养生及食疗养生更加发展，一大批老年保健及食疗著作相继出现。如徐春甫的《老老余编》、曹庭栋的《老老恒言》、颜伟的《寿人经》《食疗本草》《调疾饮食辨》。此外，一些居家旅行备要之类的保健书，如《山居四要》《山家清供》《野菜博录》《救荒本草》等，也得以广泛流传，说明养生保健活动已渗透到市井民生的诸多方面，获得了更为广阔的发展空间，养生活动正朝着更加实用、简易和社会化的方向发展。

四、理用俱丰

明清时期，中医养生理论研究和实践应用均获得了长足发展。在理论研究方面，受性理和考据之学的影响，养生理论研究不断深化。理学家关于太极、理气、动静、气化、先后天等范畴的探究，深化了中医关于生命认知、健康认知和疾病认知，充实丰富了中医命门、水火、藏象及气化理论，并对中医脏腑调养的温补、滋阴、固涩等法则的阐释提供了理论参照。在实践应用上，养生方法大为丰富，养生途径大为开辟，举凡精神情志的调摄、脏腑形体的保养、四时起居的合理安排，饮食服饵的掌控，气法丹功的灵活应用，均有很多新的突破，尤其是以尊重个性化差异为原创的各种养生方法，受到大众的普遍欢迎。

五、专著涌现

明代的养生著作，丛书有：洪楩辑刊医药摄生类八种、胡文焕的《寿养丛书》、周履靖的《夷门广牍》养生文献；通论性著作有：万全的《养生四要》、高濂的《遵生八笺》、吴正伦的《养生类要》、龚居中的《福寿丹书》、赵台鼎的《脉望》、陈士元的《隄疾恒谈》、冷谦的《修龄要旨》、袁黄的《摄生三要》、许乐善的《尊生要旨》、沈仕的《摄生要录》、周宏的《卫生集》、王文禄的《医先》、褚胤昌的《达生录》、陈继儒的《养生肤语》、龚廷贤的《寿世保元》。

清代的养生著作，丛书有：汪启贤《济世全书》、石成金《传家宝全集》、叶志诜《颐身集》；通论性著作有：祝登元《心医集》、丁其誉《寿世秘典》、汪昂《勿药元诠》、尤乘《寿世青编》、徐文弼《寿世传真》、杨凤庭《修真秘旨》、程得龄《人寿金鉴》、罗福至《延龄纂要》等。

明清时期专门类的养生著作主要有：①精神养生。朱权《神隐》、王象晋《清寤斋心赏编》、清代徐文弼《洗心编》、李渔《闲情偶寄》、马大年辑《怡情小录》。②脏腑养生。汪琥《养生君主论》、赵献可《医贯》、李时珍《奇经八脉考》、汪启贤《脏腑辨论》、尤乘增补《脏腑性鉴》。③导引养生。《古仙导引按摩法》、罗洪先《万寿仙书》、曹无极《万育仙书》、周履靖《赤凤髓》、潘霨《卫生要术》、席裕康《内外功图说辑要》、朱权《活人心法》等。④四时养生。朱权《运化玄枢》、佚名《四气摄生图》。⑤起居养生。熊宗立《居家必用事类全集》、佚名《居家必备》、河滨丈人《摄生要义》。⑥房中养生。龙遵叙《食色绅言》、万全《广嗣纪要》、洪基《摄生总要》、汪启贤《添油接命金丹大道》、周履靖《夷门广牍》房中养生著作、叶德辉《双梅景暗丛书》房中养生著作、高罗佩《秘书十种》房中养生著作等。⑦饮食养生。胡文焕《养生食忌》、孟笨《养生要括》、朱彝尊《食宪鸿秘》、王士雄《随息居饮食谱》、朱本中《饮食须知》、刘基《多能鄙事》。⑧食物本草类。卢和《食物本草》、赵南星《上医本草》、胡文焕《食物本草》。⑨食疗药膳方。吴禄《食品集》、应麐《蒲水斋食治广要》、尤乘《食治秘方》等。⑩气法养生。胡混成《金丹正宗》、尹真人《性命圭旨》。⑪老年养生。刘宇《安老怀幼书》、徐春甫《老老余编》、曹庭栋《老老恒言》等。

第七节　近现代

1840 年鸦片战争之后，中国逐步沦为半殖民地半封建社会。受西方文化和西方医学的冲击，中医药学的发展遭遇了严重阻碍，中医养生学沉寂停滞而不彰于世。中华人民共和国成立后，中医学获得了新生，中医养生学随之发展。特别是进入 21 世纪以来，随着中医养生学科的成立和中医养生学专业的批准设置，中医养生学迎来了创新发展的大好机遇。

一、养生复兴

鸦片战争以后，国家积贫积弱，民族灾难深重，广大人民陷入水深火热之中，中医养生的衰微不振在所难免。

1949 年，中华人民共和国成立，党和政府采取了一系列政策和措施，大力扶持中医药事业发展，积极兴办中医医院，开展中医高等教育，中医药获得了前所未有的发展，中医养生也因之而繁荣兴旺。改革开放以来，国家经济社会发展取得了历史性成就，人民生活水平不断提高，人们对健康问题愈加重视，养生保健意识也日益增强，群众性的养生保健成为时尚热潮。特别是近年来，随着"健康中国"发展战略目标的确立，《"健康中国 2030"规划纲要》的颁布，各种以健康为主题的文化活动蓬勃开展，如健康旅游、健康饮食、健康阅读等，成为人民群众的自觉追求。同时，保健食品、健身产品和养生保健服务、健康养老服务，也越来越为人们所接受。

二、学科创立

中医养生学科虽然在《黄帝内经》时代就已成形，但成为现代学术范式意义上的学科，则到 20 世纪末才正式被提出来。1987 年，国家教育委员会决定开设中医养生康复专业，有关院校开始筹办建设中医养生学科。1989 年，《中医养生学》试用教材出版。1992 年，部分中医药院校开始正式招收中医养生康复专业本科生。此后几年，北京、上海、湖南、广州、成都等中医药院校相继招收养生康复或康复理疗、中医药膳、中西医结合康复等专业硕士研究生，养生的专业教育范围得以拓展。

随着学科建设的发展和学科研究的分化，2009 年，《国家中医药管理局中医药重点学科建设专家委员会中医药学科建设规划指导目录（暂行）》将"中医养生学"和"中医康复学"分别单列为中医临床医学的二级学科。2012 年，国家中医药管理局在全国遴选 10 个中医养生学学科，列为重点建设学科，自此，中医养生学完全独立，走上了创新发展的道路。

2013 年，南京、江西等中医药院校独立设置中医养生学硕士点，招收培养硕士研究生。2017 年，经国家教育部批准，南京、成都首批设立中医养生学本科专业。目前，已有成都、南京、江西等 13 所中医药院校设置中医养生学本科专业。同时，不少中医药高等院校已建立中医养生学本科、硕士、博士三个层次的人才培养机制。

2018 年，中国中医药出版社、人民卫生出版社分别发起组织编写中医养生学专业系列教材，在原有全国中医药行业高等教育"十三五"规划教材《中医养生学》之外，增编《中医养生学导论》《中医养生文献学》等 13 种教材。

总之，近年来，中医养生学在人才培养、学科建设、教材建设等方面，都逐步走向正规，进入了快速发展期。

三、研究日盛

近年来，中医养生研究日益繁荣发展。一是研究队伍不断壮大。除了中医药院校专门的科研人员外，许多临床工作者、对中医养生感兴趣的社会大众，纷纷加入了研究行列。有的地方还专门成立了养生学院、健康养生研究所、养生研究实验室、治未病中心、老年疾病研究所等。二是研究方法多有创新。随着现代科学研究的发展，各种信息技术、计算机技术、数据分析技术、人工智能技术直接应用于中医养生研究，使中医养生手段、方法大为发展。三是研究内容更为广泛。在养生理论研究方面，生命认知、健康认知、体质状态辨识、治未病理论、亚健康理论、中医养生理论体系等研究，成为研究的重点；在文献研究方面，除了传统的养生文献校注整理之外，养生古籍数字化、大型丛书、类书、工具书的编纂，使中医养生文献研究更为活跃；在临床研究方面，针对各种常见病多发病、慢性疾病、老年性疾病和代谢性疾病的养生调摄研究，正在全国如火如荼展开，甚至成为中医临床工作者的常规研究方向。四是科研水平大为提高。大批养生研究课题列入国家自然科学基金、国家社会科学基金、国家科技支撑计划、国家重点基础研究发展计划、国家中医药管理局中医药行业科研专项等。

四、中西汇通

近代早期，受"中学为体，西学为用"思潮的影响，中医养生开始加入西方医学卫生保健的内容。民国初期，随着西医影响的扩大，很多学者注意结合中医养生的传统和民族的文化生活习惯，积极介绍西医学的卫生保健和体育锻炼等知识方法，出版了大量带有现代气息的养生保健著作，如《健康浅说》《健康与人生》《健康指导》《养生宝鉴》《卫生延年术》《实用长寿法》《老人延年术》等，这些著作都带有科普的性质，在传播现代保健知识方面曾产生过积极影响。

中华人民共和国成立后，受中西医结合方针的指引，许多研究人员应用现代科学方法和技术，继承研究中医养生学，使传统的中医养生和现代卫生保健结合，促进了中医养生学的创新性发展，这种研究主要从两个方面展开，一是从临床和实验的角度，运用临床观察、统计及动物实验观测等方法，对传统养生方法的临床效验及其机理机制进行研究，目的是对中医养生方法的效果做出评价，对养生的道理做出阐释。二是有目的地将中医养生的方法引入临床诊疗，以提高临床诊疗效果，并由此制定出一套临床疾病的摄养方案。这些研究有力地推动了传统导引、气功及药膳、食疗等养生方法的普及流行。近年来，随着统计分析及信息技术的发展，人们更多地从大数据分析的角度，采取大样本对中医养生方法的效果进行分析评价。同时，还注意以西医学疾病名称为主，从西医学的原理出发，对实行中西医结合治疗，尤其是对辅以中医养生调摄的治疗效果做出评判。这些方法在常见病、慢性病，尤其是老年性疾病的养生保健研究中，应用更为普遍，从而促进了临床养生研究的深入发展。

五、面向大众

中华人民共和国成立后，党和政府始终把人民的健康放在第一位，实施的爱国卫生运动、全民健身活动，都是面向大众的国家行动，毛泽东"发展体育运动，增强人民体质"的指示深入民心，根本一点就是通过体育运动，增强人民的健康。改革开放以来，国家经济社会的快速发展，人民生活水平的普遍提高，健康成为人民的第一需求，因而养生保健成为社会时尚，中医养生越来越为人们所重视。近年来，随着"中医治未病健康工程"的实施和"健康中国"战略目标的落实，同时，为了应对我国老龄化社会的发展形势，中医养生保健进入前所未有的繁荣发展时期，各种面向大众健康服务的活动蓬勃开展。与此相应，整个大健康服务产业迅猛发展，养生书籍、广播电视，以及微信公众号等各种新媒体，都成了面向大众传播中医养生文化的工具，各种文化宣传、旅游出行、饮食起居等活动，都注意加入中医养生保健的元素，我国迎来了全民养生、全民保健的热潮。

第三章　学科现状与未来发展

中医养生学发展至今，学科内外环境发生着日新月异的变化，当今时代，整个社会乃至学科自身，都对健康长寿的研究提出了更高的要求和更为急迫的需求，促使学科的发展必须顺应这些变化，应时而动，顺势而为。

第一节　学科发展现状

当今时代，健康长寿已成为全球大众的共同追求，促使医学界不断重视和加快生命健康领域的研究，衍生分化出许多有关健康长寿的专门学科，甚至扭转了长期以来医学以疾病为中心的发展模式。可以说，健康长寿是医学发展的时代大势，是当前和未来医学的发展重点。中医养生学，是中医学始终坚持又顺应时代要求而发展出的有关健康长寿的时代医学。因此，中医养生学的现状可以概括为：时代对健康长寿的呼声和需求催生中医养生学，中医养生学是为人类健康长寿服务的古老而新兴的中医分支学科。

一、全民健康时代掀起养生热潮

目前，全球以和平与发展为主流，中国经济更是发展迅速，与之对应，整个社会对健康的关注和投入越来越多，掀起了养生热潮，中国正大步迈向全民健康的社会。为顺应时代大潮，中医学立足传统优势，不断加强对养生的研究，创立了中医养生学，在健康领域取得了大量成果。养生，是中医特色的维护健康、提升健康水平的专门学术，也是中国传统的、经前人实践检验确有成效的健康追求方式，不仅在历史上为中华民族的繁衍昌盛作出了不朽贡献，也必将在当代，为中国大众的健康长寿作出更大的贡献。研究和发展养生，是中医学的时代之需，也是中医学的时代责任，这是由中医养生的自身特点和当前的时代特点共同决定的。

在世界经济持续稳定发展的背景下，随着医学模式的转变和医疗环节的前移，医疗的关注点和干预重点逐渐转向了健康，医学由"疾病时代"进入了"健康时代"。同时，经济社会稳定的时代背景，也促使世界范围内掀起了追求健康的热潮，健康产业随之蓬勃发展，已被称为"财富第五波""兆亿产业"。据 Euromonitor 报告显示：2016 全球客户健康销售额 2171 亿美元，保健品销售额 1185 亿美元；预计 2016 ～ 2021 年，全球保健品市场总额将以 3.9% 的速度加快增长，2021 年将达到 1438 亿美元。

近年来，我国政府已充分认识到养生在医疗及国民健康方面的重要作用。党的"十八大"以来，党中央、国务院把中医药摆在更加突出的地位，进行一系列重大决策部署，坚持"中西医并重"的卫生与健康工作方针，颁布实施《中华人民共和国中医药法》，印发《中医药发展战略规划纲要（2016—2030年）》，建立国务院中医药工作部际联席会议制度，大力支持中医养生健康事业的发展。如在《中华人民共和国中医药法》中，为养生保健专列第四十四条，规定国家"发展中医养生保健服务，支持社会力量举办规范的中医养生保健机构"，这表明，发展养生已是大势所趋。而2016年国务院印发的《"健康中国2030"规划纲要》中，提出建设"健康中国"的宏伟蓝图和行动纲领，要"全面提升中华民族健康素质、实现人民健康与经济社会协调发展的国家战略，积极参与全球健康治理"，其中第二篇"普及健康生活"就主要涉及健康教育内容，而且在第三篇中专列第九章"充分发挥中医药独特优势"，指出中医应当发挥自身特色，积极参与"健康中国"建设。国家中医药管理局和各地方中医药管理机构，也不断出台了多种养生健康指导政策，组织了"中医中药中国行""全国中医药健康文化知识大赛"等活动。

二、应对现代健康危机是学科的责任

当今时代，伴随着科技进步和社会发展，多数国家的人口健康水平和平均预期寿命均有所延长。以中国为例，《"健康中国2030"规划纲要》中提到："2015年我国人均预期寿命已达76.34岁，婴儿死亡率、5岁以下儿童死亡率、孕产妇死亡率分别下降到8.1‰、10.7‰和20.1/10万，总体上优于中高收入国家平均水平。"另据《2017年我国卫生健康事业发展统计公报》显示，"从2016年到2017年，居民人均预期寿命由76.5岁提高到76.7岁"，孕妇死亡率和婴儿死亡率也在进一步下降。

随着全球人口健康水平的提升，各国也面临着共同的健康危机。

第一，不良的生活方式对健康危害很大，由此带来的疾病成为威胁人类健康的重大甚至首要因素。其实，不良生活方式带来的健康危害，今古皆存，早在《黄帝内经》中，就已提出当时的人存在着"以酒为浆，以妄为常，醉以入房，以欲竭其精，以耗散其真，不知持满，不时御神，务快其心，逆于生乐"的生活方式问题，这与现代社会面临的情况非常相似。所不同者，现代社会由于全球和平形势大体稳定、威胁人类健康的急性传染性疾病大幅减少等，从而使不良生活方式带来的健康危害凸显出来，并成为全球性的社会问题。

第二，疾病谱的改变，使医疗卫生和健康事业的发展面临了许多新的问题。当前，心脑血管疾病、恶性肿瘤、呼吸系统疾病、老年性疾病、代谢性疾病等已成为威胁人类健康的主要疾病。这些多是长期因素作用下的慢性疾病，可预防、可缓解，但彻底治愈则十分困难，这就促使医学领域的思维模式从关注疾病，日益转向关注健康，中医养生学从而越来越受到各界的重视。

第三，全球老龄化问题的日益严重，使"养老"的发展迫在眉睫。2017年，我国发布的《"十三五"健康老龄化规划》中提到，"人口老龄化程度持续加深，高龄和失能老年人数量增加，对老年健康服务的刚性需求不断释放，伴随家庭结构的变化，给老年健康服务带来严峻挑战"。这种状况非我国独有，日本、德国、意大利等全球各国大都面临相似问题，加之包括我国在内的许多国家人口出生率逐年下降，使老龄化危机愈加凸显。

第四，科技高速发展，在为生活带来极大便利的同时，也衍生出新的健康危机。随着科技发展和社会进步，现代人的健康面临着一些新的影响因素，如环境污染、过度城镇化、食品安全问题等。这些因素与人类生活密切相关，促使全球对健康问题形成了共识，认为健康维护是一个系统工程，不可能单靠医疗而完成，需要举全社会各行业之力而共同维持和保护。

第五，传染性疾病在局部地区，乃至全球，蕴含着潜在的爆发可能。随着医疗卫生事业的发展，一些严重威胁人类健康的烈性传染病，如天花、脊髓灰质炎等，得以控制乃至消灭，与此同时，麻疹、结核等传染病，仍在局部地区有死灰复燃的现象，新型传染病也在不断出现，对人类健康始终存在着巨大的潜在威胁。

以上这些现代健康危机，具有全球性和普遍性，中医养生学作为数千年来中华民族研究健康长寿经验的集大成者，应对这些危机是学科当前所承担的健康责任，也是学科发展面临的健康现状。

三、中医养生学指导中国健康产业发展具有优势

健康产业是涉及医药产品、保健用品、营养品、文化娱乐、健康管理、养生服务、教育科研等多个与人类健康紧密相关的生产和服务领域的新兴产业。健康产业当前发展迅猛，被称为"阳光产业""兆亿产业""财富第五波"，已不仅限于医学领域，以"健康"为概念与核心，涉及旅游、文化、餐饮、教育、物联互联等各类行业。

近年来，由于全社会认识到健康产业涵盖的产业领域广泛，且健康维护与人的生命全周期相关，因而又衍生出"大健康产业"的概念，其中的"大健康"，有时又被称为"大健康全养生""大健康大保健"等。所谓"大健康产业"，是指与维持健康、恢复健康、促进健康水平相关的各种产品的生产、经营、服务、信息交流、传播等产业的统称。其产业范畴包括与健康相关的制造业和服务业，而且这一范畴在不断扩大。

随着全球对健康的关注，健康产业规模在不断扩大，作为一种新兴的经济增长点，其能涉及和促进三大产业发展、科技含量高、市场空白较多，已成为世界许多国家，尤其是欧美等发达国家努力抢占的战略制高点。我国健康产业的发展速度也在不断提升，市场规模日益扩大，由2010年的1.9万亿元，上升至2016年的5.6万亿元，2017年市场规模达6.2万亿元，增长势头强劲。由于健康与每个人息息相关，因而健康产业的潜在市场巨大，投资活跃，各大投资预测和顾问机构对健康产业的未来均持乐观态度。

健康产业在中国的发展具有得天独厚的优势。最大的优势在于人口基数大而带来的潜在消费群体巨大，另一优势在于中国人有追求养生、长寿的传统，且现实的养生需求更加迫切。所以，养生是使健康产业在中国"做大、做强、做活"的保证，是中国健康产业之魂，中医养生学在指导中国健康产业的现实发展中具备优势。

首先，养生理念先进，对健康产业有较大的带动和提升作用。养生关注的是生命，不限于健康。健康只是生命状态之一，而养生学研究的是如何维持生命各个方面正常、稳定、长久的发展。因而，以养生带动健康产业的发展，将使健康产业上升为"养生产业"或"生命产业"，无疑是对健康产业的巨大提升。

其次，养生乃中国独有，具有原创性。与中医结合后，养生更以中医理论及方法作为基础，并海纳中国历史上出现过的各种有益于健康长寿的方法。可以说，养生理念涉及生活的方方面面；养生体系庞大，拓展性强；流传至今的养生方法丰富多样，经受了数千年的实践检验，确有良效；可开发的养生产品种类繁多。目前养生学科尚处于起步阶段，科研尚未蓬勃发展，因而行业和产业内的创新点甚多。养生的这一特质，能为中国健康产业注入"灵魂"和动

NOTE

力，有助于中国健康产业摆脱对国外的依赖状态，更可能以创新带动产业发展，引领世界掀起养生热潮。

四、中医养生学"古老而新兴"的自身发展现状

中医养生学学科自身的当前发展状况，可以概括为"古老而新兴"，这是由学科自身的古今发展历史所决定的。

称中医养生学为"古老"，因其伴随着中医学的出现而诞生，确有数千年的历史，其理论和实践经验主要传承自中国古人的探索。远古时期，人类已自发地从生产生活中摸索和发现了许多带有医疗性质的自救、自治经验，在这些经验中，有些能提高个人和族群的卫生健康水平，即属于养生范畴，因此，养生出现早、历史久。中医养生学的主要指导理论具有"古老"性，阴阳五行、藏象经络、生命寿夭、健康生态等学科基础理论，均为中华传统文化与中医学结合之后，在中医养生领域几经历史验证而凝结得出，是古老悠久的中华传统文化在中医养生学中的具体体现。中医养生学所采用的许多方法具有"古老"性，虽然在当代养生健康领域，随着时代的需求而涌现出许多新的维护健康长寿的养生方法，但因其出现较晚，接受实践检验的时间尚短。因此，目前中医养生学所采用的主要养生方法，主要表现为对传统养生方法技术的总结和挖掘。

称中医养生学为"新兴"，因其作为一门中医学研究健康长寿的专门学科，在现代学科体系中的出现时间，大约四十年，作为专业出现，则时间更短，这是学科的客观现状。与中医学的基础理论、内外妇儿等传统分支学科相比，中医养生学是"新兴"学科。虽然历代中医典籍、医学家均将养生或治未病奉为中医最高战略和手段，但真正专注于研究中医养生学者较为稀少，中医学在古代发展中，并未似理法方药、辨证论治般发展出一套体系完整、结构严谨的养生学科系统。直至20世纪80年代，才出现中医养生康复学课程和教材，随着《养生康复学》《中医养生学》等教材的相继出现，才逐步有了完整的学科体系，可谓是"新兴"。

"古老而新兴"的学科现状，决定了目前学科尚处于发展的起步阶段。首先，基础理论的研究还不够丰富，有一些基础性的理论课题还在研究确定之中。其次，中医养生学专业教育尚在起步阶段，至今发展时间较短，教育体系仍在摸索中，其中，医学基础教育体系已得到各大院校认可和确定，而养生专业课程教育仍需在实践中进行不断发展，学科技能教育尚处于准备和细节研讨中。再次，学科专业知识和专业人才服务社会的应用体系探索尚在起步阶段，可喜的是，由于时代的紧迫呼声和国家政策的支持，当前养生学科的社会应用已经较为繁荣，已有不少突破性成果。

总之，养生是一门古老而又年轻，能引导人们达到健康长寿境界的大学问。在健康产业蓬勃发展和社会健康呼声越来越高的当下，养生由于自身所具有的特点，其作为一门新兴学科，为中国养生健康产业的发展注入了新的活力和强大动力。

第二节　学科未来发展

中医养生学古老而新兴的发展特点，结合当前时代背景来看，其未来发展的主要突破领

域在于对中医学发展的战略性引领和学科自身发展突破两个方面。

一、对中医学发展的战略性引领

从古至今，养生对中医学的发展都具有重要的战略意义，尤其在当今的健康潮流下，养生与医学发展方向相契合，符合社会需求，是中医发展的战略重点。

养生是中医战略之源头，中医以养生为实现健康长寿的战略之一。医学是生命科学，而非疾病科学。《黄帝内经》反复强调养生的重要性，并将其列为"圣人""道者"之行。中医一直以来所崇奉的最高战略手段，就是养生。而疾病与不良生活行为习惯、过分的情志和欲望等，都是影响人健康长寿的因素，所差别者，只是影响的程度和速度不同而已。因此，在中医学体系中，"治病疗疾"是为维护健康长寿而采取的必要手段之一。尤其在现代社会环境和医学发展潮流下，如果眼光仅关注于疾病和损伤，仅随着疾病的无穷变化而研究"治病"，却忽视生命的根本要素——健康和长寿，则不仅陷中医于被动，也犯了以偏概全的错误。

中医的大众性和社会大众对中医的认知现状，也决定了养生对中医发展具有重要的战略性。从历史发展来看，中医不仅仅是医学，更是"经世济民"之学。中医"治世"理想的终极目标，在于通过养生疗疾，使全民都达到形体康寿、心理"恬愉"，从而构建人人健康长寿的"和平寿考"社会。中医其志不在于"政"，而在于"人"，在于"康寿"。中医的这一特点，决定了中医是服务大众健康长寿的学问，是人民的康寿之学，具有绝对的大众性。中医能"治本"，即指中医能让人消除各种不适症状，全面恢复健康，从而达到"养生"的境界。因此，中医的发展应密切贴合大众需求，以养生为战略高点，切实为大众健康服务，从而实现全民健康长寿的目标。

二、学科自身发展突破的重点

在当前的健康热潮之下，立足于学科现状，中医养生学可将以下四个方面作为发展重点，并加以突破。

1. 文化引领

中医养生学与中华传统文化关系紧密，中医养生学的发展如果仅局限在中医学领域内，犹如无本之木，难以获得长足发展。以中医养生学为载体，可以带动中华文化在世界范围内的传播。同时，健康长寿是大众普遍关心的话题。中医养生学的未来，需要发挥中华传统文化的引领作用。

2. 科研教育

中医养生学初创不久，学科发展的诸多问题都有待进行大量科学研究。历史上存在大量记载了先贤养生理论和有效实践方法的典籍，有待于发掘研究，进行传承。另外，现代科学在健康领域取得了丰硕的成果，其中有很多可以为养生学科所借鉴和使用。因此，学科借鉴研究，也是当前的重要任务。中医养生学的重要任务是服务大众，服务社会，需要大量的专业人才，以适应社会发展的需求。科研教育成为目前学科发展的重中之重。

3. 产业规划

中医养生的社会性，还体现在其能为健康产业的发展带来巨大动力，从而使养生健康成果惠及大众，这就要求我们在中医养生产业和健康产业领域做出相应的规划。养生产业的规划，涉及文化产品、医疗产品、科普宣传等各个方面，其在我国具有广泛的可接受性，发展前景广阔。

4. 社会科普

中医养生来源于大众，也要回归和服务于大众。从当前社会养生的发展情况来看，对养生健康知识进行科普是当务之急。目前，社会上健康产品琳琅满目，大众在选择时常常容易被误导，从而浪费金钱，乃至对健康产生不良影响。这更需要我们进行养生健康知识的科普宣传，从而提高人们的"养商""健商"，纠正健康领域存在的乱象，使各类养生健康成果能够真正惠及大众。

中篇　学科理论

　　中医养生学的学科理论来源于中医基础理论，又结合自身学科特点而有所侧重。中医学的阴阳五行学说、藏象学说等，也是中医养生学的基础理论，广泛指导着中医养生学理论的形成。但是，中医养生学以生命为着眼点、以健康长寿为目标的特点，决定了中医养生学的学科理论更偏重于以生命、健康、寿夭等相关理论为基础，是中医学理论在生命层次的进一步提炼和总结。

第四章　生命

第一节　人类生命的形成

　　生命是具有生长、发育活力，并按自然规律发展变化的过程。"生、长、壮、老、已"，是人类生命的自然规律。探索生命规律，对于中医养生学来说，有着深远的意义，这是学科的基础。

一、自然是生命形成的场所

　　天地自然是生命发生发展的场所和物质来源，人虽是最高等的动物，但也不过是"物之一种"，从万物群生分化出来，均来自"天地合气"。《素问·天元纪大论》曰："太虚寥廓，肇基化元，万物资始，五运终天。"指出"气"是宇宙万物的本原，在天地形成之前为太虚，太虚中充满了气，气的运行不止才有了宇宙万物的生成。所以，《素问·宝命全形论》说"人以天地之气生，四时之法成"即是此意。

　　"人以天地之气生"，是说人类生命起源于天地日月。《灵枢·本神》说："天之在我者德也，地之在我者气也，德流气薄而生者也。""德流气薄"，就是天气与地气两相结合，即天之阳光雨露、寒热温凉、规律运动与地之承载化育、气机上腾、五味产出等两者阴阳交流和合之谓。只有"天地气交"，才能"万物华实"，从而产生人类生命，并维持生命的延续。

"四时之法成"，是指人的生命活动离不开春、夏、秋、冬四时自然气候的变化，只有适应四时阴阳变化的规律，才能健康生长。如果人的生命活动不与"四时"相应，或外界自然环境发生异常变化，人体生理节律就会受到干扰，五脏六腑功能就会失调而发生病变。因此，《素问·四气调神大论》指出："夫四时阴阳者，万物之根本也。""逆春气则少阳不生，肝气内变；逆夏气则太阳不长，心气内洞；逆秋气则太阴不收，肺气焦满；逆冬气则少阴不藏，肾气独沉。"故顺应四时阴阳之气的消长变化运动，是生命形成和成长的根本。

二、天地万物是生命形成的物质来源

中医学认为，所有生命均来源于天地之气的运动，并依赖于天地所提供的物质和空间而生存和延续。人类也不例外，人的生老病死及生活的衣、食、住、行等，都离不开天地所构成的外环境。因此，生命来源是由自然界的天地之气相合而成，即《素问·宝命全形论》所说的"天地合气，命之曰人"。其中，精、气、神是生命的基础，被称为人体"三宝"。精、气、神相互为用，是保持和恢复人体健康，维持正常生理活动的基础物质和功能，为养生长寿之根本。

精，是生命的基础。生命的形成必从精始，化生成五脏、皮肉筋骨经脉等。精分为先天之精和后天之精。先天之精与生俱来，禀受于先天，出生后得后天滋养，为生命的起源物质，故《灵枢·本神》中曰："故生之来，谓之精。"《灵枢·决气》也说："两神相搏，合而成形，常先身生，是谓精。"此处之精指先天之精，说明万物化生，必从精始，男女之精相合，便构成新生命的先天之精，其后之一生发展变化，皆始于此。后天之精，又称为水谷之精，来源于饮食水谷。人出生后，得饮食水谷，由脾胃转化成精微，并与肺吸入的天之清气相合，而成后天之精，是生命生长发育、维持生命活动的基础物质，故《素问·痹论》曰："荣者，水谷之精气也，和调于五脏，洒陈于六腑。"

不仅如此，人在一生之中，均赖阴精的充养，方能维持正常的生命活动。若阴精充盈，则生命活动旺盛，身健少病；若阴精亏损，则生命活动减退，早衰多病。

气，是人体内活力很强、运行不息的极精微物质，是构成人体和维持人体生命活动的基本物质。《素问·宝命全形论》指出"人能应四时者，天地为之父母"，人禀天地的正常之气而生成，人的生命是由于天地间阴阳之气的正常变化而产生的，如果没有天地间这种正常的变化，人的生命就不会存在。人在母腹之时，通过母体与天地之气相关联；出生之后，内外环境直接通应，此时生命的延续，既依赖于体内之气生成、运行的正常，又在很大程度上依赖于天地之气对人体之气的补充和调整。

天地之气对人体生命的产生及延续的作用重点有一定的不同，"天"主要赋予人们呼吸的清气，称为呼吸之气；"地"孕育万物，不仅直接承载、孕育着人的生命，而且孕育了无数可供人食用的动植物，主要提供给人类水谷精气。可见，生命的诞生和延续，必须依赖于"天"赋予的自然界清气和"地"给予的水谷精气。

"气"具有无限的活力。人之所以有生命，就是人体之"气"活力的表现。中医学认为，人体生命力的强弱、生命的寿夭，元气的盛衰存亡、新陈代谢的气化过程和生命现象，均源于气的升降出入运动。说明气既是构成人体的基本物质，又是人体生命的动力，正如《素问·六微旨大论》说："出入废则神机化灭，升降息则气立孤危。故非出入，则无以生、长、壮、老、已；非升降，则无以生、长、化、收、藏。"

神，主宰人的精神意识思维活动。《灵枢·本神》说："故生之来谓之精，两精相搏谓之神，随神往来者谓之魂，并精而出入者谓之魄，所以任物者谓之心，心有所忆谓之意，意之所存谓之志，因志而存变谓之思，因思而远慕谓之虑，因虑而处物谓之智。"指出人体之神，在意识思维层面，包括神、魂、魄、意、志、思、虑、智等。其中，"神、魂、魄"属于人的反射及潜意识范畴；"意、志、思、虑、智"等属于人的思维范畴，即以"心"为中心，人接受信息、对比记忆、反复分析，最终完成信息处理的全过程。另外，在人的情绪层面，不论怒喜思悲恐等五志，或喜怒忧思悲恐惊等七情，皆由"心神"所主宰。其物质基础是精气，正如《灵枢·平人绝谷》所说："故神者，水谷之精气也。"胚胎形成之际，生命之神也就随之产生。神的一切活动都必须依赖于后天的滋养，只有水谷精气充足，五脏和调，神机才能旺盛。

精、气、神三者之间相互滋生、相互助长。生命起源是"精"，维持生命的动力是"气"，而生命的体现就是"神"的活动。故精充则气足，气足则神旺；精亏气就虚，气虚神则衰。

三、天地的运动是生命形成的动力

中医养生学认为，生命形成的内在动力是天地的不断运动，通过天地不断运动而提供生命形成的动力和环境支持。生命体是不断运动变化着的个体，生命永恒地运动变化着，直至终结。

（一）生命是天地之气运动的产物

《素问·天元纪大论》曰："故在天为气，在地成形，形气相感而化生万物矣。"指出了自然万物就是在天地的运动过程中产生和延续的。广阔无边的天地，是事物生化的本元基础，也是生命活动的环境。天地之气的运动是生化宇宙万物的根本。人作为世间万物之一，也是由天地之气运动交感所产生的。这正是符合中医理论指导下的气一元论和阴阳五行学说的思想。《论衡·谈天》说："元气未分，混沌为一。"又说："万物之生，皆禀元气。"说明宇宙开始是一个混沌状态，气在宇宙变化中产生，进而成为产生和构成万宇宙万物的原始物质。具体到人类生存的天地自然之中，则天气下降，地气上升，阴阳交合，万物乃生，皆禀天地阴阳之气而生长繁衍。因此，中医养生学指出，生命不但是天地之气运动的产物，也是顺应天地运动法则的产物，养生要尊重、顺应天地法则。

（二）天地运动对人的影响

《素问·宝命全形论》说："天地合气，命之曰人。"说明生命是通过天地之间的气机相互作用而形成的。人的生命活动离不开天地之气的维系。人的组成、饮食来源和生活环境皆是由天地之气的运动作用而产生。天地之运动不离阴阳，故《素问·阴阳应象大论》说："阴阳者，天地之道也，万物之纲纪，变化之父母，生杀之本始。"阴阳的互相统一、对立制约、互根互用、阴阳互藏、消长平衡、相互转化，推动着天地的运动，故称其为"天地之道"。人生长于天地之间，其生命运动的规律亦合于天地阴阳运行之道。天地的规律运动，形成四季、旬月、昼夜等，不同时期，人所表现出的生命规律和采取的相应生活方式皆不相同，其本质还是天地运动对人的直接影响。

NOTE

第二节　个体生命的形成

一、直接来源于父母之精

在生命的形成过程中，先有精才有生命的孕育，由精生成五脏六腑、皮肉筋骨经脉等，故《素问·金匮真言论》说："精者，身之本也。"中医学认为，形成个体生命的精为先天之精，来源于父母之精，先天之精是组成胚胎的最原始物质。

父母的生殖之精相搏是人体先天之精的最初来源。《景岳全书·小儿补肾论》曰："精合而形始成，此形即精也，精即形也。"与生俱来的先天之精由男女交媾凝结在胞胎或胎元内，成为身体生长的原动力。《医碥·杂症·水火说》曰："然五官百骸，皆本此精以为质。"这种得自父母的"先天"之精，成为生命活动的根本，正如《外经微言·命根养生》所说："合父母之精以生人之身，则精即人之命根也。"

先天之精化生胎元，在母体内发育而逐渐化生成人体，即《灵枢·经脉》所说："人始生，先成精，精成而脑髓生，骨为干，脉为营，筋为刚，肉为墙，皮肤坚而毛发长。"先天之精在化生人体的过程中，一部分转化为脏腑之精，成为人体脏腑组织结构功能的物质基础；另一部分封藏于肾中，成为生命活力的物质基础。人体生命形成之后，在先天之精所提供的生命活力的推动下，后天之精得以不断化生，同时在后天之精的滋养下，先天之精得以不断充盈，后天之精和先天之精相互依存、融为一体，共同为人体脏腑组织功能的正常发挥提供物质基础。

父母之精的作用主要来源于"肾藏精，主生殖"，肾中所藏先天之精，得后天水谷精气之养，化生生殖之精，藏于肾中，为肾主生殖之根本和基础。肾精的生成、贮藏和排泄，对人类的整个生殖生理功能起着重要的作用，这种作用需要通过天癸而发挥。天癸源于先天，藏之于肾，受后天水谷精微的滋养，是促进人体生长、发育和生殖的物质。随着年龄的增长，人体发育到一定时期，肾气旺盛，肾中真阴得以不断充实，天癸逐渐成熟，才能促进男精和女血的产生，人体的生殖能力逐渐增强。随着年龄的变化，肾精由充盛而逐渐衰减，天癸也逐渐减少，生殖能力逐渐减弱，直至丧失。

随着肾精的盛衰变化，而产生了生、长、壮、老、已等各种生命变化。若阴精充盈，则生命活动旺盛，身健少病；若阴精衰虚，则生命活动减退，早衰多病。所以，在生活中，应注意肾精的调养。

二、父母之精的不同作用

人体来源于父母之精，禀受于先天，父母体内阴阳气血的偏颇和功能活动的差异，也会导致父母之精变化，会使子代产生同样的倾向性。生殖之精是受胎成孕的重要因素。生殖之精源于"肾精"，"肾精"的充盛程度决定了子嗣禀赋之强弱。《类经·疾病类·胎孕》曰："夫禀赋为胎元之本，精气之受于父母者是也。"清代万全《幼科发挥》曰："父母强者，生子亦强。父母弱者，生子亦弱。所以肥瘦长短，大小妍媸，皆肖父母也。"肾精对后代的作用主要集中于性别差异和禀赋厚薄。

（一）性别差异

以受胎时间论，有以经行结束后一、三、五阳日受之为男，二、四、六阴日受之为女者，此说源于《道藏》，张景岳《景岳全书·妇人规》云："《道藏经》曰：'妇人月信止后，一日、三日、五日合者，乾道成男；二日、四日、六日合者，坤道成女。'"亦有以经行结束后一、二日为男，三、四、五日为女者，"血海始净，一日、二日精胜其血则为男子；三日、四日、五日血脉已旺，精不胜血，则为女子"（《兰室秘藏·卷下·小儿门》）。或者择时辰而生男，"子丑寅生气之时，使阳精冲开阴血，则必生男，且能贤明而福寿"（《急救广生集卷五·妇科·求嗣》）。

以朱丹溪为代表的以气之左右论，其气得于左则为男，得于右则为女。他承《圣济经》"左动成男，右动成女"之说，在《格致余论·受胎论》中提出："精胜其血，则阳为之主，受气于左子宫而男形成；精不胜血，则阴为之主，受气于右子宫而女形成。"

以父精之厚薄论。父精厚而专则为男，父精薄而稀则为女。张景岳在《类经·三卷·藏象类》中列历代男女成胎之论后指出，"男与不男在盈虚，不在冲襄，道先后者尤差"。认为交接之时，男精之盈虚决定了子嗣之性别。

以上内容属于古时"育麟""种子"之术，亦可归于养生之类，虽然从现代来看，具有一定的主观性，但子女的性别为父母之精所决定，这一点是确定无疑的，其中的具体规律，尚待进一步研究，这里仅将古代养生理论列出，为学习和研究提供参考和思路。

（二）禀赋厚薄

《灵枢·决气》载："两神相搏，合而成形，常先身生。"先天因素即"禀赋"，指小儿出生以前在母体内所禀受的一切特征。中医学所说的先天因素，既包括父母双方所赋予的遗传性，又包括子代在母体内发育过程中的营养状态。禀赋对于个体生命的质量具有决定性作用，先天禀赋的不同，决定了体质差异的存在。中医通过观察小儿形体，如颅囟、骨肉、肚脐、头发、牙齿、阴茎、睾丸和精神状态，判断其禀赋强弱，禀赋强者说明胞胎时期所受滋养充足。

人体精血禀受于父母，父母的体质特征通过父母之精遗传给后代，具有类似父母的个体特点。父母双方元气的盛衰、营养状况、生活方式、精神因素等，都直接影响到子代禀赋强弱。母体妊娠时胎儿发育的营养状况，对体质特点的形成也起着重要的作用。如过食辛辣燥热等食物，则可使胎儿形成阳盛体质；若营养不足，体虚多病，则易使胎儿形成气血虚弱之体。先天禀赋是体质差异的决定因素，也是保持体质相对稳定的重要条件。

父母形质精血的强弱盛衰，造就了子代禀赋的不同，表现出体质的差异，如身体强弱、肥瘦、刚柔、长短、肤色、性格、气质等，甚至于先天性生理缺陷和遗传性疾病，如鸡胸、龟背、癫痫、哮喘等。这种差异决定了先天遗传因素取决于父母肾之精气阴阳的盛衰。先天之精充盈，即禀赋足而周全，出生后体质强壮而少偏颇；先天之精不足，禀赋虚弱或偏颇，可使小儿生长发育障碍，影响身体素质和心理素质的健康发展。《医宗金鉴·幼科杂病心法要诀》说："小儿五迟之证，多因父母气血虚弱，先天有亏……要皆肾气不足之故。"可见，在生命形成过程中，父母之精起着关键性作用。

在先天之精的遗传性与后天因素的相互作用下，不同个体常表现出某一藏象系统的相对优势或劣势化的倾向。如《灵枢·本脏》说："五脏，固有小大、高下、坚脆、端正、偏倾者；六腑亦有小大、长短、厚薄、结直、缓急。"这些也可造成子代的各种差异。

（三）其他

1. 婚育

古今优生优育研究发现：父母生殖之精的优劣多寡、身体健康状况、结婚生育的年龄等，均会在父母之精的遗传功能所有体现，与子代体质状况密切相关，男女媾精，阴阳会和，乃能有子。古人认为："男子虽十六而精通，必待三十而娶，女子虽十四而天癸至，必待二十而嫁。皆欲阴阳完实，然后交而孕，孕而育，育而为子，坚强壮寿。"即是说，男女在身体元气最壮实的阶段结合孕育，其生殖之精充盛，子代才能生长壮实、健康。

古人云"男女同姓，其生不蕃"，即指近亲不能结婚、有多种疾病的患者不能结婚。结婚要选择最佳生育年龄，选择最佳怀孕时机。

2. 种子

父母之精为子代体质的基础。其优劣决定子代体质的强弱，父母的元气、营养、情志以及年龄、嗜欲、生活行为方式等，都会影响"精"的质量，养生聚精的精髓在于寡欲、节劳、息怒、戒酒、慎味。男女之精相合，胎儿孕育，若如《素问·上古天真论》所告诫"以酒为浆，以妄为常，醉以入房"，则影响精的正常发育，从而影响儿童未来的体质，故在种子过程中要杜绝不良因素的影响。

第三节　生命发展规律

一、五脏为本

中医学认为，人体是以五脏为中心，以经络为通道，联系六腑，向外联络和主宰骨骼、经筋、肌肉、皮毛等结构组成的一个有机整体。中医养生学则进一步强调，人体结构的完整协调和功能的顺畅，达到高度和谐，这是机体达到最佳生命状态的必要条件，也是人体自身的和谐观。五脏系统与外环境保持和谐统一，系统内部各脏腑组织器官按五行规律相互联系，从而构成一个和谐的统一整体，而维持生命活动的正常进行。人体中通过五脏的功能活动，主宰气血津液精等生命物质的生成、运行与功能，进而供给和调控全身功能的正常进行。人体的精神情志，是以五脏为中心，从五脏发出，并受五脏蕴养。外界的各种刺激，必先触动心神，而后产生人的魂、神、意、魄、志等意识思维能力，其各归于一脏，故五脏又被称为五神脏。人体的寿夭衰老，也是以五脏为中心，五脏强弱，影响机体功能及寿命长短。因此，五脏为本，是中医养生学之生命学说对生命规律的认识之一，养生应该抓住五脏这个中心，以五脏为重点，进行规划和实施。五脏为本，既是认识理论，也是养生纲要。

二、生死必然

有始必有终，生命一旦诞生，则意味着其必然以死亡为终点。生死必然，是生命发展不可逆的客观规律，也是生命学说指导下，人类应该具备的生命态度。进一步而言，《荀子·礼论》中说："生，人之始也；死，人之终也。终始俱善，人道毕矣。"养生，应当在了解生命规律基础上，正确面对生死，形成"终始俱善"的生命态度。中医学认为，人死之后，"阴阳离决"形骸独居"。因此，中医养生学认为生命一旦诞生，就决定了其终点必然是死亡。应当秉持尊重客观规律的原则，去热爱生命、珍惜生命、敬畏死亡。综上，中医养生学的生命观，在认识生命规律的基础上，形成了以"终始俱善"为总特征，"乐生恶死，重生贵生，尊死慰生，主动养生"为基本内容的生命态度。

三、生命规律

从人类自身生命规律来看，其发展过程可以总结为"生、长、壮、老、已"。这是人类生命的自然现象，探索其发生发展规律，对于中医养生学理论及实践都有重要意义。

（一）生命的普遍规律是物质性

人之所以有生命，在于构成人体的"气"具有生命力。人体生命力的强弱，生命的寿夭，在于元气的盛衰存在。人体新陈代谢的生化过程，称之为气化生理。生命的现象，本源于气机的升降出入，气既是构成人体的基本物质，又是人体的生命动力。《圣济总录·导引》提出"万物壮老，由气盛衰"的观点，并认为"人之有是形体也，因气而荣，因气而病"。反复强调气在防病延年中的重要意义。

精、血、津液是构成人体及促进人体生长发育的基本物质，《灵枢·经脉》说："人始生，先成精，精成而脑髓生，骨为干，脉为营，筋为刚，肉为墙，皮肤坚而毛发长。"《素问·金匮真言论》说："精者，身之本也。"因此，精、血、津液同样与气相互联系，相互影响，构成了生命活动的基本动力。

生命的维持还依赖于神。《灵枢·天年》说："失神者死，得神者生。"神的得失关系到生命的存亡。神是机体生命活动的总称，它包括精神意识、运动和知觉在内，以精血为物质基础，是气血阴阳对立的两个方面共同作用的产物。

人之形体是物质性的，人体的生命活动是以体内脏腑阴阳气血等物质为基础。脏腑阴阳气血平衡，人体才会健康无病，不易衰老，寿命才能得以延长，这就是《素问·生气通天论》中"阴平阳秘，精神乃治，阴阳离决，精气乃绝"的理论。

（二）生命是运动变化的过程

生命是物质运动的结果，"升降出入"是其基本规律，正如《素问·六微旨大论》说："是以升降出入，无器不有。"活着的人体，是一个运动变化着的人体。人体气机的出入升降是生命活动首要的功能，它直接影响人体的气机，影响五脏，五脏与六腑、气血津液、四肢，以及心理与生理之间的运化状态。可以说，气机出入升降功能状态的正常与否，直接影响着人体的健康与寿命。《素问·六微旨大论》的"不生不化，静之期也"，指出运动变化是永恒的，唯有不断地运动变化，才能生化不息。因此，生命是一个运动变化着的过程。

（三）生命的运动形式

《庄子·知北游》的"人之生，气之聚也，聚则为生，散则为死"，指出生命活动是气的聚、散、离、合运动的结果。中医学认为，气的运动称为"气机"；气的运动产生的各种变化，称为"气化"。升降出入是人体之气运动的基本形式，也是脏腑经络、阴阳气血运动的基本过程。正如《素问·六微旨大论》说："出入废则神机化灭，升降息则气立孤危。"因此，在生理上，人体脏腑经络的功能活动，无不依赖于气机的升降出入，及随之产生的气化过程，如肺的宣发与肃降，脾的升清与胃的降浊，心肾的水火相济，都是气机升降出入运动的具体体现，而伴随其发生的精气转化、精血转化、气血转化、能量转化及物质的新陈代谢等，都是气化的结果。在预防疾病方面，只有保持人体气机升降正常，才能抗御邪气，免生疾病。可以说，气机出入升降功能状态的正常与否，直接影响着人体的健康与寿命。

第四节　生命运动的节律性

古代医家根据对生命的长久观察总结，发现万物生长皆有其规律，通过总结、顺应相关规律，可以有效地达到养生的目的。因此，对生命运动节律的探索与总结，就成为中医养生学不可或缺的重要组成部分。从节律来看，主要的节律性体现在时间的规律上，因此，因时制宜就成了中医养生学的重要环节。因时制宜就是根据四时季节和昼夜晨昏的时序规律来进行饮食养生。因时制宜的养生，也称为顺时养生，是指在中医学基本理论的指导下，按不同时令阴阳变化的规律和特点来调节人体，从而达到健康长寿的一种养生方法。"时令"一词，最早见于《礼记·月令》，解释为"随时之政令"，即按照季节变化规律来制定农事政令。实际上，自然界除了四季变化的规律外，还存在着许多时间规律，如昼夜的更替、月满月缺的变化、六十甲子年的轮回等。中医养生学认为人应当在主动认识时令基础上，有意识地调节自己的神志精神、起居劳作、饮食种类、生活方式等，以适应自然规律，而不应违背与对抗。一般来说，依照不同时令，养生可分为昼夜养生、旬月养生、四时养生等。

一、四时节律

四时养生，亦称四季养生，即根据一年四季的天地阴阳变化，通过对起居、饮食、情志等生命活动方式的调整，结合人自身生理特点，达到与自然和谐统一的健康状态，即《素问·四气调神大论》中所说的："逆之则灾害生，从之则苛疾不起，是谓得道。"

自然之中，节气交替，气候变化，而有春、夏、秋、冬四时，因四时变化，万物而有生、长、收、藏，故《素问·四气调神大论》云："夫四时阴阳者，万物之根本也。"一年之中，四时更替，六气变化，皆有常度，春则温、夏则热、秋则凉、冬则寒，既不能太过，亦不能不及。人体若能顺应天地，合于四时阴阳，则健康无病。若气候反常，或人不能随季节更替作相应调整时，则会产生不适，甚至招致疾病。如《素问·金匮真言论》所言："春善病鼽衄，仲夏善病胸胁，长夏善病洞泄寒中，秋善病风疟，冬善病痹厥。"即是说明季节不同，易发疾病不同，发病程度不同。因此，养生不仅要了解人体在四时的生理特点，更应了解和掌握四时的发病规律，从而采取积极主动和有针对性的预防保健措施，达到防病养生的目的。

二、月节律

《素问·八正神明论》说："天温日明，则人血淖液而卫气浮，故血易泻，气易行；天寒日阴，则人血凝泣而卫气沉。月始生，则血气始精，卫气始行；月郭满，则血气实，肌肉坚；月郭空，则肌肉减，经络虚，卫气去，形独居。"指出人体气血的运行及盛衰，不仅和季节气候的变化有关，而且受日照强弱和月相盈亏的直接影响。《素问·六节藏象论》说："不知年之所加，气之盛衰，虚实之所起，不可以为工矣。"强调医者治病，需要根据气候的不同来区别用药，对于养生而言，也要了解每个月养生的注意事项，如此才能达到事半功倍的效果。中国古代很早就对旬月养生进行了专篇阐述，如《摄生月令》《养生月录》以及《十二月宜忌》等。这些旬月养生专著，依据每个月特点，指导生活起居、饮食、精神、导引等方面的调摄，以达到健康长寿。

三、日节律

一天之内，随昼夜阴阳消长进退，人体的生理活动和疾病的病理状态都会发生相应的改变。《灵枢·顺气一日分为四时》说："以一日分为四时，朝则为春，日中为夏，日入为秋，夜半为冬。"所以，养生应重视一日昼夜晨昏的顺时调养。昼夜的阴阳消长变化会直接对人体的生理病理产生影响，虽然昼夜寒温变化的幅度不像四季变化那样明显，但对人体的影响同样不可忽视。一日之中，昼夜阴阳变化有其消长节律，而人体的阳气亦随着这种节律而消长。如《素问·生气通天论》说："故阳气者，一日而主外，平旦人气生，日中而阳气隆，日西而阳气已虚，气门乃闭。"说明人体阳气白天多趋于表，夜晚多趋于里。在人体发生疾病时，由于人体阳气有昼夜的周期变化，昼夜阴阳变化对疾病病理变化亦有直接影响。如《灵枢·顺气一日分为四时》说："夫百病者，多以旦慧、昼安、夕加、夜甚。"其原因是：早晨阳气生发，能够抵御邪气，邪气衰减，所以早晨病情轻而患者精神清爽；中午阳气旺盛，能够制伏邪气，所以中午病情安定；傍晚阳气开始衰减，邪气逐渐亢盛，所以傍晚病情加重；半夜人体的阳气都深藏内脏，邪气亢盛已极，所以半夜病情最重。这种变化不仅与人体本身阳气的昼夜消长变化密切相关，更与自然界阴阳的昼夜消长变化密切相关。根据此理论，人们可以利用阳气的日节律，合理安排工作、学习，以求达到最佳的养生效果。

四、特殊节律

中医养生学讲究辩证地看待问题，男女身体结构不同，其生长节律亦有所不同。《素问·上古天真论》论述男女生长发育周期中，女子的生命节律跟七有关，而男子的生命节律跟八有关。"女子七岁，肾气盛，齿更发长；二七而天癸至，任脉通，太冲脉盛，月事以时下，故有子；三七肾气平均，故真牙生而长极；四七筋骨坚，发长极，身体盛壮；五七阳明脉衰，面始焦，发始堕；六七三阳脉衰于上，面皆焦，发始白；七七任脉虚，太冲脉衰少，天癸竭，地道不通，故形坏而无子也。丈夫八岁肾气实，发长齿更；二八肾气盛，天癸至，精气溢写，阴阳和，故能有子；三八肾气平均，筋骨劲强，故真牙生而长极；四八筋骨隆盛，肌肉满壮；五八肾气衰，发堕齿槁；六八阳气衰竭于上，面焦，发鬓斑白；七八肝气衰，筋不能动；八八天癸竭，精少，肾藏衰，形体皆极，则齿发去。"总结了的生命历程中男女不同的生、长、壮、老、已的规律，与人体的实际表现基本一致，是中医认识人体生命周期节律的重要理论。

此外，关于生命节律，尚有以十年为一个阶段的认识。《黄帝内经》中提到"人生十岁，五脏始定，血气已通，其气在下，故好走。二十岁，血气始盛，肌肉方长，故好趋。三十岁，五脏大定，肌肉坚固，血气盛满，故好步。四十岁，五脏六腑，十二经脉，皆大盛以平定，腠理始疏，荣华颓落，发颇斑白，平盛不摇，故好坐。五十岁，肝气始衰，肝叶始薄，胆汁始灭，目始不明。六十岁，心气始衰，苦忧悲，血气懈惰，故好卧。七十岁，脾气虚，皮肤枯。八十岁，肺气衰，魄离，故言善误。九十岁，肾气焦，四脏经脉空虚。百岁，五脏皆虚，神气皆去，形骸独居而终矣。"即是站在人类自身统一规律上对人的生、长、壮、老、已的规律总结，尤其对于学习理解各个年龄阶段的行为特点具有重要的指导意义，也为中医养生学提供了多样的学术视野。

第五章　寿夭

　　中医养生学的寿夭学说，是对人体生命全过程中的天年、寿夭、衰老等现象及其规律的认识。生命有开始就必定有终结，生、长、壮、老、已（死）是生命延续的自然规律，是人体生长发育中一系列不可逆转的量变和质变过程。养生的宗旨，不是追求"长生不老""返老还童"，而是"却病益寿""尽享天年"。但现实中能享受"天年"的毕竟是极少数，衰老来临，实际年龄的个体差异也很大。因此，探索寿夭衰老的原因、过程与机理，历来就是养生学的重要研究内容。

第一节　天年

　　人类寿命的极限是古今中外医家、学者们长期以来研究、探索的奥秘。从历史上看，人的平均寿命是随着时间的推移和文明程度的提高而逐渐延长的。

一、天年概念

　　所谓"天年"，即自然寿数、自然寿命，是人在完全理想的生存状态下，精气不受任何额外损耗和扰动时，生命自然延续所获得的寿命。古人认为"上寿百二十岁，中寿百，下寿八十"（《五经正义》），《尚书·洪范》则曰："寿，百二十岁也。"嵇康《养生论》亦有"上寿百二十，古今所同"记载。也就是说，人的寿命可以活到 120 岁，这与现代关于人类寿命研究所认定的 110 ～ 150 岁不谋而合。

　　中医学认为，天年的长短取决于先天之精。人在出生之后，每时每刻都在消耗先天之精，且如果遇到如疾病、情绪波动等不正常的扰动时，先天之精还会额外消耗。当先天之精消耗殆尽的时刻，就是人死亡的时刻。所以，先天之精足，则"天年"长；先天之精少而弱，则"天年"短。

二、禀赋

　　禀赋，即先天禀赋，受于"父母未生之前"，是生命个体与生俱来的、特有的体魄、智力等方面的素质。正常的禀赋决定人类寿命和体质健康，父母的禀赋、体质，及胎育时期的保养和天时地理，都会影响禀赋。中医学认为，人的禀赋禀受于父母，形成于出生之前，但受后天环境影响。张景岳《类经》曰："夫禀赋为胎元之本，精气之受于父母者是也。"胎儿既生之后的生养发育，则为后天，以五谷充养，五味调和，味归形，形归气，气归精，以充其身。先天与后天共同决定人的体质，影响人的生老病死。先天禀赋是生命的起跑线，人一出生，禀赋即定，所以《医源·先天后天说》云："降生之初，有清浊厚薄之不同，则有生以后，亦遂有强弱寿夭之不齐，此皆非药石所能治，而其所可调养补益者，则惟后天之形质耳。"故虽通过后天的努力，包括饮食调养、顺应自然、加强锻炼等均可强化体质，但先天禀赋无法增强，只能止损减伤。这是禀赋的最大特点和重要生命科学观。

人皆生而有禀赋，禀赋对人的寿夭、体质及生命的质量起着决定作用，后天努力虽然不能直接增强禀赋，但可以通过维持禀赋所发挥作用的正常和强度，从而取得类似于禀赋增强的效果，即可以通过后天努力提高禀赋的利用度。张景岳在《先天后天论》中说："人生于地，悬命于天，此人之制命于天也；栽者培之，倾者覆之，此天之制命于人也……故以人之禀赋言，则先天强厚者多寿，先天薄弱者多夭；后天培养者，寿者更寿，后天斫削者，夭者更夭。"这就说明先天和后天，其作用和意义是不一样的，在寿夭方面是大不相同的：先天强厚者多长寿，而先天薄弱者则多夭亡；后天养生得当者，本就强盛的禀赋，能少受损伤且更长时间发挥正常功能，从而寿者更寿；后天失养者，本就虚弱的禀赋，受不断削伐而更加虚弱，则天生不长寿者更加快速夭亡。

三、影响因素

影响人寿命的因素较多，但不外乎先天禀赋和后天因素。人类禀赋的个体差异是客观存在的，先天禀赋不足，往往会直接影响后天的生长发育及疾病的演变和预后。

能否获得天年长寿，取决于个体先天禀赋；同时，后天的颐养也非常重要。寿夭主要取决于父精母血禀赋的盛衰，亦离不开后天的保养。

（一）先天禀赋

1. 以母为基，以父为楯

以母为基，以父为楯，这是个体生命的来源。此处的母和父所指，分别有双层意义：第一层意义是指阴阳，强调人体阴阳的关系，正如《素问·阴阳应象大论》所说："阴阳者，天地之道也，万物之纲纪，变化之父母。"人的产生过程本身就是自然界很神奇、很奥妙的变化过程；而阴阳也是一个很抽象的概念，如果具体化，就是人体的精、气，或气、血等。也就是说，以母亲的阴血为基础，以父亲的阳精为保卫。

第二层意义即是父母生殖之精。人的个体生命来源必须由父母生殖之精相合而成，所谓"生之来，谓之精，两精相搏谓之神"（《灵枢·本神》）。从阴阳的关系上，"阴在内，阳之守也，阳在外，阴之使也"（《素问·阴阳应象大论》），说明男女生殖之精对人产生的不同作用。个体生命来源是以母亲的生殖之精为基础的，当然，在胎儿的成长过程中也主要依赖于母亲的气血营养；而男精在新生命发生时起到基础指导作用，并对新生命的性别、个性等生命特性发挥着部分决定作用，符合"阳生阴长"。

综上，为了强调优生，《医宗金鉴》指出："精通必待三十娶，天癸二十始适人，皆欲阴阳充实后，育子坚壮寿偏增。"父母双方应该尽量在健康壮盛的状态下生儿育女。此外，性医学研究还表明，在和谐的性生活状态下，更易成孕并孕育健康的婴儿。

2. 得神者昌，失神者亡

《黄帝内经》有"得神者昌，失神者亡"的论断，神气充盛则生命正常有序，神气衰少则生命衰亡，说明神气在生命形成和维持中具有非常重要的意义。人的形成需要神，此时的神就是胎儿各脏腑气血等生命活动状态的体现。正如《灵枢·天年》所说："血气已和，荣卫已通，五脏已成。神气舍心，魂魄毕具，乃成为人。"父母阴阳合、精血搏结为胚胎，直至成为人，需要气血营卫畅通协调、五脏六腑发育正常、心神的协调功能正常及有高级精神活动，这是胎儿成长为一个人的非常重要的特征。

人欲得长寿，要求五脏六腑功能强大，气血充足且运行和调，营卫津液等物质代谢正常，具有很强的抵抗外邪能力，这其实就是神强的具体表现。而容易夭折的人则体质差，有"五脏皆不坚，使道不长，空外以张，喘息暴疾；又卑基墙薄，脉少血，其肉不石，数中风寒，血气虚，脉不通"等生命状态低下的表现，即神弱，或"失神"。因此，神强是人能够尽其天年的必要条件，反之则容易夭折。

（二）后天颐养

1. 自然环境

人生存于天地之间，生命受到天地、自然环境的制约和影响。《礼记·孔子闲居》说："天有四时，春秋冬夏。"天有四季，对应五行就形成了春、夏、长夏、秋、冬五时的变通，每一季的气候不相同，春风、夏热、秋燥、冬寒等，制约和影响着机体的生命周期。人体就像是一个自然的小宇宙，气血不断地运行流转，通过生长收藏来适应四季的变化运动。良好的自然环境是延年益寿，亦即延长天年的重要因素。

2. 社会因素

社会因素是指社会环境对人体自然寿数影响，包括社会稳定或动荡引起的战争，或自然灾害等复杂因素。良好的社会因素与天年是成正相关的关系。同时，社会进步和科技进步，人们所拥有的优越医疗条件和先进的医疗基础设施，也是提高人们寿数的因素之一。

3. 生活方式

良好的生活方式是长寿的重要保证。中医学认为，脾胃为后天之本，气血生化之源，饮食习惯对于人体非常重要。坚持食物多样性，有利于机体补充所需的多种元素，健康营养的膳食习惯是延年益寿的重要保障。

适度的活动及锻炼，可以改变部分大脑皮层结构，有益于身心健康。坚持适度的锻炼是延年益寿的有效途径。在当今，随着电子信息技术的飞速发展，熬夜成为许多人的生活特征之一。研究发现，长期熬夜或者不规律的作息会加重心脏负担，容易诱发猝死等心血管疾病。

4. 心理因素

随着社会的发展，生活压力不断增加，心理问题成为影响寿命的重要因素之一。心理问题在中医称为七情内伤（怒、喜、悲、忧、思、恐、惊）。情志的过极，会直接伤及脏腑，影响脏腑的气机及病情的变化。如过怒伤肝，过喜伤心，过悲伤肺，过思伤脾，过恐伤肾。良好的情绪，对健康和寿命能产生积极的作用。

5. 其他因素

除了上述因素，天年长短还受到其他因素影响，如药毒、外伤等。药毒从古至今都有，古代人民为了追求长生不死，炼求丹药，从而误食有毒之物，耗损人体之精，减少寿数。在当代突出的是保健品，特别是中老年人为了追求长寿，过度服用，从而产生一系列的问题。外伤从古至今都是普遍存在的，如意外、人为损伤等。外伤会损伤细胞，降低细胞的生存率，进而影响寿命。

事物的发展是内外因共同起作用的结果,影响天年的长短非单一因素所导致,而是受多方面因素的共同作用。

第二节　夭亡

一、概念

夭亡,早死,也称"夭折",指未成年即死去。现通常泛指人的年龄不足 60 岁,也就是未老而亡。人未成年而死亡,显然不具有养生参考意义。从实际考虑,现代社会之人,寿命达到 60 岁的"老"境,一般较正常和容易。年龄未到 60 岁而死,多为非正常情况的猝死,与"夭亡"之短命的意义相合。因此,中医养生学从实际出发,将"夭亡"的年龄定义为 60 岁以下。

二、夭亡机理

寿夭与地域、劳倦、精神、感邪等因素有关。中医学认为,使人中寿而尽、不能终期,半百而衰而夭亡的机理,主要可归结为内因和外因两个方面,先天体质、脏腑功能是内因;感受外邪、劳倦过度等是外因。内外因相互影响,最终可造成或寿或夭的不同。

先天精气与生俱来,先天精气的保持是寿命延长的关键,而后天之精又可以充养先天之精。中寿而尽者,多为过耗或误耗先天精气,使精气竭绝,命不得续。人类寿夭与禀赋、体质密切相关,禀气强盛则其体强,体强则寿命长;禀气薄则其体弱,体弱则命短,命短则多病寿短。由此可见,人类寿夭关键在于体质的强弱盛衰,而体质的差异则在很大程度上取决于"禀赋"的厚薄。

先后天之精的充养又可以从人体外在的高矮、性情、体质、气血体现出来。精神状过度焦虑抑郁、生活环境不佳、不良的饮食作息习惯、营养锻炼失调、疾病等原因,会耗伤后天精气,使正气亏虚、天人不合、形神失调、动静不涵,导致阴阳失调,故不能长寿。

三、影响因素

(一) 先天禀赋

人体自身是一个主观能动的复杂系统,寿夭衰老、生命发展的质量与自身因素密切相关。生命个体与生俱来、特有的体魄、智力等方面的素质,统称为禀赋,又称先天禀赋。中医养生学认为,先天禀赋的强弱,是人体寿夭的决定性因素,其中包括体质说和命门元气说。

1.体质说

体质说认为,由先天禀赋因素所形成的体质特点,决定了人体的寿夭。因为人体寿命之长短依赖于形体之强弱,只有五脏坚固,形气协调,血脉和畅,各部器官配合匀称,体质壮实坚强,才能长寿,反之则夭亡。而形体之强弱坚脆又取决于禀气之厚薄。所谓"禀气",即来自于父母之精所化生的先天元气。此"气"的强弱优劣,对后代身体的发育成长及其性格气质类型,都将影响终生。《灵枢》的《天年》《寿夭刚柔》篇,以及王充《论衡·命气》中都对此进行了详尽的论述。而由于"禀气"所产生的某些特殊体质或生理解剖学上的缺陷，往往直接影响到人的寿命长短。

2. 命门元气说

命门是中医有争议的一个话题，但争议的只是命门的位置、形态等，其主要生理功能没有分歧。明代赵献可指出，命门为"立命之门"，命门内藏元精、元气、元神，供给生命活动所需要的能量，从而产生生命过程的各种功能，称为"先天生后天"；在生命历程中，命门的精气神复得五脏剩余真精的不断补充和滋养，故命门元气其量虽小，但耗用极慢，称为"后天生先天"。先后天生生不息，则能健康长寿；任何原因造成先后天相互滋生促进障碍，生命就会早衰甚至夭亡。清代徐灵胎在《元气存亡论》《肾藏精论》中的论述，则与赵氏所论互为补充、相得益彰。其指出：人的寿夭总体上取决于命门之功能，命门功能之强弱又取决于元气之多少，元气之多少是先天遗传的，其量是恒定的。这意味着人的寿命极限是先天遗传决定的，人们只能在后天调摄保养，避免额外消耗，争取达到极限，而不能超越极限。由于先天所赋予每个人的元气量不同，以及人们在后天生活中调摄保养的情况不同，便形成了寿夭的个体差异。以上两人之说合在一起即命门元气说，这一学说以其能较为圆满地解释人体寿夭的原因，获得了后世养生家和医学家们的崇奉，成为养生寿夭理论的主导学说之一。就其实质而言，乃为体质学说的补充和发展，因为形成体质差异的根本原因就在于"元气"质和量的差异，命门只不过是"元气"贮藏之所而已。

（二）后天因素

人自出生以后，就要时刻受到外在环境的影响，因此，后天因素是决定人体寿夭衰老的重要方面。其中包括自然环境、社会环境、行为因素、疾病损伤等方面。

1. 自然环境

自然环境，如地域、气候等，长期作用于人体，使人的体质呈现出地区差异性，是影响寿夭的因素之一。古人认为，我国西北高原地带，气候寒冷，元气不易耗散，所以多寿；东南地区，气候炎热，元气容易发泄，所以多夭。不仅如此，即使同一地区，也因地势之高下不同，而有寿夭之别。现代人由于改造环境的能力远远大于古人，所以事实上我国东南地区也不乏高寿者。但是在不同的自然环境下，有不同的多发病、地方病，这是公认的事实。

现代研究认为，自然环境对人体健康影响很大。当有害的环境因素长期作用于人体，或者超过一定限度就要危害健康，促使衰老。例如，空气污染中常见的微尘、硫化物、氮氧化合物等，长期作用会影响肺的健康，而有些污染空气中还含有过多的致癌物质，如苯并芘、联苯胺、α-萘胺等，则危害更大。

2. 社会环境

社会环境对人体疾病寿夭的影响已是公认的事实。早在《素问·移精变气论》就有"往古人"和"当今之世"寿夭不同的对比分析，指出不同的社会环境形成不同的生活方式和人际关系，以及不同的欲望追求和心态环境，是产生众多疾病与寿夭不同的直接原因。事实上，战争、饥荒、秩序混乱等社会因素会极大地影响人的寿夭，而社会生活水平和文化知识水平等因素，对人寿夭的影响也很明显。随着时代的发展，古今所面临的突出社会问题有所不同，当下，全球很多国家和地区存在着人口老龄化、营养过剩、环境污染、新的不良生活方式等社会问题，对人们寿命和生存质量也有不同的影响。如很多精神疾病和躯体疾病都与激烈的竞争、过度紧张的社会生活有直接关系；不合理的社会制度、不良的社会习俗，以及人与人之间种种斗争矛盾等，都可使人体代谢功能紊乱，导致早衰。由于人们对社会影响因素的深刻认识，目前已形成一门"社会医学"。

3. 行为因素

行为因素包括个人在饮食、起居、劳逸、嗜好、欲望等各方面的行为方式，这些行为适度则有利于健康，不适度则有损于健康，甚至导致夭亡。例如，饮食过饱，则伤肠胃，过饥则使后天供给不足；偏嗜肥甘则生湿热，嗜咸则伤心，嗜酸则伤肝等；过劳有损形气，过逸则气血凝滞；过分地贪名逐利，耗散心神；无节制的性行为直接损伤精气等。总之，不合理的生活方式是影响寿夭的重要因素，这在《黄帝内经》和历代养生著述中阐述甚详。西医学也有一门"行为医学"，专门研究人类日常的生活方式和行为对健康的影响。正是从这一点出发，中医养生学将起居养生置于非常重要的地位，是研究的重点之一。

4. 疾病损伤

疾病损伤与寿夭之间的关系非常密切，疾病促进衰老，衰老诱发疾病，有些疾病甚至会直接导致死亡。事实上，尽享天年，"无疾而终"的人是极少的，绝大多数老年人随着年龄的增长，脏腑之精气均会逐渐衰弱，气血运行涩滞，从而罹患多种疾病，以慢性病为主。这种生理性衰老导致的疾病与各种病理因素导致的疾病，在老年人身上很难截然分开，且相互影响、相互促进，都会最终影响人的寿夭和生存质量。不过，不同时代引起夭亡的主要疾病是不同的，在古代以伤寒、瘟疫等为主，而现代则以一些慢性疾病及其并发症为主。

此外，还有对医疗手段使用不当而影响健康和寿命者，可称为医源性因素。这种因素古今都存在，古时如服用金石峻猛药损伤精气造成短寿者，滥用人参促人短命等；现代表现得更加明显，甚至已成为社会问题，如误诊误治、过度医疗、抗生素的滥用、保健品的滥用等。因此，中医养生学十分强调预防的重要性，防微杜渐，减少患病次数，遏制疾病发展，正确运用医疗手段，防止因疾病而减损寿命。

第三节   衰老

一、概念

衰老又称老化，是指随着年龄的增长，阳气衰弱，阴精亏损，气血不足，出现脏腑功能减退，气血阴阳失调，内环境稳定能力与应激能力及结构发生退行性变化，趋向死亡，不可逆转的现象。衰老属中医"虚劳"范畴，与五脏内伤密切相关，其根本原因是肾气亏虚，肾精不固，病位主要在肾，与脾胃虚衰关系密切。

中医学认为，衰老是生命过程的必然规律，地球上一切生物，从有生命开始，无不遵循生、长、壮、老、已的自然规律。但衰老在个体之间有很大差异，它是各种内外因素综合作用的结果。在中医古籍中，最早"衰老"并用之处，应为《黄帝内经太素·阴阳大论》。其言："若人能修道察同，去损益之病，则阴阳气和，无诸衰老，寿命无穷，与天地同极也。"

中医对人体衰老或早衰的认识源远流长，内容非常丰富。两千多年前，《黄帝内经》就已经有了对人类衰老过程的记载，如《素问·上古天真论》曰："女子七岁肾气盛，齿更发长……五七阳明脉衰，面始焦，发始堕；六七三阳脉衰于上，面皆焦，发始白；七七任脉虚，太冲脉衰少，天癸竭，地道不通，故形坏而无子也。"又"丈夫八岁肾气实，发长齿更……五八肾气衰，发堕齿槁；六八阳气衰竭于上，面焦，发鬓斑白；七八肝气衰，筋不能动；八八天癸竭，精少，肾藏衰，形体皆极，则齿发去。"可见衰老并非老年才开始，而是在其生命过程中生长发育到达成熟期以后，在其形态结构和生理功能等方面就开始出现一系列慢性、进行性、退化性的变化。

西医学认为，衰老是一个过程，而不是一个疾病，不可否认的是，在这个过程中，伴随着疾病风险的增高，甚至衰老中就伴随着疾病；衰老的到来是必然的，但衰老的程度和表现是可以干预的，这与中医"道者，能却老而全形""形与神俱，度百岁乃去"观点是十分吻合的。

二、衰老表现

中医学认为，进入中老年，人随着年龄的增加，可出现一系列衰老表现和老化征象，主要表现为形态结构和生理功能的变化，还会出现心理、社会适应方面的变化。衰老是自然的生理病理过程，不可抗拒，只能延缓。正如《素问·阴阳应象大论》所说："年四十而阴气自半也，起居衰矣；年五十，体重，耳目不聪明矣；年六十，阴痿，气大衰，九窍不利，下虚上实，涕泣俱出矣。"人体衰老起于40岁，以10年为一个阶段，衰老之象依次出现。

衰老的表现往往呈曲行性、全面性的形态和功能上的退行性变。一般而言，可从形态衰减、神志变异诸方面表现出来，如肌肤色泽、皮肤弹性、齿、发、举止行为、语言、感觉、反应、情感、思维等均有相应退行性改变。在形态上，主要体现在面部、头发、牙齿等形态结构变化和外在表现。如头发变白；皮肤弹性降低，出现皱纹、老年斑；牙齿松动脱落，耳聋、眼花、驼背，身高逐渐缩短等。正如《灵枢·天年》所说："四十岁……腠理始疏，荣华颓落，发颇斑白。"《素问·上古天真论》描述四十岁左右及以上"面始焦，发始堕""面皆焦，发始白""发堕齿槁""齿发去"等表现。在思维方面，往往表现思想陈旧，对新观念较难接受；近事遗忘，远事则牢记，对形象数字之类的机械记忆减弱，而逻辑推理尚好。在情感方面，易激动，情绪不稳定；易忧郁、悲伤、孤独或固执，甚至神志呆滞、淡漠；在反应方面，行为举止上的迟钝，准确性差，言语反复、喃喃自语或默默不语等。北宋陈直在《养老奉亲书》中说："上寿之人，血气已衰，精神减耗，危若风烛，百疾易攻，至于视听，不至聪明，手足举动不随，其身体劳倦，头目昏眩，风气不顺，宿疾时发，或秘或泄，或冷或热，此皆老人之常态也。"另外，朱丹溪《格致余论·养老论》中的相关论述，对老年人的共同衰老表现也记述得十分详细。

衰老引起身体功能的衰退是全身性的，一般在无病情况下，这些生理改变引起的表现较轻微，日常活动并不受很大影响，但随着年龄的增长，会逐步发生如痴呆、心血管疾病、老年糖尿病、肿瘤等年龄相关性疾病。

三、衰老机理

衰老的机理可概括为先天和后天两方面、虚和实两大类。人的衰老进程和寿命长短取决于先天禀赋；同时，强调后天的重要性，后天因素致衰的机理包括阴阳失衡、气血失和、脏腑

NOTE

虚损、和痰浊瘀血等；虚为脏腑、阴阳、精神气血津液的亏耗，并且以肾、脾虚损为主；实主要是瘀血痰浊；而虚实夹杂是导致衰老的基本病机。本虚是衰老的本质，以肾虚和脾虚为主，标实是衰老的征象，为痰瘀互结，其发生率与脏腑虚证呈正相关，并随增龄呈正相关增长。而这种虚实夹杂的病理改变是一种由轻到重，由单一到复杂的循序渐进的变化过程。

1. 先天禀赋

人体天然受赋的体质，决定着生命的质与量。中医从整体观念出发，强调人的衰老进程和寿命长短取决于先天禀赋。《灵枢·天年》曰："以母为基，以父为楯。""基墙高以方……百岁乃得终。"所谓基、楯、基墙，即指父母的身体基质，这说明中医学自古就很重视遗传因素对衰老和寿命的影响。后世医家进一步继承并予以发展，都认为人的寿命与其先天禀赋有关。

2. 阴阳失衡

阴阳之间的变化是一切事物运动变化的根据，同时也是生命生长、发育、衰老乃至死亡的根本原因。机体衰老的过程也就是阴阳失去平衡，出现偏盛偏衰或阴阳两虚的过程。《素问·生气通天论》言："生之本，本于阴阳……此寿命之本也。"随着年龄增长，人体阴阳逐渐失去平衡，阴阳虚损，加速衰老。《素问·阴阳应象大论》中指出："年四十，而阴气自半也，起居衰矣。"

3. 脏腑虚损

人的生命现象是以人体脏腑功能及其之间协调为基础的反映，人的生老病死均与各脏腑功能的强弱盛衰息息相关。《灵枢·天年》说："五脏坚固……故能长久。"衰老是一种全身性、进行性衰弱的状态，脏腑虚损为衰老的主要病因，五脏皆衰是衰老的最终的整体特征。五脏之中，肾为根本。由于肾为先天之本，主藏精，内寓元阴元阳，故与人体衰老的速度、寿命的长短密切相关，肾气虚损是衰老的根本原因。肾精是构成人体生命的原始物质，是脏腑功能活动的原始动力。肾中精气的盛衰决定着衰老的速度，直接主宰着人体的生长壮老，关系着人体的寿夭否泰。《医学正传》就有"肾气盛则寿延，肾气衰则寿夭"之说。而脾胃为后天之本，气血生化之源，能够长养五脏六腑，是人体抗邪防病治病、保养生生之气、延年益寿之关键。若脾胃虚弱，气血不足，生机低下，全身各脏器都会受到影响，就会出现早衰之象。正如《脾胃论》所说："内伤脾胃，必暗伤人寿数。"

4. 精气神虚

《灵枢·本脏》曰："人之血气精神者，所以奉生而周于性命者也……然有其独尽天寿，而无邪僻之病，百年不衰。"精、气、神为人之三宝，是人体生命的根源。精充可以化气，气盛可以全神，神全则阴平阳秘，脏腑协调，气血畅达，从而能够祛病延年、健康长寿。人在精亏、气虚、神萎时，多表现出近似衰老的征象，久之则影响人的正常衰老进程，从而使壮者早衰或老弱者速衰。

5. 痰浊瘀血

机体在衰老过程中，由于阳气、阴精渐衰，气机不利，易发生肝郁、脾虚、肾虚等，以致气血津液运行不畅，聚而生痰，而痰浊则进一步加重衰老过程，并导致多种老年性疾病的形成。痰浊既是衰老过程中的病理产物，又是致衰的重要因素，并贯穿于衰老机制的各个方面。

血是构成人体和维持人体生命活动的基本物质，它运行于脉中，周流全身，循环不休，为全身各脏腑组织器官的功能活动提供营养。血液一旦瘀阻，不仅不能供给脏腑组织器官营养，而且会导致机体发生新的病理变化，从而加速机体的老化；而随着增龄由瘀血而导致的气血运行涩滞和衰减将会日趋严重。气血的瘀滞使脏腑得不到正常的濡养而出现精、气、神亏耗，气生化作用减退，脏腑生理功能失常，这些反过来又进一步加重气虚血瘀，最后导致脏腑功能衰退，以致发生多种老年病，加速人体衰老，故血瘀是导致衰老的重要原因。

痰浊与瘀血同为脏腑功能失常的病理产物，又影响脏腑经络功能，而加剧痰浊的产生，影响气血的运行，导致气血瘀滞而成瘀证。血瘀停滞，气血运行失常，也可导致痰浊的产生。可见，痰瘀常交结为患，可加速衰老进程，是导致人体衰老的重要因素。

四、衰老与疾病的关系

中医学认为，衰老不是疾病，而是人类正常生命活动的自然规律，人类的机体在生长发育完成之后，便逐渐进入衰老（或称衰退）的过程，但它与疾病确有着密切联系。

（一）衰老引发疾病

中医学认为，人体随着年龄增长，气血虚衰、脏腑功能减退，阴阳平衡失调，便形成促发疾病的基础。《素问·阴阳应象大论》曰："年四十，而阴气自半也，起居衰矣；年五十，体重、耳目不聪明矣；年六十，阴痿、气大衰、九窍不利、下虚上实、涕泣俱出矣。"由于阴精阳气的亏损，人体会发生一系列衰老的变化，进而出现九窍不利、涕泣俱出等相应的类似疾病的变化；由于脏腑精气虚衰，不仅表现为明显的老态，又进一步影响疾病恢复，导致病邪羁留体内，病程漫长，且易招致外邪而再次发病。

（二）疾病促进衰老

中医学认为，邪气（如六淫、外伤、虫毒、痰饮等致病因素）伤人，造成脏腑经络形质损害，使得个体体质发生变化，最终导致机体阴阳失调，《素问·阴阳应象大论》明确指出，人的衰老同阴阳失调有关，即"能知七损八益，则二者（阴阳）可调；不知用此，则早衰之节也。"由此可知，疾病影响人体的阴阳平衡，从而加速了衰老的发生。

（三）衰老的机体具有特有的疾病谱和特点

1. 临床表现多不典型

老年人容易发生胸痹、消渴、哮喘、中风、虚劳等，且老年人行动迟缓、反应能力低下，尽管患病的程度较重，却常常自觉症状不明显，一旦发现问题都比较严重。例如，老年人患肺痨，临床症状典型者仅占 25.2%，但并发症多。

2. 多种病机变化同时存在

同一个体同时可患多种老年病，甚或有多种病变共存。例如，消渴可同时发生眩晕、胸痹或中风等，痹证可以引起骨关节系统退行性变性等。

3. 易发生意识障碍

由于机体脏腑功能本身的衰老，老年人患病时还易发生意识障碍、昏迷、不省人事，从而加速机体的衰老或直接导致死亡。

第六章　健康

健康是人长寿的基础，因此，中医养生学必须要对健康进行深入研究和探讨。本章对健康的相关阐述，主要包括三个方面：一是对健康的认识，包括对健康概念的认识，中医的健康观，对亚健康的认识，以及健康与疾病的关系等；二是人在健康状态下的表现，包括形体强健、精神康乐、适应环境以及道德高尚等。

第一节　健康认识

一、概念

所谓健康，是人在形体功能、精神心理、适应社会、道德修养四个方面均处于完美和谐的状态。健，指的是形体强壮有力；康，是人精神情绪处于安乐、安定的状态。健康合为一词，本意是指人处于形体与精神和谐统一的完美状态，即《素问·上古天真论》讲的"形与神俱"。中国古代并无"健康"一词，但有"康健"这个词语，如宋代沈括在《梦溪笔谈·杂志一》："然自此宿病尽除，顿觉康健，无复昔之羸瘵。"可以看出，古代所说的"康健"与今天"健康"含义基本相同。现代文献中更习惯用"健康"，而基本很少再用"康健"一词。

西医学对于健康的认识，早在 1947 年世界卫生组织（WHO）宪章中指出"健康乃是一种生理、心理和社会适应都完满的状态，而不只是没有疾病和虚弱的状态"后，直至 1999 年，才将道德健康纳入健康概念之中，形成了现代的"四维健康"概念："健康不仅是没有疾病，而且包括躯体健康、心理健康、社会适应良好和道德健康。"

相较于西方医学对健康的认识，中医学对健康的认识更为全面和超前。为了区别于 WHO 提出的"四维健康"，中医养生学提出"中医四维健康"观，认为人的健康除了形体健康、心理健康、适应社会及道德健康之外，还有顺应自然的能力也是衡量人健康的一个维度，并且提出"法于阴阳""春夏养阳，秋冬养阴"等维护人健康的养生原则与方法。相较于"四维健康"，中医养生学的"中医四维健康"观能更全面阐释人的健康。

进入 21 世纪后，随着人们对生活质量和健康长寿的不断追求，以及社会需求与疾病谱的改变，仅凭医学单一学科的力量，已经很难完全解决人类的健康问题，需要综合所有与人健康相关的知识和资源。因此，当前发展出了更加全面且符合时代要求的大健康概念。

二、中医健康观

中医健康观是指中医学对健康的认识。中医养生学与 WHO 提出"四维健康"一样，也从四个维度阐释人体的健康，并提出中医养生学的"中医四维健康"观。中医养生学的"中医四维健康"观从形体强健、精神康乐、适应环境和道德高尚四个维度和标准去认识人的健康。

（一）形体强健

中医学认识人的形体，有广义与狭义之分。广义的形体，泛指具有一定形态结构的组织，包括头、躯干和脏腑在内；狭义的形体，指皮、肉、筋、骨、脉五种组织结构，又称五体。中医学认为人体以心、肝、脾、肺、肾五脏为中心，以胆、胃、小肠、大肠、膀胱、三焦六腑相配合，以气血精津液为物质基础，通过经络的循行，相互联系、协调配合而形成的一个有机整体。人的形体在形态结构上密不可分，在生理功能上互相协调，在病理上互相影响。形体强健表现为人体的脏腑、经络、肌肉筋骨、皮毛官窍等各组织器官都结构完备、发育良好、功能盛旺，气血精津液等生命物质都充足而运行有序，肢体强健，灵活有力。

（二）精神康乐

中医养生学历来重视精神心理的健康，认为精神心理应保持安定愉悦的健康状态，智力水平正常，对外界刺激反应灵敏、处置得当；各种情绪皆要适度而不过激；嗜求欲望应该适度而不应当为物欲所累。保持精神康乐，能使人体内气机调和畅达而保持健康。

中医的形神关系，实质反映的是形体与精神的关系。一方面，人的精神意识思维活动依附于有形的形体，不能脱离形体而独立存在。正常的精神意识和情绪变化，必须以健康的形体作为基础。另一方面，精神情志调控人的形体，影响着人的生理活动。因此，人必须保持精神与形体的和谐统一，达到"形与神俱"的状态，这是健康长寿的基本前提条件。

（三）适应环境

中医学的整体观念强调人体内外环境的整体和谐、协调和统一。中医学既强调人体内部环境的统一性，又注重人与外界环境的统一性。人有自然属性和社会属性两种属性，外部环境又有自然环境与社会环境之分。单纯从自然生物或者社会人文的角度去认识人的本质都是不全面的。因此，人适应外部环境的能力良好，应包括顺应自然环境和适应社会环境两个方面的内容。

自然环境是环绕人们周围的各种自然因素的总和，包括地域、气候和人居住生活的场所等。人是自然环境的产物，所以，人的生命活动必然受自然环境的影响。中医养生学强调人与自然的和谐一致，人应通过养生手段，积极主动地适应自然环境。但是人适应自然环境的能力是有一定限度的，如果外界气候变化过于剧烈，或者长期生活在特定地理环境之中，易地而居后，环境突然改变，部分人的生理功能难以迅速适应这种变化，会有不适之感，甚至发生疾病。在被动接受环境影响之外，人类还能在掌握自然规律的基础上，主动地适应自然、科学合理地改造自然，从而有利于人体健康。因此，顺应和快速适应自然环境的能力，以及科学合理地改造自然环境的能力，也应是人健康的特征之一。

社会环境是指人类生存及活动范围内的社会物质、精神条件的总和，包括人的社会地位、经济状况、文化层次、社会交往等。人既有自然属性，又有社会属性。人生活在社会环境之中，社会生态变迁与人的健康和疾病的发生有着密切关系。社会角色、地位的不同，或者社会环境的变动，如果人不能很好地适应，便会损害人的健康。如《素问·疏五过论》说："故贵脱势，虽不中邪，精神内伤，身必败亡。始富后贫，虽不伤邪，皮焦筋屈，痿躄为挛。"均是由于人不能适应社会地位、经济状况的剧烈变化而诱发疾病。个人应当在适应社会环境的过程

NOTE

中，发挥自身能力和特长，融入社会、建设良好的社会环境，并从中获得愉悦和满足，实现自我价值，从而维护健康。适应社会这一维度的组成中，首先为个人融入社会的情况。中医养生学的健康学说，要求个人能主动融入社会，对个人追求、名利及社会情况有客观理性的认知，适应社会风俗习惯，摒弃恶俗，其关键在"和"。《素问·上古天真论》指出应"美其食，任其服，乐其俗"，保持精神行为与社会环境的和谐愉悦。其次，为个人的交际能力及交际圈的范围。社会适应良好的人，与人交往能始终保持谦逊态度，诚善待人、宽以待人，交友广泛。《素问·上古天真论》提出，人应"适嗜欲于世俗之间，无恚嗔之心，行不欲离于世……举不欲观于俗"，从而以平和的心态融入纷繁复杂的社会环境。再次，为维护社会正常秩序、贡献社会的决心和能力。一个健康的人，有维持社会正常秩序的自觉性，敢于与社会不良现象做斗争，能为社会建设和社会的进步贡献自己的力量。中国人历来讲究"天下兴亡，匹夫有责"，中医也认为"不为良相，便为良医"。所以，贡献社会，一直是中医健康认识的组成部分。

（四）道德高尚

道德是道和德的合称，一般来说，道是指客观规律和标准，德是人的修养和品质。所谓道德，指的是衡量人的思想行为正确与否、层次高低的观念标准，符合道的标准为有德，否则为失德。符合道层次高的人，道德水平就高。道德一词，最早可追溯到先秦思想家老子所著的书中。"道法自然"，道家认为人要以尊重自然规律为基本原则，以顺应自然规律作为人生行为的基本法则。在道家看来，道是不依赖于人的意志且不依托于物质世界永恒的自然规律，真人的养生的境界可达到人与自然高度的和谐统一，虽然形体不可避免会衰老身死，但把握和顺应的自然规律永远不会消亡，即道家代表人物老子在《道德经》第三十三章所讲的"死而不亡者寿"。

相较于道家，儒家更加倾向于从人的社会属性角度来谈论道德，认为道德是一种社会意识形态，是人们共同生活及其行为的准则与规范。儒家强调人的社会责任，认为道德健康的人应遵从法律法规和伦理道德，而道德高尚的人需要为人类社会贡献更多力量，从而实现人生的自我价值。

可以看出，中国传统文化中不同的哲学思想流派虽然都讲道德，但对道德的认识和判定标准是有所区别的。中医学吸收了中国优秀传统文化中关于道德的阐述，认为道德修养应贯穿于养生的始终，道德修养高则养生可事半功倍。《素问·上古天真论》说："愚智贤不肖，不惧于物，故合于道。所以能年皆度百岁而动作不衰者，以其德全不危也。"其在总结人健康长寿的根本原因时，认为"德全"是决定一个人健康长寿的决定性因素。唐代医家孙思邈在《备急千金要方·养性序》中说："德行不充，纵服玉液金丹，未能延寿……道德日全，不祈善而有福，不求寿而自延，此养生之大旨也。"明确指出了道德修养对于健康长寿的重要性。

中医养生学告诫人想要获得健康长寿，就不可突破传统的道德底线，更不能触碰法律的红线。张仲景在《金匮要略·脏腑经络先后病脉证第一》中说"若人能养慎……更能无犯王法"，就是对养生须遵纪守法的中医经典阐述。如果一个人的行为违反了人类社会的伦理道德或法律法规，对社会或者自然环境造成了严重损害，即使这个人在形体、精神方面处于良好状态，但他对社会环境的适应方面，尤其是道德方面，均已处于非健康状态，依然可以判定这个人不是一个健康的人。

中医养生学这种"中医四维健康"的观念是超前的。理想的健康应该是人在四个维度都处于近乎完美的状态，但在实际生活中，这种四维完美和谐的健康状态并非人人具备。

三、亚健康

亚健康是指人体处于健康和疾病之间的一种状态，表现为在一定的时间内出现活力降低、功能和适应能力减退的症状，且尚不符合疾病的临床诊断标准。

中医养生学认为，亚健康状态是由于先天禀赋异常、劳逸失度、起居失常、饮食不当、情志不遂、居处不慎、年老体弱等因素，引起机体阴阳偏颇、脏腑气血功能失和，以及所致的既不是疾病又不是完全健康的一种临界状态。处于亚健康状态的人，虽然没有明确的疾病，但却出现形体功能、精神活力、适应能力及道德品质的下降。亚健康状态的表现是多种多样，可以表现为形体或精神上不适应的感觉所反映出来的异常表现，如疲劳、虚弱、情绪改变等；或者与年龄不相适应的组织结构或生理功能减退所致的各种虚弱表现。根据亚健康状态的外在表现，多为以下几个方面：

形体方面：以形体异常表现为主，但尚未严重到诊断为疾病的程度。常见疲乏无力、头昏头痛、心悸胸闷、睡眠紊乱、食欲不振、脘腹不适、便溏便秘、性功能减退、怕冷怕热、易于感冒、眼部干涩等异常表现。

精神方面：以精神情绪的异常表现为主，但尚未严重到诊断为疾病的程度。常见有情绪低落、抑郁寡欢、心烦意乱、急躁易怒，或恐惧胆怯、记忆力下降、注意力不能集中、精力不足、反应迟钝等异常表现。

适应环境方面：以适应自然环境或社会环境的能力较弱为主要表现。在适应自然环境的能力方面，不能很好地适应气候或者地理环境的变化。常在某种特定气候环境或者季节更替时，或者由于改变了地理环境而发生身体不适。常见食欲不振、精神疲乏、失眠多梦、腹泻呕吐、心慌胸闷、皮肤瘙痒、皮肤斑疹、腹胀腹痛、身体消瘦、月经不调等异常表现。在适应社会环境的能力方面，常见以人际交往频率减退，或人际关系紧张等社会适应能力下降，不能较好地承担相应的社会角色，工作、学习困难，不能正常地处理好人际关系、家庭关系，难以进行正常的社会交往等异常表现。

道德方面：道德方面的亚健康状态多表现为虽然一个人的行为尚未违反人类社会的伦理道德或者法律法规，也还没有对社会或者自然环境造成实质性的损害，但已表现出了相应的倾向，如果不及时加以疏导，很有可能会做出违反人类社会的伦理道德或者触犯法律的行为。

处于亚健康状态的人群应及时采用适宜的养生方法，改善其不适表现，尽可能使其恢复至健康状态；反之，如果不重视养生，亚健康状态如果不能得到及时的缓解和纠正，就非常容易诱发疾病。

四、健康与疾病的关系

中医养生学强调，要正确认识健康与疾病的关系，以便在实际工作中因势利导地引导人们形成正确的健康观。认识健康时，往往以"疾病"为参照，因为疾病与健康联系密切，且疾病状态比健康状态更形象和具体。当前，对健康与疾病的关系存在两种认识：

第一种是对立观，认为疾病与健康绝对对立。人只要罹患疾病就都不能称之为健康人，健康的人必然不存在疾病。按这种认识，健康状态就是人的生命活动中没有疾病时的状态；判断一个人是否健康，首先看其是否有病，有病就是患者，无病就是健康人；判断人群的健康状况，首先识别出其中的患者群体，余下的便是健康人群。这是人们认识健康的常见模式，其不足之处在于：疾病与健康是生命存在的两种状态，但生命状态并不是非此即彼，以有无疾病来定义健康，显得过于简单化；人类对疾病的认识是有限的，将那些没有发现疾病的人定义为健康人不妥；由于许多疾病并不能为个人所发现，个人健康状态就会被扩大化，削弱人们主动促进健康的积极性。

第二种是共存观，认为疾病与健康是共存的。患者的身心中也包含有健康的成分，健康人也含有疾病的因素；绝对的健康是不存在的，绝对的疾病就意味着死亡；人一旦死亡就失去了疾病与健康赖以存在的客体，疾病与健康都将不复存在。绝大多数情况下，人的生命状态波动于完全健康与绝对疾病之间，疾病与健康处在一个动态的消长过程中。疾病占主要位置而成为主要矛盾，就为疾病状态，健康居主导地位时为健康状态。这一模式认识到生命是权衡自稳的，健康与疾病处于动态变化之中，二者"此消彼长，此盛彼衰"，揭示了人体健康状况的相对性，以及健康与疾病的辩证关系，是相对科学的认识思维模式。

中医养生学对健康与疾病的认识，是二者的综合，但主要是共存观。中医养生学承认疾病与健康的对立关系，疾病破坏健康，健康不容疾病。但是客观上，人生于天地之间，需要不断抵抗邪气和疾病，这种斗争是永恒的，贯穿于生命的每时每刻，而健康与疾病只是正邪斗争的产物。因此，健康与疾病都是人的一种生存状态，共存于人体。尤其当人进入老年之后，随着衰老的加重，疾病的到来几乎是不可避免的，有些慢性病也难以治愈。这时，只有认识到疾病与健康是既对立又共存的关系，才能正确认识和施行"带病延年"，这对老年养生具有重要意义。

第二节　健康表现

中医养生学的"中医四维健康"观从形体强健、精神康乐、适应环境和道德高尚四个维度和标准去认识人的健康。因此，人的健康在这四个维度有着不同的健康表现。

一、形体强健

形体强健是人健康的基础，也是人长寿的保障。《灵枢·天年》认为，健康长寿之人的形体特征具有"五脏坚固，血脉和调，肌肉解利，皮肤致密，营卫之行，不失其常，呼吸微徐，气以度行，六腑化谷，津液布扬，各如其常，故能长久"的特点，分别从脏腑、气血津液、五体、经脉等方面论述健康长寿之人具有形体强健的特征及表现。

（一）形体健康的内在特征

脏腑是人体五脏、六腑和奇恒之腑的总称。脏腑功能健运是人健康的根本，尤其以五脏为中心，如《素问·脉要精微论》说："夫五脏者，身之强也。"五脏健运，则筋、脉、肉、皮、骨五体得到五脏精气的濡养而荣华光彩、强健有力；五脏健运，则目、舌、口、鼻、耳及前后二阴官窍得到五脏精气的濡养而通利。此外，运行全身气血的经络，是联系五脏六腑、四肢百骸、五官九窍、皮肉筋骨的通路。只有通过经络的联系作用，形体各部分之间才能达到相互配合、相互协调，从而使人体形成一个有机的整体。

精气血津液是构成人体和维持人体生命活动的基本物质。精气血津液是脏腑正常生理活动的产物，同时又为脏腑组织官窍等功能活动提供物质基础。健康的人具有精气血津液等生命物质充盛、经络气血运行调畅的特征，从而保证人体生命物质的生成、输布代谢，以及生理功能正常有序，是为形体强健的基础。

（二）形体健康常见的外在表现

1. 眼睛有神

眼睛是人体脏腑精气汇聚的部位，可以反映人体脏腑精气的盛衰，如《灵枢·大惑论》说："五脏六腑之精气，皆上注于目而为之精。"同时，眼睛是人心灵的窗户，可以真实地反映人的精神状态。眼睛荣华光彩，炯炯有神，是一个人健康的最明显表现。

2. 呼吸微徐

《难经·四难》认为，"呼出心与肺，吸入肾与肝"，呼吸与人体脏腑功能密切相关。呼吸从容不迫，不疾不徐，说明心、肺、肝、肾功能良好。

3. 二便正常

排便是脏腑功能的具体表现之一。《素问·五脏别论》说："魄门亦为五脏使，水谷不得久藏。"经过胃肠消化后的糟粕不能藏得太久，大便通畅是健康的反映。健康成年人每日排便一次，为黄色成形软便。老年人尤其高龄老人因年老体衰，可 2 ~ 3 天排便一次。小便是排除水液代谢后糟粕的主要途径，与肺、肾、膀胱等脏腑的关系非常密切，小便通利与否，也直接关系着人体的功能状态。成年人每日排尿 1 ~ 2L，白天排尿 3 ~ 6 次，夜间 0 ~ 1 次。正常尿为淡黄色，透明状。

4. 脉象缓匀

气血在脉道内运行，脉象的正常与否，可反映出气血的运行状况。健康的脉象应从容和缓，不疾不徐。健康成年人在静息状态时一般脉搏每分钟 60 ~ 100 次，老年人和形体强健者心率相对较慢，一般不低于每分钟 50 次且无异常不适感觉。如发现脉象过速、过缓、间歇强弱不定、快慢不等，均为脉象失常的表现。

5. 形体壮实

形体壮实指皮肤润泽，肌腠致密，体格壮实，不肥胖，亦不过瘦。因为体胖与体瘦皆为病态，常常是某些疾病带来的后果。

6. 面色红润

面色是五脏气血的外荣，面色红润是五脏气血旺盛的表现。

7. 牙齿坚固

齿为骨之余，骨为肾所主，而肾为先天之本，所以牙齿坚固是先天之气旺盛的表现。

8. 双耳聪敏

《灵枢·邪气脏腑病形》曰："十二经脉，三百六十五络……其别气走于耳而为听。"耳与全身组织器官有密切关系，若听力减退、迟钝、失听，是脏器功能衰退的表现。

9. 腰腿灵便

肝主筋，肾主骨，腰为肾之府，四肢关节之筋皆赖肝血以养。腰腿灵便、步履从容，则证明肝肾功能良好。

10. 声音洪亮

声由气发，《素问·五脏生成》说："诸气者，皆属于肺。"声音洪亮，反映肺的功能良好。

11. 须发润泽

发的生长与血有密切关系，故称"发为血之余"。同时，又依赖肾脏精气的充养，《素问·六节藏象论》说："肾者……其华在发。"因此，头发的脱落、过早斑白，是一种早衰之象，反映肝血不足，肾精亏损。

12. 食欲正常

中医学认为，"有胃气则生，无胃气则死"，饮食的多少直接关系到脾胃的盛衰。食欲正常，则是健康的反映。

二、精神康乐

中医学认为，人的心理情绪等神志活动由心所主，而分属于五脏。健康之人脏腑精气充盛，则精神饱满，神志清晰，思维敏捷，心情愉悦。健康之人精神康乐，主要表现在以下几个方面：

1. 精神愉快

良好的精神状态，是健康的重要标志。七情和调，精神愉快，反映了脏腑功能良好。

2. 记忆良好

肾藏精，精生髓，而"脑为髓之海"。髓海充盈，则精力充沛，记忆力良好；反之，肾气虚弱，不能化精生髓，则记忆力减退。

3. 心态平和

中医学认为，情志内伤是导致疾病的重要因素之一，健康之人应保持稳定平和的情绪状态、宁静的心神，能够专注、理智地行事，而避免后悔、愤怒等情绪。

4. 睡眠良好

良好的睡眠主要表现为入睡较快，不易惊醒，不起夜或者很少起夜，白天精力充沛，没有或很少有困倦感，工作学习效率高等。

三、适应环境

适应外环境的能力良好是人健康的标志之一。健康的人善于自我调节，可以根据环境的变化及时做出自我调整，表现出较强的适应环境能力。依据其内容可表现为适应自然环境和社会环境能力良好两个方面。

（一）顺应自然环境

适应自然环境的能力是指人为了在自然环境中更好地生存，进行的在形体、精神以及行为上的各种适应性的改变，与自然环境达到和谐状态的一种能力。健康的人正气充盛，相对来说其适应自然环境的能力也较强。

1. 适应四时气候变化的能力强

一般情况下，健康的人更能适应外界的气候变化。如四时变化对人体的影响存在着多元性，人应通过主动的调摄，顺应四时变化，随时随地与其保持和谐一致。《素问·生气通天论》说："清静则肉腠闭拒，虽有大风苛毒，弗之能害，此因时之序也。"讲的就是善于养生的人可以适应外界气候变化，保持形体的健康，防止病邪侵犯而预防疾病的发生。

2. 适应地理环境的能力强

地理环境对人有着非常重要的影响。不同地域的人，由于长期的环境作用和饮食习惯等因素，造成了各地域的人有着不同的体质。迁居到新的地理环境，健康的人大都能够迅速适应当地环境，表现出符合当地地理的身体乃至心理特点。反之，正气调节适应能力较弱的人，可能会表现为对新的地理环境不适应，不能很好地适应当地环境，从而出现"水土不服"的异常表现。

3. 选择与改善环境的能力强

养生应尽量选择有益于人的健康环境。如果所处自然环境中有无法适应的，或存在对人体不利的自然因素，则应设法规避和远离。此外，人类可以在掌握知识和顺应自然规律的基础上，科学合理地改善环境，使之有益于人的健康。

（二）适应社会环境

社会适应能力是指人为了在社会更好生存而进行的形体、精神以及行为上的各种适应性的改变，与社会达到和谐状态的一种能力。人只有适应所处的社会环境，才能有益于个人的身心健康。因此，良好的社会适应能力已成为人健康的维度之一。

1. 良好的个人修养

修养指的是一个人培养自己高尚的品质和正确的处世态度或完善的行为规范，通常也是个人综合能力与素质的体现。良好修养的个人大多性格温和，意志坚强，感情丰富，具有坦荡胸怀与乐观心态。

2. 较强的处世能力

能够很好地适应所处的社会环境。面对纷繁复杂的社会事务，处理得井井有条，在面对困难和挫折时，能始终保持良好的情绪。

3. 融洽的人际关系

待人接物大度和善，不过分计较个人得失，平时生活中助人为乐，多与人为善，能很好地处理人际关系。

四、道德高尚

道德是衡量一个人健康与否的最高维度。不同的时代、不同的学术思想对道德有着不同的认识和评价标准。一般认为，道德高尚的人追求光明的人生道路，注重自身与自然、社会环境的和谐统一，以实现人生自我价值为目标。春秋时期的孔子就提出"大德必得其寿"，认为道德高尚的人容易获得健康长寿。

（一）尊老爱幼

尊老爱幼是中华民族的传统美德。尊敬长辈，要对老人生活上给予力所能及的照顾，并从精神上给老人以尊重和安慰。爱护晚辈，要悉心照顾幼小，但绝非纵容溺爱。道德高尚之人可以做到："老吾老，以及人之老；幼吾幼，以及人之幼。"在敬重自己长辈的同时，同样敬重别人的长辈；关爱自己的子女同时，也一样关爱别人的儿女。

（二）顺应自然

人类是天地自然环境的产物，人类的生存和繁衍离不开所处的自然环境，人类与环境是和谐共处的关系。有德之人在掌握自然变化规律的基础上，主动顺应自然，不会做违背自然规律，严重破坏自然环境的事情。这一项既属于"适应环境"的健康层次，也属于道德健康的标准，具有双重性。

（三）诚实守信

诚实守信是中华民族传统美德的一个重要规范。诚实，即言行一致，忠于事物的本来面貌，不为不可告人的目的而欺瞒别人。守信，就是信守承诺，忠实于自己承担的责任，答应的事一定尽力完成。诚信是一个人品德修养状况和人格高尚的表现。《礼记·大学》说："富润屋，德润身，心广体胖，故君子必诚其意。"认为道德高尚的君子一定是一个诚信的人。

（四）宽容大度

道德高尚之人，秉承"严于律己，宽以待人"的原则，平时生活中严格约束自己，不以自己的标准过高要求别人，不过于计较个人的得失，对别人不失原则的缺点始终报以宽容的态度。与人交往能始终保持谦逊态度，宽以待人，从而以平和的心态为人处世。

（五）助人为乐

道德高尚的人能够发自内心地热爱帮助他人，主动去给他人以无私的帮忙，而很少计较回报。在帮助别人的过程中，自己的身心得到愉悦，逐渐提升自己的道德修养。

（六）信仰崇高

信仰是指对某种思想或宗教及对某人某物的信奉和敬仰，并把它奉为自己的行为准则。信仰的层次有高低、善恶之分，道德高尚的人都有崇高的信仰，而非仅仅是只关注于自身，贪图享受。道德高尚之人，以实现崇高的人生价值为毕生的追求。

（七）知行合一

道德高尚之人，既注重知识的学习，又强调实际行为的实践，两者相互促进。明代王阳明强调"知行合一"在道德修养中的重要作用，认为只有在学习和实践中才能迁善改过，达到提高人的道德品质的目的，达到"致良知"的道德完备的状态，最终实现自我的人生价值。

（八）光明磊落

道德高尚之人光明坦荡，胸怀坦白，正大光明。其人行为正直坦白，无不可告人之事。其人刚强正直、不逢迎附和、无偏私，为人处世无愧于心。《论语·述而》中"君子坦荡荡"即是对光明磊落、胸怀坦荡之人最为形象的描述。

（九）善良仁爱

春秋时期的孔子就提出"仁者寿"，认为道德高尚的人具有仁爱之心。仁者是充满慈爱之心、善良的人，做事与人为善，社会关系和睦。在这样的精神状态下，善良仁爱的有德之人就容易获得健康长寿。

第七章　体质

体质学说，在《黄帝内经》中已有较为丰富的阐述，后世医家更对其进行了研究和拓展。近几十年来，体质学说得到了深入研究，成为现代中医学的重要理论突破，尤其在养生方面，其运用十分广泛，是中医养生学的基础理论之一。

第一节　体质认识

中医养生创立之时，对体质就有很多论述，如《黄帝内经》通过对人的阴阳五行、脏腑特点、形态特征、形志苦乐及年龄、性别、地域等特点认识体质；其后，医圣张仲景的《伤寒论》通过疾病的传变和预后特点认识体质。中医体质大多按以下几种方式进行分类：①按病理概念分类。②按生理功能分类。③按中医理论、脏腑功能特点、阴阳气血津液状况综合评估分类。④按人群分类。

20世纪70年代，以王琦、盛增秀为代表的学者开始从事中医体质学说的理论、基础与临床研究，并逐步确立了中医体质理论体系。

中医体质学是以中医理论为指导，研究人类体质特征、体质类型的生理、病理特点，分析疾病的反应状态、病变的性质及发展趋向，指导疾病预防、治疗以及养生康复的一门学科。现代体质分型方法相对较多，代表性的如九种体质分类；此外还可根据性别、年龄进行分类，如妇女体质分类、老年体质分类等。北京中医药大学王琦教授带领的体质研究课题组历时30多年的研究，将中国人群分为平和质、气虚质、阴虚质、阳虚质、痰湿质、湿热质、血瘀质、气郁质、特禀质九种体质类型；每种体质都有其不同的形体特征、常见表现、心理特征和对外界环境的适应能力，并有特定的发病倾向。

一、体质概念

（一）体质概念及内涵

中医养生学的体质，是人体生命过程中在先天遗传和后天获得的基础上，所形成的形态结构、生理功能和心理状态方面综合的、相对稳定的固有特质，表现为人在生长、发育过程中与自然、社会环境相适应的人体个性特征。

体质是先后天共同作用的结果，既有父母的遗传因素，又受外界环境、年龄、性别及生活习惯等各方面的影响。体质具有相对稳定的特性，个体体质的形成，需要一个较长的过程。体质具体包括人的身体形态、新陈代谢的功能、身体素质、运动能力、心理状态、对环境的适应能力和抵抗力等。体质没有好坏、优劣之分，只是人在自然、社会、人文环境作用下形成的相对稳定的特性或状态。

（二）体质与相关概念

1.偏颇体质与证的区别

偏颇体质包括气虚体质、阴虚体质、阳虚体质、痰湿体质等，从字面看与证颇为相似。但体质研究的是健康和病前范畴，是人体处于未病或欲病状态下所表现出的气血阴阳的偏颇，与遗传密切相关，具有稳定性，形成需要较长时间；中医证候研究的是病理状态，是人体疾病状态下脏腑气血阴阳盛衰情况，是暂时的，病愈后就会消失，且证往往瞬息万变。

偏颇体质与证也有联系：特定体质易受某些病因或病理产物的影响。因此，体质因素决定了疾病的发生、证型、转归及预后，在疾病治疗中要考虑体质因素。

2.西方学者对体质的认识

西医很早就有体质分类的概念，现代生理病理也重视体质因素的研究。西方学者对体质分类的研究主要有：①希波克拉底体液说（多血质、黏液质、胆汁质和抑郁质）。②以人体外观为分类依据的体型说，如德国学者 Kretsch-mer 将体型分为瘦长型、强壮型和矮胖型。③根据人的内分泌系统发达程度，将人分为甲状腺型、脑垂体型、肾上腺型、副甲状腺型、胸腺型和性腺过分活动型。④德国心理学家冯德所倡导的神经反应与意志说。⑤俄国生理学家和心理学家巴普洛夫提出的高级神经活动类型学说，认为每一种高级神经活动的类型都对应这一种气质类型。⑥血型说（A、B、AB、O 四型）。另外，韩国有四象医学，将人分为太阳人、太阴人、少阳人、少阴人四种类型，对应相应的药物归象；日本汉方医学亦有专门的体质研究机构和医学杂志。

二、体质的影响因素

人体禀受于先天，长养于后天，体质的形成受先后天两类因素影响，先天因素主要包括遗传、婚育和养胎、胎教，共同决定着体质的相对稳定性。后天因素主要包括饮食营养、生活起居、精神情绪，以及自然环境、社会环境等，对体质的形成和发展变化具有重要影响。另外，年龄、性别对体质的影响不可忽视。

（一）先天禀赋对体质的影响

先天禀赋与遗传是决定与影响体质形成和发展的内在重要因素。先天禀赋是导致体质差异的重要内在条件，是各种体质形成和发展变化的重要内在因素。《灵枢·寿夭刚柔》云："人之生也，有刚有柔，有强有弱，有短有长。"受先天禀赋的影响，人刚出生时体质就存在差异。

种族、民族、家族和孕育因素对中医体质均有重要影响。不同种族由于遗传和生活环境、生活习惯的不同，可形成不同的体质特征，如在北京的美国、加拿大籍高加索人群中偏颇体质类型与中国人群存在差异，高加索人群阳虚质较多，中国人群气虚质较多。我国不同民族中医体质分布也存在差异，如苗族痰湿质、气郁质、气虚质较为常见，水族湿热质、血瘀质、气虚质较为常见，布依族气虚质、阴虚质、阳虚质较为常见，而汉族痰湿质、湿热质、血瘀质较为常见。人的生殖功能随着年龄的增大有着从盛至衰的自然过程，父母生殖之精的质量、生育年龄均直接影响子代的体质状况。此外，婴儿时期的营养状况也是体质形成中重要的影响因素之一，非母乳喂养的饮食结构较为单一，难以满足婴儿的营养需求，导致脾胃水谷运化不利，气血生化能力减弱，易导致气虚质、阳虚质、特禀质的形成。

（二）环境对体质的影响

自然环境、社会环境、人文环境对体质的形成与发展有一定的制约作用，在个体体质发展过程中，生活条件、饮食结构、地理环境、季节变化以及社会文化因素，都可以产生一定的制约性影响，有时甚至可起到决定性作用。

自然环境如气候、地理环境等因素，会对体质有一定影响，故体质分布有明显的地域差异，如东部和北部气虚质、阳虚质较多，西部气虚质、阴虚质、痰湿质较多，南部湿热质较多。研究表明，广州地区的平和质比例低于北京地区，而湿热质、痰湿质、阳虚质等的比例高于北京地区。

生活方式长期不健康会促进偏颇体质的形成，不良生活习惯如晚睡晚起、睡眠不规律、吸烟、饮酒、喜甜食、缺乏运动会增加痰湿质的风险。

（三）心理因素对体质的影响

体质包括生理和心理两方面，两者都是在先天禀赋与后天各种因素相互作用下逐渐形成的，它们之间存在着相对稳定的特异性联系，体质分型标准或人群个体差异性的研究中应注意躯体与心理的相关性。

中医学认为，构成人体的形和神二者不可分割，"形神统一"思想在中医体质学说中体现为：有一定的形（体质）必定有影响它的神存在。神生于形，形主宰于神，神依附于形，神明则形安。形与神在人体是相互依附、不可分割的，具有密切的相关性。形体健壮则精神旺盛，生命活动正常；形体衰弱则精神衰弱，生命活动异常；形体衰亡，生命便因此而宣告终结。

（四）年龄对体质的影响

体质与年龄关系十分密切，是按照年龄时相展开的生命过程，发展过程表现为若干阶段，不同的发展过程中存在着个体差异。人的一生在不同的年龄阶段呈现出与之相应的体质特征。如幼儿期"稚阴稚阳"、青年期"气血渐充"、壮年期"阴阳充盛"、老年期"五脏衰弱"。

15～24岁年龄段与阴虚质、湿热质、气郁质、特禀质等偏颇体质关联性较强。随着年龄的增长，气虚质、血瘀质、痰湿质、阴虚质和阳虚质所占比例均有所上升，其中，45岁以后的年龄段与阳虚质、气虚质等虚的体质类型关联性较强。体质的发展呈现出一定的规律性，不同年龄段的人群所具有的体质特点，对开展有针对性的中医体质干预，促进实现覆盖全生命过程的体质管理有特殊意义。

（五）性别因素对体质的影响

男女性别不同形成各自不同的解剖结构，在生理特征上也有各自不同的特点，如男子以气为重，女子以血为先，这在男女的偏颇体质中有所体现。

第二节　辨体施养

现代中医常用的体质分类法着眼于阴阳气血津液的盛衰虚实，把中国人群体质分为平和质、气虚质、阴虚质、阳虚质、痰湿质、湿热质、血瘀质、气郁质、特禀质9种类型。

一、体质辨识

（一）气虚体质的基本特征

气虚体质是指人体脏腑功能失调，气的化生不足，易出现气虚表现，常表现为元气不足，语声低微，面色苍白，气短懒言，易疲乏，自汗出，动则尤甚，舌淡红，舌边有齿痕，苔白，脉虚弱。造成气虚体质的原因各异，因涉及脏腑不同而症状各异，临床常见心、肺、脾、肾的气虚，总的发病倾向为：易患感冒、内脏下垂，平素抵抗力弱，病后康复缓慢。

（二）阳虚体质的基本特征

阳虚体质指由于阳气不足，失于温煦，以形寒肢冷等虚寒现象为主要特征的体质状态。多表现为面色㿠白，体形虚胖，肌肉松软，平素怕冷，手足不温，喜热饮食，精神不振，睡眠偏多，舌淡胖嫩边有齿痕，苔润，不耐受寒冷，性格内向、情绪不稳定、胆小不喜欢冒险。

（三）阴虚体质的基本特征

阴虚体质指由于体内津液精血等阴液亏少，以阴虚内热等表现为主要特征的体质状态。形体多偏瘦，易口燥咽干，手足心热，鼻微干，口渴喜冷饮，大便干燥，舌红少津少苔，平素不耐热邪、不耐燥邪，耐冬不耐夏秋；性情急躁，外向好动，活泼。

（四）痰湿体质的基本特征

痰湿体质指由于水液内停而痰湿凝聚，以黏滞重浊为主要特征的体质状态。常见体形多肥胖，腹部肥胖松软，面部皮肤油脂较多，多汗且黏，胸闷，痰多，容易困倦，性格偏温和，稳重恭谦，和达，多善于忍耐，舌苔白腻，口黏腻或甜，身重不爽，对梅雨季节及潮湿环境适应能力差，易患湿证。

（五）湿热体质的基本特征

湿热体质指以湿热内蕴为主要特征的体质状态。形体多偏胖，平素面垢油光，易生痤疮、粉刺，性格多急躁易怒，舌质偏红，苔黄腻，容易口苦口干，身重困倦，对潮湿环境或气温偏高，尤其夏末秋初，湿热交蒸气候较难适应。

（六）血瘀体质的基本特征

血瘀体质指体内有血液运行不畅的潜在倾向或瘀血内阻的病理基础，以血瘀表现为主要特征的体质状态。形体多偏瘦，面色晦暗，皮肤偏暗或有色素沉着，容易出现瘀斑，易患疼痛，口唇暗淡或紫，舌质暗有瘀点，或片状瘀斑，舌下静脉曲张，不耐受风邪、寒邪，性格内郁，心情不快易烦，急躁健忘。

（七）气郁体质的基本特征

气郁体质指由于长期情志不畅、气机郁滞而形成的以性格内向不稳定、忧郁脆弱、敏感多疑为主要表现的体质状态。形体多偏瘦，忧郁面貌，神情多烦闷不乐，善太息，或嗳气呃逆，或咽间有异物感，对精神刺激适应能力较差，不喜欢阴雨天气，性格内向不稳定，忧郁脆弱，敏感多疑。

（八）特禀体质的基本特征

特禀体质指由于先天禀赋不足和禀赋遗传等因素造成的一种特殊体质。包括先天性、遗传性的生理缺陷与疾病，或过敏反应等。特禀体质人因其特殊禀赋而表现各异，如过敏体质者对过敏季节适应能力差等。

（九）平和体质的基本特征

平和体质是先天禀赋良好，后天调养得当，体态适中，面色红润，精力充沛，脏腑功能强健为主要特征的一种体质状态。主要特征为：形体匀称健壮，面色肤色润泽，头发浓密有光泽，双目有神，鼻窍通利，味觉正常，齿白唇红，精力充沛，不易疲劳，耐寒热，睡眠安，胃纳好，二便正常，性格随和开朗。

二、体质干预

针对有偏颇的八种体质制定的养生保健干预措施。

（一）气虚体质的养生干预方法

精神调养：气虚体质之人在日常生活中，应振奋精神，逐渐培养乐观豁达的生活态度。保持平和心态，避免过度思虑、精神紧张。当烦闷不安，情绪不佳时，可倾听音乐，欣赏戏剧，观看幽默的相声或小品，以消除烦恼，振奋精神。

饮食调养：饮食以选择性质平和而偏温补的食物为佳，如常食粳米、糯米、小米、黄米、大麦、山药、籼米、小麦、马铃薯、大枣、胡萝卜、鸡肉、鹅肉、兔肉、鹌鹑、牛肉、狗肉、青鱼、鲢鱼等。若气虚甚，可选用"人参莲肉汤"补养。不宜多食生冷、黏滑、苦寒、辛辣刺激性食物，少食油腻及不宜消化的食物。

体育锻炼：气虚体质者体能、耐力常显不足，故以选择较为柔缓的锻炼方式为宜，如广播操、太极拳、散步、慢跑、按摩四肢及胸腹等，对纠正体质，增强身体素质有很好的帮助。气功可练"六字诀"中的"吹"字功。如运动强度过大、运动时间过久，则易出现疲劳、汗出、气短喘促等正气耗散之象，加重气虚，故应防止过度运动。

药物调养：气虚之人可选用味甘性温，具有健脾益气作用的药物，如人参、黄芪、茯苓、白术、大枣、山药等。气虚明显者加用补气方剂，偏于脾气虚常见纳呆、腹胀者，宜选四君子汤、参苓白术散或人参健脾丸、补益资生丸等；偏于肺气虚经常感冒者，宜选补肺汤、玉屏风散；偏于肾气虚有夜尿频多者，可选肾气丸。

（二）阴虚体质的养生干预方法

精神调养：阴虚体质之人应遵循"恬惔虚无""精神内守"之养神大法。平素加强自我修养，常读提高涵养的书籍，聆听优雅和缓的古典音乐，自觉地养成冷静、沉着的习惯。学会控制自己的情绪，在生活和工作中，对非原则性问题，少与人争，以减少激怒。尽量避免参加争胜负的文娱活动，减少上网次数，缩短在线时间，远离辐射。注意节制欲念，保持平和心态，以保精养神。

饮食调养：饮食调理以保阴潜阳为原则，宜食用芝麻、糯米、蜂蜜、乳品、甘蔗、蔬菜、水果、豆腐等清淡之品，并着意食用寒凉清润之沙参粥、百合粥、枸杞粥、桑椹粥、山药粥等。条件许可者，可食用燕窝、银耳、海参、淡菜、龟肉、蟹肉、冬虫夏草、老雄鸭等。不宜食用温燥、辛辣、香浓的食物，如葱、姜、蒜、韭、薤、椒等。饭菜以蒸煮为主，不宜采用油煎、油炸、烧烤等烹调方式。

体育锻炼：阴虚体质者，阳气偏亢，应尽量避免剧烈、耗氧量大的运动方式，以防汗出过多，耗损气阴。着重调养肝肾功能，以太极拳、八段锦等平缓柔和的锻炼方式较为适合。静气功锻炼，如固精功、保健功、长寿功等可调节人体气血经络，交通心肾，保精养神，有利于改善阴虚体质。

药物调养：可选用滋阴清热、滋养肝肾之品，如女贞子、五味子、墨旱莲、麦冬、天冬、黄精、玉竹、玄参、枸杞子、桑椹、龟甲等诸药。常用方剂有六味地黄丸、大补阴丸等。由于阴虚体质又有肾阴虚、肝阴虚、肺阴虚、心阴虚等不同，故应随其阴虚部位和程度而调补之，如肺阴虚，宜服百合固金汤；心阴虚，宜服天王补心丸；脾阴虚，宜服慎柔养真汤；肾阴虚，宜服六味地黄丸；肝阴虚，宜服一贯煎。慎用辛温燥烈方药。

（三）阳虚体质的养生干预方法

精神调养：阳虚体质之人善于运用多种方法振奋精神，调节情绪，消除或减少不良情绪的影响。如可采用歌舞的方法，结合肢体舞蹈和歌曲演唱调动活力，提升阳气，振奋精神。

饮食调养：应多食味甘、辛，性温热，具有温补作用的食品，如羊肉、狗肉、鸡肉、麻雀肉、黄鳝、樱桃、龙眼肉、生姜、大葱、韭菜、辣椒等。此类食物可温脾补肾，温阳化湿，有利于改善阳虚体质。根据"春夏养阳"的法则，夏日三伏，每伏可食附子粥或羊肉附子汤一次，配合天地阳旺之时，以壮人体之阳。不宜多食生冷、苦寒、黏腻的食物。即使盛夏，也不可过食寒凉之物，而生姜、羊肉等温热食物反宜多食，正所谓"冬吃萝卜，夏吃姜"。饮料以白开水为主，不宜饮用凉茶及可乐等碳酸饮料。

体育锻炼：因"动则生阳"，故阳虚体质之人，要加强体育锻炼，宜采取以振奋、提升阳气的运动锻炼方式。具体项目可视体力强弱而定，如散步、慢跑、太极拳、五禽戏、八段锦、内养操、工间操、球类活动和各种舞蹈活动等。在运动的同时，可结合做日光浴、空气浴以强壮卫阳。气功方面，可坚持做强壮功、站桩功、保健功、长寿功等功法。阳虚之人要选择在温暖明媚的天气进行户外锻炼，不宜于阴冷天气或潮湿之地进行长时间运动锻炼。运动量不宜过大，运动形式不宜过激、过猛，切忌大汗淋漓，否则大汗伤阳，加重阳虚。

药物调养：可选用补阳祛寒、温养肝肾之品，常用药物有鹿茸、海狗肾、蛤蚧、冬虫夏草、巴戟天、淫羊藿、仙茅、肉苁蓉、补骨脂、胡桃、杜仲、续断、菟丝子等，方药可选用金匮肾气丸、右归丸、全鹿丸等。若偏心阳虚者，宜桂枝甘草汤加肉桂常服，虚甚者可加人参；若偏脾阳虚者，选择理中丸或附子理中丸；脾肾两虚者可用济生肾气丸。慎用甘寒、苦寒药物。

（四）痰湿体质的养生干预方法

精神调养：痰湿体质者要调节心境，以主动积极的心态来面对生活和工作，多与家人和朋友沟通，可多听欢快令人愉悦的音乐，观看喜剧或励志的影视作品。

饮食调养：饮食以清淡为主，常食用具有健脾利湿、化痰降浊的食物，如薏苡仁、赤小豆、绿豆、白萝卜、荸荠、枇杷、白菜、芹菜、扁豆、蚕豆、包菜等。尽量减少肉类、海鲜等肥甘厚味之品的摄入。

体育锻炼：痰湿之体质，多形体肥胖，身重易倦，故应长期坚持体育锻炼，散步、慢跑、球类、武术、八段锦、五禽戏，以及各种舞蹈均可选择。活动量应逐渐增强，让疏松的皮肉逐渐转变成结实、致密之肌肉。气功方面，以站桩功、保健功、长寿功为宜，加强运气功法。

药物调养：痰湿之生与肺脾肾三脏关系最为密切，故药物调养以调补肺脾肾三脏为重点。若因肺失宣降，津失通调，液聚生痰者，当宣肺化痰，方选二陈汤；若因脾不健运，湿聚成痰者，当健脾化痰，方选六君子汤或香砂六君子汤；若肾虚不能制水，水泛为痰者，当补肾化痰，方选金水六君煎。

（五）湿热体质的养生干预方法

精神调养：湿热体质之人平日要加强道德修养和意志锻炼，培养良好的性格，如常读古代文学经典，聆听古典音乐，陶冶情操，沉静心智。有意识控制自己，遇到可怒之事，用理性克服情感上的冲动。

饮食调养：饮食以清淡为主，主食多选择薏米、赤小豆、绿豆、大米等清热利湿之品。可多食蔬菜、水果，如空心菜、苋菜、芹菜、丝瓜、苦瓜、黄瓜、莲藕等。少食油炸、烧烤及肥甘滋腻助湿生热的食物。忌辛辣燥烈食物，如辣椒、蒜、姜、葱等。另外，牛肉、狗肉、鸡肉、鹿肉等温阳食物宜少食用。酒性辛热上行，湿热之人力戒酗酒。

体育锻炼：积极参加体育活动，可经常进行大运动量的锻炼，因适当汗出，可使湿热邪气有外泄之机，游泳锻炼是首选项目。此外，跑步、武术、球类等，也可根据爱好进行选择。

药物调养：可以常用黄连、黄芩、茵陈、苦丁茶等以沸水泡服代茶饮。大便黏滞不爽者，可用荷叶、丝瓜络等泡水代茶饮。心烦易怒，口苦目赤者，宜服龙胆泻肝丸。

（六）血瘀体质的养生干预方法

精神调养：血瘀体质之人应培养积极、乐观的生活态度，精神愉快则气血和畅，营卫流通，有利血瘀体质的改善。反之，苦闷、忧郁则可加重血瘀倾向。

饮食调养：可常食桃仁、油菜、山慈菇、黑大豆、山楂、玫瑰花等活血祛瘀作用的食物，米酒、黄酒和红酒等低度酒可少量常饮。

体育锻炼：气血贵在流通，"不通则痛"，血瘀体质之人常有身体疼痛。可加强体育锻炼，通过运动促进气血流通，达到活血化瘀、通经止痛之效。如各种舞蹈、太极拳、八段锦、站桩功、长寿功、内养操、保健按摩术，均可实施，总以全身各部都能活动，以助气血运行为原则。

药物养生：可选用活血化瘀药物，如红花、桃仁、丹参、川芎、当归、三七、续断、茺蔚子等。瘀血明显者，可选用四物汤、桃红四物汤等活血化瘀的方剂，如有肢体关节疼痛者，可选用活络效灵丹；胸痹者，服用丹参滴丸、血府逐瘀胶囊；痛经者选择少腹逐瘀丸、艾附暖宫丸。

（七）气郁体质的养生干预方法

精神调养：气郁体质之人应主动寻求快乐，多参加社会活动、集体文娱活动。经常与家人或朋友聊天、谈心，常看喜剧、滑稽剧，听相声，以及富有鼓励、激励的影视作品。多听轻松、开朗、激动的音乐。多读轻松愉悦的书籍，以培养开朗、豁达的性格。在名利上不计较得失，知足常乐。与他人相处，要宽以待人，遇到问题，不苛责他人，多从自身找原因。长此以往，逐渐培养起乐观、豁达、宽容的情操，气郁之体亦可得以改善。

饮食调养：可少量饮酒，以活血通脉，提高情绪。多食一些行气的食物，如佛手、橙子、柑皮、荞麦、韭菜、茴香菜、大蒜、高粱、刀豆、香橼等。

体育锻炼：多参加体育锻炼及旅游活动，因体育和旅游活动均能运动身体，流通气血，既欣赏了自然美景，调节了精神，呼吸了新鲜空气，又能沐浴阳光，增强身体素质。气功方面，以强壮功、保健功、站桩功为主，着意锻炼呼吸吐纳功法，以开导郁滞。

药物调养：可常以玫瑰花、佛手花等具有解郁作用的花类泡茶。选用香附、乌药、川棟子、小茴香、青皮、郁金等疏肝理气解郁药为主组成方剂调理，如逍遥丸、越鞠丸等。

（八）特禀体质的养生干预方法

精神调养：特禀质是由于先天禀赋不足或禀赋遗传等因素造成的一种特殊体质，其对外界环境的适应能力较差，表现出自我封闭、自卑、焦虑、敏感、抑郁等心理反应。因此，在情志调摄上，多与他人交流，时常阅读励志书籍，培养积极向上的人生观。

饮食调养：特禀质者应根据自身实际情况制定相应的保健食谱。其中，过敏体质者应避免食用致敏食物，饮食以清淡为主，忌食生冷、辛辣、肥甘厚腻之品。对牛奶、蚕蛹、螃蟹、大虾等异体蛋白食物应慎用。

体育锻炼：根据各种特禀体质的宜忌，选择有针对性的运动锻炼项目，逐渐改善体质。如对花粉过敏者，应避免春季在户外长时间运动；对冷空气过敏者，不宜在寒冷环境中锻炼；对紫外线过敏者，避免在强光下暴晒等。以上过敏体质者，可选择在室内进行太极拳、瑜伽等和缓的运动锻炼方式。

药物养生：可服用党参、黄芪、甘草、当归、何首乌等补益气血的药物。肺气亏虚，易患过敏性鼻炎者可选用玉屏风散；精血不足，易患荨麻疹者，可服用消风散以养血息风。

第三节　量表的运用

一、编制量表原则

编制量表的依据是：通过量表测评，对中医体质类型进行科学评价和量化分类，对受试者做出体质分类或体质类型的倾向性评价。因此，编制量表的原则为：在中医体质学说的指导下，依据中医体质类型设计量表，内容要符合中医体质类型的内涵。

对量表条目的要求：代表性好，独立性强，敏感性高。量表应适宜自评，因此要易于理解。若因文化程度等原因无法自评时，由测试者逐条询问并记录。量表要采用标准化计分方式，易于操作。量表应具有一定的信度、效度等心理测量工具的特点。

1. 中医体质类型的界定

关于中医体质类型，从古至今有各种不同的分类。如可选择王琦的九分法为编制量表的结构框架，将中医体质量表设定为平和质、气虚质、阳虚质、阴虚质、痰湿质、湿热质、血瘀质、气郁质、特禀质9个亚量表。

2. 体质类型的概念内涵是编制量表的基础

体质类型的概念内涵主要包括：形体特征、心理特征、病理反应状态、发病倾向、适应能力等方面的内容，这是编制中医体质量表的基础。

3. 条目的形成

在充分理解体质类型概念内涵的基础上，检索相关文献，结合临床及理论研究，整理成九种体质类型的特征性的条目。最终形成了包含9个亚量表、60余个条目的《中医体质分类与判定表》。

二、运用原则

《中医体质分类与判定表》中的每一问题按 5 级评分，回答：没有（根本不）得 1 分，很少（有一点）得 2 分，有时（有些）得 3 分，经常（相当）得 4 分，总是（非常）得 5 分，然后计算原始分及转化分，依标准判定体质类型。

原始分 = 各个条目的分值相加所得。转化分数 =[（原始分 – 条目数）/（条目数 ×4）] ×100。

判定标准：平和质为正常体质，其他八种体质为偏颇体质。判定标准见下表（表 7-1）。

表 7-1 平和质与偏颇体质判定标准表

体质类型	条件		判断结果
平和质	转化分≥ 60 分		是
	其他八种体质转化分均< 30 分		
	转化分≥ 60 分		基本是
	其他八种体质转化分均< 40 分		
	不满足上述条件者		否
偏颇体质	转化分≥ 40 分		是
	转化分 30 ~ 39 分		倾向是
	转化分< 30 分		否

三、注意事项

注意有些条目（标有 * 的条目）需先逆向计分，即：没有（根本不）得 5 分，很少（有一点）得 4 分，有时（有些）得 3 分，经常（相当）得 2 分，总是（非常）得 1 分，然后计算原始分及转化分。

附：体质量表

《中医体质分类与判定表》标准于 2009 年由中国中医药出版社出版。

平和质

1.您精力充沛吗？

2.您容易疲乏吗？ *

3.您说话声音低弱无力吗？ *

4.您感到闷闷不乐、情绪低沉吗？ *

5.您比一般人耐受不了寒冷（冬天的寒冷，夏天的冷空调、电扇等）吗？ *

6.您能适应外界自然和社会环境的变化吗？

7.您容易失眠吗？ *

8.您容易忘事（健忘）吗？ *

气虚质

1.您容易疲乏吗？

2. 您容易气短（呼吸短促，接不上气）吗？

3. 您容易心慌吗？

4. 您容易头晕或站起时晕眩吗？

5. 您比别人容易感冒吗？

6. 您喜欢安静、懒得说话吗？

7. 您说话声音低弱无力吗？

8. 您活动量稍大就容易出虚汗吗？

阳虚质

1. 您手脚发凉吗？

2. 您胃脘部、背部或腰膝部怕冷吗？

3. 您感到怕冷、衣服比别人穿得多吗？

4. 您冬天更怕冷，夏天不喜欢吹电扇、空调吗？

5. 您比别人容易患感冒吗？

6. 您吃（喝）凉的东西会感到不舒服或怕吃（喝）凉的吗？

7. 您受凉或吃（喝）凉的东西后，容易腹泻、拉肚子吗？

阴虚质

1. 您感到手脚心发热吗？

2. 您感觉身体、脸上发热吗？

3. 您皮肤或口唇干吗？

4. 您口唇的颜色比一般人红吗？

5. 您容易便秘或大便干燥吗？

6. 您面部两颧潮红或偏红吗？

7. 您感到眼睛干涩吗？

8. 您感到口干咽燥、总想喝水吗？

痰湿质

1. 您感到胸闷或腹部胀满吗？

2. 您感到身体沉重不轻松或不爽快吗？

3. 您腹部肥满松软吗？

4. 您有额部油脂分泌多的现象吗？

5. 您上眼睑比别人肿（上眼睑有轻微隆起的现象）吗？

6. 您嘴里有黏黏的感觉吗？

7. 您平时痰多，特别是感到咽喉部总有痰堵着吗？

8. 您舌苔厚腻或有舌苔厚厚的感觉吗？

湿热质

1. 您面部或鼻部有油腻感或者油亮发光吗？

2. 您脸上容易生痤疮或皮肤容易生疮疖吗？

3. 您感到口苦或嘴里有异味吗？

4. 您大便黏滞不爽、有解不尽的感觉吗？

5.您小便时尿道有发热感、尿色浓（深）吗？

6.您带下色黄（白带颜色发黄）吗？（限女性回答）

7.您的阴囊潮湿吗？（限男性回答）

血瘀质

1.您的皮肤在不知不觉中会出现青紫瘀斑（皮下出血）吗？

2.您的两颧部有细微血丝吗？

3.您身体上有哪里疼痛吗？

4.您面色晦暗或容易出现褐斑吗？

5.您会出现黑眼圈吗？

6.您容易忘事（健忘）吗？

7.您口唇颜色偏暗吗？

气郁质

1.您感到闷闷不乐、情绪低沉吗？

2.您精神紧张、焦虑不安吗？

3.您多愁善感、感情脆弱吗？

4.您容易感到害怕或受到惊吓吗？

5.您胁肋部或乳房胀痛吗？

6.您无缘无故叹气吗？

7.您咽喉部有异物感，且吐之不出、咽之不下吗？

特禀质

1.您没有感冒也会打喷嚏吗？

2.您没有感冒也会鼻塞、流鼻涕吗？

3.您有因季节变化、温度变化或异味等原因而咳喘的现象吗？

4.您容易过敏（药物、食物、气味、花粉、季节交替时、气候变化等）吗？

5.您的皮肤起荨麻疹（风团、风疹块、风疙瘩）吗？

6.您的皮肤因过敏出现过紫癜（紫红色瘀点、瘀斑）吗？

7.您的皮肤一抓就红，并出现抓痕吗？

第八章　形神

　　形与神原本是既对立又统一的哲学概念。早在先秦时期，中国思想家就已经提出了形神的问题，《荀子·天论》中说："形具而神生。"人的躯体是自然界的产物，人的心理是由躯体所派生的，有了形才能有心理的活动。中医学用形神的关系，对生命体进行了高度概括，探索人的生命在自然条件下的不同变化。

　　由于形神合一是生命的基本特征，所以中医养生理论强调形神共养，养形以全神，调神以全形，最终达到"形与神俱，而尽终其天年"的目的。受历代儒、道等各家心神理论的影响，中医养生学对形与神的认识，并不处于同一位置，而是形神兼顾，以养神为主。

第一节　形体：精气为本

　　形，是指事物之形体、形状、形质、形器、形象。形体，在人体即指肌肉、血脉、筋骨等脏腑经络组织器官组成的有机整体，是指实体结构的客观存在，亦是对视之可见、触之可及的脏腑组织、四肢九窍等有形躯体的概括。《淮南子·原道训》说"形者生之舍也"，形是生命活动的载体，而构成人体和维持人体生命活动的最基本物质则是精，人的生命活动以精气为本。需要注意的是，中医将精气并提时，往往偏重于指精，精是人体生命的根本物质。同时，从广义角度而言，人体的生命物质均称之为精，故不论精气、精血，实质均可用"精"之一字概括。

一、精气的概念

　　精，就是精气，与生俱来，是禀受于父母的生命物质与后天水谷精微相融合而形成的一种精华物质，是构成人体和维持人体生命活动的最基本物质，是人体生命的本原，"故生之来谓之精"（《灵枢·本神》）。从精之外延来看，精有广义、狭义之分。广义之精，泛指人体内一切精微物质，如气、血、津液等；狭义之精，就是构成人体和维持人体生命活动的最基本物质。《灵枢·决气》说："两神相搏，合而成形，常先身生，是谓精。"精，相对密度较大，处于稳定而安静的状态，故属阴，为人体有形、安静物质之根基。

二、精气的来源

　　精与生俱来，万物化生，必从精始。《景岳全书·脾胃》说："人之始生，本乎精血之原；人之既生，由乎水谷之养。"可见，精来源于父母生殖之精和后天饮食水谷精微所化生。

（一）来源于先天之精

先天之精是禀受于父母，与生俱来，具有生命活力，能形成胚胎构成人体的原始物质，为生命的基础。《景岳全书·小儿补肾论》说："精合而形始成，此形即精也，精即形也。"《灵枢·天年》认为，生命的诞生"以母为基，以父为楯"，父母生殖之精结合，便是形成胚胎之时。同时，来源于父母的精气转化为胚胎自身之精，成为生命的原始物质，即新生命体的先天之精，进而方能逐渐演化出完整的生命个体，故《灵枢·经脉》云："人始生，先成精。"

人体五脏中，肾主藏精，主生长、发育与生殖，先天之精即藏于肾。藏于肾的先天之精与后天之精相合，并相互资助，形成完整的人体之精，从而发挥其正常的生理功能。肾中所藏之精，有一部分转化为生殖之精，使人具备繁衍后代的能力。《素问·上古天真论》说肾"受五脏六腑之精而藏之"，故有"肾为先天之本"之说。肾中先天之精，通过化生天癸、促其成熟并指导其功能，从而决定着人体的生长、发育和生殖。

（二）来源于后天之精

后天之精是在人出生后产生的，主要来源于饮食水谷，由脾胃等脏腑转化水谷精微而成，贮藏于五脏。水谷之精微以充养五脏，灌溉六腑，维持正常的生命活动，使机体不断发育、长成和壮大，是生命持续的基础物质。这种来自出生后饮食物化生的精，即"后天之精"。

对于人体生命个体而言，以先天之精为本，出生后又得到后天之精的不断补充和滋养。因此，先天之精与后天之精的相互依存、相互促进、相互融合，共同构成了人体之精。在人体生命进程中，人体之精持续不断地被消耗，又及时不断地得到补充，保持人体之精的充盈，维持着人体之精的代谢和贮藏的均衡。新生的个体离开母体之后，人体之精就完全依靠后天水谷精微的滋养。随着肾精的盛衰变化，形成了生、长、壮、老、已的各种生命变化。

三、精气运动

精气，是活动力很强、运行不息的精微物质。运动是物质的自然属性，正是由于精气的运行不息，方使由精气所构成的生命及生命体处于不停的变化之中。自然界一切事物的纷繁变化，也都是精气运动的结果和反映，《素问·汤液醪醴论》说："精以时服。"张介宾注为："服，行也。"可见，精存在于人体之内也是有运动特性的。

（一）行于经遂，常营无已

人体之精，藏于脏腑，变化为气、血、津、液、髓，循经脉运行，布散全身。《灵枢·营气》说："谷入于胃，乃传之肺，流溢于中，布散于外，精专者行于经隧，常营无已，终而复始。"其中最精纯的部分，行于脉道之中，营运不息，终而复始。又说："此营气之所行也，逆顺之常也。"描绘出人体之精的运行线路和方向，无不说明精在人体之内的运行是"行于经遂，常营无已"。

（二）精行全身，皆注于海

《灵枢·海论》说："经水者，皆注于海。"又说："胃者，水谷之海……膻中者，为气之海……脑为髓之海。"一身之精，自生之时，循经脉输注，所过之处，有节有蓄，节以促进生长发育，濡养四肢百骸，五官九窍；蓄以实现繁衍生殖，激发五脏六腑之功能；有生有化，生可成髓，可成气血津液；化可成形，也可育神。肾受五脏六腑之精而藏之，而心主神明，能以神驭精，但总不外乎"行于精遂，常营无已"，而汇聚于海，蓄势而行。

（三）通达九窍，布散阴精

《素问·阴阳应象大论》说："九窍为水注之气。"指一身之精，经经脉输布，可通达九窍。走内窍者，复归于脏腑，以滋养濡润脏腑，激发脏腑各自的功能。《经络汇编》说："心、肺皆有空窍。"精入内窍，则"府精神明"，心窍通，则主明而下安。走外窍者，借体表窍道而出，既可滋养濡润孔窍，亦能促进各孔窍发挥各自应有的功能。如脑中精髓，由上窍而出，目与鼻上通于脑，精化为泣涕，出于二窍，故《素问·解精微论》说："泣涕者，脑也。"

四、精气对生命的作用

精，闭藏和静守于内，具有重要的生理功能，决定和影响着整个生命的生长发育全过程。

（一）构成人体

精是人体生命物质的化生本源，人体的气血津液，乃至人的精神情志活动都是由精化生。《素问·阴阳应象大论》曰："精化为气。"人体之气由精化生而成。《灵枢·经脉》说："人始生，先成精……皮肤坚而毛发长。"充分说明人的形体（髓、骨、脉、筋、肉、皮、毛）也是由精而化生。另外，神是人体生命活动的主宰及其外在总体的表现，也是由精化生而成，如《灵枢·本神》说："两精相搏谓之神。"《素问·金匮真言论》说："夫精者，身之本也。"

（二）繁衍生殖

精是个体生命繁衍生殖的源泉，是人类生殖和繁衍后代的物质基础，先天之精是新的生命个体的本原。也就是说，由先天之精和后天之精化合而成的生殖之精，承载着生命体的所有属性和特征，具有生殖和繁衍新一代生命体的强大作用，是新生命体产生的原始物质。肾中精气充实，则人类生殖和繁衍能力强盛；肾中精气不足，则生殖和繁衍功能衰退。

（三）生长发育

人体之精具有推动和促进生命体及脏腑器官的生长、发育的重要作用，尤其是先天之精的充盈与否，直接决定和影响机体的生长状态、发育程度以及天年寿限。《素问·上古天真论》云："女子七岁肾气盛，齿更发长……丈夫八岁肾气实，发长齿更……八八……则齿发去。"就是说人体从幼儿期、学龄期、青春期到壮年期、老年期，形体和脏腑器官由小到大，功能由无到有，由低下到成熟，是人体之精由弱小到充盛，直接激发、推动、促进作用于机体的表现和结果。因而伴随着精的盛衰变化，人体呈现出生、长、壮、老、已的生命运动规律。精气充足，则生理活动正常，生命力旺盛；若精气不足，则气虚，推动全身或局部的生理功能活动无力，则出现全身或局部虚弱的征象，生命的质量就会下降，健康状态受到破坏，乃至产生疾病。

（四）生髓化血

肾藏精，精生髓，髓通于脑，脑为髓海，故肾精充盈，则髓之生化有源而充盈。精生髓，充于骨，髓可转化为血，成为血液的生成来源之一。《景岳全书·血证》概括为："血即精之属也。"肾精充足，骨髓充实，髓可不断转化为血，肝有所藏；若肾精不足，或先天之精匮乏，或后天之精虚少，均可见面色苍白，气短乏力，精神萎靡，智力低下等血虚不足的表现。肾中精气充盛，脑髓充足，则脑力自健；若肾精不足，脑髓空虚，则可见意识模糊，思维迟钝，记忆衰退，头晕目眩，行动不利，智力减迟，甚至痴呆，嗜睡，或使人进入早衰。可见，人体之精充盛，肾精充实，脑髓充盈，骨髓盈满，精血互化，生命活力旺盛。

(五) 濡养脏腑

精是构成人体和维持人体生命活动的最基本物质,具有滋养、濡润内脏器官组织的作用,以推动、促进和维持脏腑生理功能的活动。先天之精禀赋充足,后天之精化生旺盛,脏腑器官、四肢百骸、五体五窍等全身上下得到精的滋养和濡润,有利于推动和调控各种生理功能的正常发挥和相互协同,呈现出协同有序的整体生命现象。诸如精力充沛,呼吸平稳,体温恒定,脉搏和缓有力,行态稳健等;若先天之精禀赋不足,或后天之精化源匮乏,五脏六腑之精衰竭,则脏腑器官组织等失去滋养和濡润,脏腑生理功能便会紊乱、低下,甚至衰竭。

(六) 生气化神

精作为构成人体和维持人体生命活动的有形精微物质,其维持生命活动的形式之一,就是精化气的转化过程。《素问·阴阳应象大论》说"精化为气",先天之精可以化生先天之气(元气),再加上后天的水谷精微之气,与肺吸入的自然界清气,融合而化生一身之气。《素问·金匮真言论》曰:"夫精者,身之本也。故藏于精者,春不病温。"可见,精足则正气旺盛,抗病力强,不易受病邪侵袭。精能化神,是指精也是神志活动的重要物质基础。不管是人体整体生命活动的广义之神,还是人体心理活动的狭义之神,其产生都离不开精这一生命活动的基本物质。如《灵枢·平人绝谷》所说:"神者,水谷之精气也。"因此,只有积精,才能全神,这是生命存在的根本保证。反之,精亏则神疲,精亡则神散,而生命活动终结。

总之,精是构成人体和维持人体生命活动的基本物质,并关系着生长发育、衰老和死亡的整个生命过程,也是养生防病、延年益寿的根本。人之病,源于过用;精之病,责于失位、不守、无常。所以,要注意对精气的保护,特别是对肾精的保养,只有这样,才能保持人体健康,祛病延年。

第二节 神:生命之主

神,是中医基础理论的核心概念之一。神的内涵十分深奥,起源于上古时期人类对自然界物质运动的内部机制的探索和猜想,也被认为是决定和影响世界万物运动变化的内部机制,是生命之主。

一、神的概念

《灵枢·天年》说:"何者为神?岐伯曰:气血已和,荣卫已通,五脏已成,神气舍心,魂魄毕具,乃成为人。"说明神是人的特征,唯有人才具有思维、意识活动,精神相合,乃构成人。因而,神就是对人体生命过程和整体生命现象的概括,有广义和狭义之分。

广义的神是指人体生命活动的总称,包括生理性或病理性外露的征象。诸如整个人体的形象,以及面色、眼神、表情、感觉反应、言语应答和肢体的活动姿态等外在表现,均属于神的范畴。由于神以脏腑形体和气血津液为物质基础,所以,当脏腑的生理活动和气血津液的功能反映于外时,神就会有不同的表现形式,如"神色""精神""神志"等。可见,广义的神可以表现在生命活动的各个方面,而形式则各有不同。

狭义的神是指人的精神、意识、思维等活动,且表现在外的特征。包括魂、魄、意、志、思、虑、智等，都是心神的功能表现。人的精神、意识、思维活动，是大脑对外界事物的反映，但由于藏象学说以五脏为中心，认为人的精神、意识、思维活动归属于五脏，故《灵枢·本脏》说："五脏者，所以藏精、神、血、气、魂、魄者也。"而在五脏之中又以心为"君主之官"，心就成为人的精神、意识、思维活动的主宰。所以，精神、意识、思维等高级活动，是人类生命活动的特有体现形式，存在于生命活动之中，由心所主宰。

《灵枢·邪客》说："心者，五脏六腑之大主也，精神之所舍也。"所以，神具有综合、组织、整合、协调气机运动变化及其脏腑生理功能的作用。

二、神与五脏

神是在脏腑精气的基础上产生的，精气充养脏腑、组织、器官等形体，便产生了神的活动。因此，形、神是构成生命活动的基本要素，《素问·上古天真论》说："形与神俱，而尽终其天年，度百岁乃去。"神藏于五脏，如《素问·宣明五气》所说："五脏所藏：心藏神，肺藏魄，肝藏魂，脾藏意，肾藏志，是谓五脏所藏。"可见，神魂魄意志的精神思维活动与五脏有着各自内在的密切联系。

（一）神与心

心藏神，心藏之神是狭义的神。人的精神、意识、思维活动，是大脑对外界事物的反映，《灵枢·本神》说："所以任物者谓之心。"心概括了脑的意识和思维功能。古人之所以把心称作"五脏六腑之大主"，与心主神明的功能分不开，张介宾在《类经·藏象类》中指出："心为五脏六腑之主，而总统魂魄，并赅意志，故忧动于心则肺应，思动于心则脾应，怒动于心则肝应，恐动于心则肾应，此所以五志惟心所使也。"可见，神寓心中，心主神明，神又对整个人体的生理活动起着主宰作用，故有神旺则身强，神衰则体弱，神存则生，神去则死，唯有神的存在，才有生命活动，故《黄帝内经》称"得神者昌，失神者亡"。

（二）神与肺

肺藏魄，魄是神功能活动的一部分，藏于肺中。《灵枢·本神》说："并肺藏气，气舍魄。"张介宾在《类经·藏象类》又中说："魄之为用，能动能做，痛痒由之而觉也。"故耳的听觉，目的视觉，鼻的嗅觉，皮肤的冷热，痛痒感觉，以及手足的运动，初生儿的吸吮和啼哭喜笑等，是人的本能反应，都与魄有关。人体这种本能的感觉和动作，是魄以精为基础的外在反映，"并精而出入者，谓之魄"。可见，人体的这些感觉反应都与气、精关系密切，气充精足则魄全，魄全则反应灵敏，动作轻捷，是谓肺主气司呼吸之故也。

（三）神与肝

肝藏魂，魂属于精神活动范畴，归肝所藏，故《灵枢·本神》说："肝藏血，血舍魂。"魂与精神活动有关，"随神往来谓之魂"，说明魂和神都是一种不自主的思维活动，也是反映精神心理健康的重要标志。故神清则魂安，神静则魂藏，神不清净，魂也不能安藏。《灵枢·本神》说："肝气虚则恐，实则怒。"肝是藏血的器官，魂又是依附于血液的，肝气虚，肝血不足，魂不守舍，游而不归，则会恐惧，肝气盛，血菀于上，就会发怒。"肝悲哀动中则伤魂，魂伤则狂忘不精"，肝藏魂的基础在于肝藏血的功能，肝受情志活动影响，就会伤及藏魂功能，引起精神的异常，发为狂乱之病。可见，魂是依附于肝，随神而来的。

（四）神与脾

《灵枢·本神》说："脾藏营，营舍意。""心有所忆谓之意。"意是意识、回忆，或未成定见的思维，是心将从外界获得的感性知识，经过思维取舍，保留下来，形成的初步印象或念头，是思维活动的一种形式。意识思维能够使人们从客观现实中引出概念、思维和计划，使行动具有目的性、方向性和预见性，使建议和智谋具有周密而无纰漏的特点。《素问·本病论》说："脾为谏议之官，智周出焉。"即脾化生的水谷之精微转化为营气，在心的主导下，产生了意识、回忆的思维活动，往往表现为思路清晰、意念丰富、记忆力强的特点。

（五）神与肾

《灵枢·本神》说："肾藏精，精舍志。""意之所存谓之志。"志即认识，是人体在意念积存的基础上产生的，意是指对经验的存记，志是指对活动的控制，是根据意念而确定的志向和打算，同时，志也有对事物的存记功能。肾藏精，与志相关，肾中精气充沛与否，可直接影响到志的功能。如小儿肾中精气未充盛，就尚无完善的意识、记忆功能；年老肾中精气衰少，就会出现健忘；病理性的健忘，也多与肾中精气不足有关。如《灵枢·本脏》说："志意和则精神专直，魂魄不散。"

关于情志，也是人类的情绪和情感的外在表现。《素问·阴阳应象大论》说："人有五脏化五气，以生喜怒悲忧恐。"这是神志活动的另一种表现形式和另一个方面。精神意识思维活动之神与五脏的关系，在中医基础理论中论述较为详细，这里不再阐述。

三、神的运动

《素问·五常政大论》说："根于中者，命曰神机，神去则机息。"机者，关键也，神机是生命体的生命力，生命的主宰，故神昌则生命活动旺盛，神灭则生命活动衰减，"神去则机息"，生命活动停止。《素问·六微旨大论》说："升降息则气立孤危，出入废则神机化灭……故非出入，则无以生长壮老已。"由此可见，神的运动也不外乎升降出入，升、降、出、入也是神体现在外的生命特征。《老老恒言》说："寤则神栖于目，寐则神栖于心。"张景岳在《类经》中也说："视目光精明，诊神气也。"足以证明神在生命体内存在着升降出入的现象。

（一）神行全身

《灵枢·本脏》说："人之血气精神者，所以奉生而周于性命者也。"说明神运行于人的全身，故《素问·灵兰秘典论》称："心者，君主之官也，神明出焉。"心神能明，则产生了肺的治节、肝的谋虑、脾品五味、肾出技巧。《灵枢·本脏》说："志意者，所以御精神，收魂魄，适寒温，和喜怒者也。"可见，人的志意能够统领精神活动，控制魂魄，调节人体功能，以适应寒暑变化，调和喜怒情绪。神在，生命在，"得神则生，失神则死"，神是保障人体健康的重要基础。

（二）神走孔窍

《灵枢·九针十二原》曰："节之交，三百六十五会……所言节者，神气之所游行出入也。非皮肉筋骨也。"说明神不仅在人体内运行，而且能通过"三百六十五会"运行到人的体表，体现了神的运行中出的特点，从而"魄之为用，能动能作，痛痒由之而觉也"，耳的听觉，目的视觉，鼻的嗅觉，皮肤的冷热，痛痒感觉，以及手足的运动，初生儿的吸吮和啼哭喜笑等，这些本能反应皆由神运行于人身之外而成。《素问·六节藏象论》曰："心者，生之本，神之变也。"神魂魄意志思虑智所居不同，出则五官九窍各有其能。出于心则华荣面部，血脉充盈而通于夏，舌能知五味，汗腺舒和，喜笑颜开；出于肺则毫毛润泽，皮肤知冷热痛痒而通于秋，鼻能知香臭，涕液自约，忧悲自节；出于肾者则华荣毛发，骨骼充实而通于冬，耳能闻五音，唾液自束，惊恐自收；出于肝则爪能摄物，气血充盈而筋柔，目能见五色，泪出有节，忿怒自舒；出于脾胃大小肠者，能化糟粕，转五味而出入，以化营血，则气血旺而肌肉壮，唇色红润知甘味，食有味而涎有控，思虑活跃而有慧。可见，神的运动能够激发和促进五官九窍和脏腑功能。

（三）神入气血

神会随着卫气的运行而升降出入。白昼，阳主外、主上，则神在上、在外，人处于醒觉状态；黑夜，阴主内、主下，则神在下、在内，人就会处于睡眠状态。如《灵枢·口问》指出："卫气昼日行于阳，夜半则行于阴。"另外，阴阳两精结合而产生的生命运动，有了神的出现；精随神出入往来的活动，就会产生一种知觉功能的魂；神与精气一起出入，会产生的运动功能的魄；心之神可以认识和支配外来事物，心对外来事物有所记忆，而留下的印象产生了意，意念积累而形成的认识确立了志，根据认识而研究事物的变化的过程为思，由思考而产生远的推想为虑，依靠思虑，对事物发展规律进行得当处理则谓智慧。魂、魄、意、志、思、虑、智都是神的活动反映，神气旺盛，气血充盈，则魂集魄聚，意志坚强，思虑敏锐。

第三节　形神关系

人体是一个有机整体，大体可分为"形"与"神"两个部分，形与神之间相辅相成、不可分割。无形则神无以附，无神则形无以活；神本于形而生，依附于形而存，形为神之宅，神为形之主，神寓于形，形统于神。故神伤则形伤，神亡则形亡，此所谓"失神者死，得神者生"。精神衰败，必显于形，则可见两目无神、面色无华、四肢乏力、纳食不佳、形体瘦削等症状。可见，形神统一是生命存在的根本保证，形神兼养则是中医养生的基本原则，是人体尽享天年的关键。

一、形为神之宅

"神"以"形"为物质基础，形是神的载体，"形具"才能"神生"。精、气、血、津液是化神养神的基本物质和源泉。神的产生不仅与精、气、血、津液等精微物质的充盛及相关脏腑功能的发挥有关，而且还与脏腑精气对外界刺激的应答反应密切相关。中医学将神分为神、魂、魄、意、志，分别归于"五神脏"，如《素问·宣明五气》所云："心藏神，肺藏魄，肝藏魂，脾藏意，肾藏志。"五神产生的物质基础就是五脏所藏的精气，而神则是五脏精气的外在表现，神是不能脱离这些精微物质而存在的，即神寓于形体之中。形体官窍受精、气、血、津液等精微物质的滋养和推动，在脏腑之气的主导和调控作用下，通过这些精微物质的新陈代谢便产生了生命活动。生命活动的特征又可以从人外在的形色、眼神、言谈、表情、应答、举止、精神、情志、声息、脉象等方面体现出来，而这些生命活动外在表现的总称即是神。可见，五脏精气充盛，则五神安藏守舍而见神识清晰、思维敏捷、反应灵敏、运动灵活、睡眠安好、意志坚定、刚柔相济；若五脏精气亏虚，不能化生或涵养五神，则可见五神的各种不同病变。故神本于形而生，依附于形而存，形为神之宅。

二、神为形之主

在古代哲学范畴中，神是指调控宇宙万物发生发展变化的一种力量，是宇宙的主宰及规律。而中医之神的概念源于古人对生命的认识，也参考了古代哲学之神的概念。古人在生活中观察到男女生殖之精相结合，便能产生新的生命，认为这即是神的存在，这里的神即指生命本身，故《灵枢·本神》云："两精相搏谓之神。"生命之神产生后，还需得到水谷精微的不断充养才能维持正常，逐渐发育成长，并处于不断变化之中。

随着人类认识的不断深化，在类比古代哲学中有关神为宇宙万物之主宰的基础上，而后又确立了神是人体一切生理活动和心理活动之主宰的概念。中医学认为，人体五脏功能协调，精、气、血、津液的贮藏与输布，情志活动的调畅等，都依赖于神的统帅和调控，故《黄帝内经》称心为"君主之官""五脏六腑之大主"，指出"主明则下安""主不明则十二官危"，即产生了心主藏神的概念。神虽由精、气、血、津液等物质基础而产生，但又反作用于这些物质，即神具有统领、调控这些物质在体内进行代谢的作用。正如张介宾云："神虽由精气化生，但统驭精气而为运用之者，又在吾心之神。"可见，在人体生命活动中，神起统帅和协调作用，而生命体的存在有依赖于心神御物的特点，神为形之主。

心藏神，主宰和协调人体脏腑形体官窍的生理活动，同时也主宰人体的心理活动，故称心为五脏六腑之大主。《素问·六节藏象论》说："心者，生之本，神之变也。"因此，心藏神既可保持正常的心理活动状态，所谓"精神内守"，并以此主宰和协调机体内部的生理活动，还可使机体与外部环境取得协调统一。脏腑精气对外界环境刺激做出应答反应的结果，表现为精神、意识和思维活动，这种精神、意识和思维活动是以心为主的各脏腑功能活动协调整合的结果。人有意志思虑智的思维过程，就是神的不同体现，反映了人的不同认知活动。

脏腑精气对外界刺激的应答还可产生不同的情志活动。《素问·阴阳应象大论》云："人有五脏化五气，以生喜怒悲忧恐。"怒、喜、忧、思、悲、恐、惊等七种情志活动，是人体对外界事物刺激而做出的肯定或否定的情绪体验和情感反应，而脏腑精气的盛衰则对这些不同情志的产生起着决定性作用。如《灵枢·本神》云："心气虚则悲，实则笑不休。"《素问·调经论》云："血有余则怒，不足则恐。"这些内容都说明了神本于形而生，是形的外在表现，但同时也体现了神对形具有统帅和调控作用。

三、形神合一

形神，指人的形体和精神；合一，指两者有机统一。形与神是人类生命现象的物质基础，是生命活动的整体结构，两者相互依存，不可分离，如藏象学说中的五脏，既是五志所藏的"神脏"，又是五精所藏的"形脏"，故藏象学说中关于形神相得的身心统一观，就是脏腑整体生理模式的重要组成部分。人体五脏功能和生理现象是一个不可分割的整体，没有精神活动的形体和没有形体的精神活动都是不存在的，故形脏与神脏的功能活动息息相关。《素问·五常政大论》云："根于中者，命曰神机，神去则机息。根于外者，命曰气立，气止则化绝。"又云："气始而生化，气散而有形，气布而蕃育，气终而象变。"说明了形神的相互依存是"气"

介乎于形神之间的作用机制。"阴平阳秘",则表现为"精神乃治";如果"精气竭绝",则表现为"形体毁沮",而"有诸内必形诸外"则反映着现象与实质的一致性。中医关于形神养生的方法很多,总体上都是强调形神兼养,既要注意形体的保养,又要注意精神的调摄,两者相辅相成,相得益彰,从而使形体和心神都得到均衡统一的发展。

中医在强调形神合一的基础上,其实更重视神的主导作用,而中医养生也将养神置于首位。《素问·上古天真论》提出"恬惔虚无,真气从之"的摄生防病思想,强调养心调神为上的养生观点。中医养生学强调清静养神,因"心静可以固元气,百病不生,百岁可活"(《遵生八笺》),而调神的方法很多,如清静养神、淡泊名利、四时调神、气功调神、节欲养神、修性怡神等,培养自己的情趣爱好,使精神有所寄托,并能陶冶情感,从而起到移情养性、调神养身的作用。由于人体的精神由心神所主宰,魂、魄、意、志皆归心神所统辖,且有"心神为形之大主"之说,故调养心神也是调摄形体的关键。

总之,只有把形与神有机结合起来,达到和合一体的状态,才能符合生命运动的客观规律,有益于身心协调、保健防病。而保持形神合一的关键就是调养人体的精气神,《寿亲养老新书》对精、气、神三者关系进行了高度概括:"主身者神,养气者精,益精者气,资气者食。"有鉴于此,善养生者必须保养精气,达到精气神的协调统一,才能使形与神俱,达到养生保健之目的。

第九章　生态

人类生存于自然、社会组成的大圈层中，人类的一切活动均与这个圈层的状况密切相关，人类本身也是这个圈层的组成部分。这个圈层的每一组成都在其影响下处于特定的生存和发展状态，现代称为"生态"。这个圈层则被称为"生态系统"，或被称为"环境"。在中国历史上，追求"天人一体""天人相应"的道家对此研究较多且较为深入，受其影响，中医学，尤其是中医养生学，强调人类在维持自身机体生态健康的基础上，顺应自然、社会生态，并对生态系统发挥正面、良好的反作用，共同维持生态系统的和谐发展，从而为人类自身的健康长寿创造一个良好的养生环境。

第一节　天人和谐的生态观

一、生态概念

生态，即生物的生活状态，指生物在一定的自然环境下生存和发展的状态，也指生物的生理特性和生活习性。中医养生学中引入"生态"概念，指的是本门学科中有关人与自然、社会关系的认知体系和知识综合，是中医养生学的基础理论之一，在中医学体系中属于整体观内容。因此，在中医养生学中，生态是中医学整体观在中医养生学中的体现，是中医养生学对人与天地之间关系的认识，是在中医养生学指导下，人在一定的自然和社会环境中，自身应该达到的生存和发展状态。现代学科体系中，有专门的学科研究生态问题，称为生态学。

生态学研究的最高层次为生态系统。所谓生态系统，指在自然界的一定的空间内，生物与环境构成的统一整体，在这个统一整体中，生物与环境之间相互影响、相互制约，并在一定时期内处于相对稳定的动态平衡状态。从概念和内容来看，生态学中的生态系统与中医学的整体观内容基本相似，且生态系统的研究范围较中医学整体观念为窄。无论中医学还是中医养生学，整体观念是基于人体出发，其研究内容是人体小环境和天地大环境及二者之间的通应一体关系。可见，生态学中的生态系统研究，相当于中医学整体观中对于天地大环境及天人相应的研究内容，而人体内环境研究，则是中医学整体观的医学特色。中医养生学秉承了中医学整体观念，将现代生态学的研究成果进行合理吸收，形成了中医养生学特色的生态学说。

中医养生学的生态学说，是基于人体生命健康理论，研究人体内生态、天地大生态及二者之间良好的通应一体关系的学说，其研究内容涉及人体、自然、社会等多个层次，其理论可概之为"天人和谐"，其原则为"天人相应"，最终目的在于保证人体生命健康的良好持续，从而达到却病延寿的养生目的。

二、生态和谐

中医养生学的生态学说认为，人体自身及人与外环境是一个和合通应的整体，人与自然、人与社会及人体内部生态都应保持协调一致，养生的目标就是达到人体自身、自然、社会之间和谐融洽的状态。

中国古代哲学认为，世界是一个和合的整体，由一元之气构成，受阴阳、五行法则支配。中医养生学吸收这一思想，形成了生态学说，强调生态和谐。生态包括自然生态、社会生态、人体内生态，人要想健康长寿、尽终天年，就必须保持人体内生态的和谐，并要维持人体与自然生态、社会生态之间的和谐融洽。

（一）自然生态和谐

养生学的生态学说秉承中医学整体观念，认为人生于天地间，是自然界的重要组成部分，因此，其产生与延续，都与天地自然遵守相同的基本规律。

人与自然生态和谐的物质基础在于一元精气。中国古代哲学家，尤其以道家为代表，将精气作为天地自然产生的物质源头。中医学引入这一思想，并从唯物主义哲学的高度提出人和自然都是一元精气所化生，气是组成天地万物最根本的物质，宇宙的物质性统一于气之中。因此，养生应抓住精气这一根本，设法获得精气、保持精气，使精气互生、形充神旺，方能却病延年。

阴阳五行是人与自然生态共同的运转和延续规律。阴阳五行是中国传统文化特有的哲学观念，用以概括天地自然的运行规律。人作为天地的一部分，也遵循阴阳五行的基本规律，因此，中医将其引入，成为中医学的基础理论之一，用于广泛解释人的生理病理及人与自然的一体性和通应性。《素问·天元纪大论》指出："五运阴阳者，天地之道也。"说明阴阳五行规律是万物之间的内在联系和运动变化的共同规律。遵循阴阳五行的规律，天地万物成为一个统一的整体，万物之间通过阴阳五行变化的共同法则密切相关、相互依存、相互制约，使整个自然界充满了一片生生不息、欣欣向荣的景象。养生正是在这个和谐共存的自然生态环境下进行的。

（二）社会生态和谐

社会环境是指人类生存及活动范围内的社会物质、精神条件的总和。唯物主义哲学认为，人除了有自然性外，社会性更是其根本属性，人与社会是密不可分的整体。社会生态对人的影响从人出生时就已存在并发生作用，有时甚至超过自然因素的影响。社会生态中包含的因素很多，如社会政治经济文化环境、学习工作环境、家庭环境、社会问题等，其中又以家庭对人的影响最为重要。个体必须与社会生态取得和谐，融入社会生态，并共同努力，维护和营造良好的社会生态系统，才能保证生命的正常延续和养生的正常开展。

社会生态中，政治经济军事等因素对人生命健康影响不容忽视，对养生的发展也有很重要的影响。从历史来看，乱世存身，盛世养生。只有处在和谐繁荣的社会大生态中，才能真正实现提高生命质量、却病延年的养生目的，养生才有大发展；如果处在动荡不安、朝不保夕的社会环境中，养生的目的首先是保证生命的存在，生命质量的追求已是其次。另外，普遍存在的社会问题，也会影响人与社会生态的和谐性。如环境问题、人口问题和道德问题等，都是由于人在这些方面的不合理发展而造成的。这些问题现在成了减损人类寿命的一大因素，而且其严重性有逐渐增加的趋势。这已引起了人们的重视，人类也在采取一切积极措施使其不良作用减至最小。因此，要想取得人与社会生态的和谐，全社会必须共同努力，建立适合养生的和谐社会。这既是中医养生学生态学说的认识之一，也是养生的基本前提。

社会环境中的工作环境和社会地位变更都会对人体健康造成影响。如工业废气、废物多含有不利于人体健康的物质，若因工作关系经常接触到有害物质，则会使人发生急性或慢性中毒。此外，多种传染性疾病均是通过社会中人与人的接触而广泛传播。社会地位的变更也对人体产生影响。《素问·疏五过论》说："故贵脱势，虽不中邪，精神内伤，身必败亡。始富后贫，虽不伤邪，皮焦筋屈，痿躄为挛。"这些都是由于社会地位的剧烈变化而使人心志凄怆，情怀悒郁所致的慢性虚损性疾病。

家庭是组成社会生态的基本结构，更与人息息相关。家庭与个人的接触最为密切，对个人的人生观、价值观、行为活动及性格的养成，均有重要的影响，而且这种影响会持续存在于人的一生之中。人的一切社会活动要想达到成功，都必须以和谐的家庭为后盾，此即中国传统文化所提倡的"家和万事兴"。

（三）人体生态和谐

中医学认为，人体是由脏、腑、经、络、皮、肉、筋、脉、骨，以及精、气、神等组成的一个有机整体，也是一个高度分化的生态系统。中医养生学则进一步强调，人体各部分组织结构的完整和功能上的和谐，是机体达到最佳生命状态的必要条件。

人体这一生态系统，以五脏为中心，所以《素问·六节藏象论》指出，人体生命活动以五脏为"本"。五脏之所以非常重要，是因为它分别贮藏和主宰人体赖以维持生命活动的精、神、气、血等重要物质和精神活动，是人生命活动的基础和核心。五脏系统与自然、社会等外部生态环境保持统一协调，系统内部各脏腑组织器官按五行规律相互联系，从而构成一个和谐的统一整体而维持生命活动的正常进行。人体以五脏为中心组成和谐的生态系统，是中医养生学生态学说的基本认识，也是养生实践的理论依据之一。

人体内生态的和谐，实质是精气神的和谐一体。形是指人的形体，气是组成和维持人体生命活动的最基本物质。神有广义与狭义之分，广义是指一切人体生命活动的外在表现，狭义是指人的精神意识思维活动，这里着重指狭义之神。精气神三者相辅相成，密不可分。神气依赖于形体而存在；形体功能活动的正常以神气的充足互济为前提，三者必须和谐统一，才能维持生命的正常延续，从而使人保持健康、获得长寿。

第二节　天人相应的认识论

"天人相应"是中医养生的精髓。人类生于自然，长于自然，归于自然，人与宇宙本质在根本上是相通相融的，所以，人类自身的生存与发展应当建立在与自然界的规律协调一致的基础之上。这种"天道自然"的思想源于老庄哲学思想。《道德经》指出："人法地，地法天，天法道，道法自然。"人体的生命活动都与大自然息息相关，正如《黄帝内经》所指出的"人与天地相参也，与日月相应也"，这是对人与自然关系的高度概括。《黄帝内经》将"天人相应"这一思想渗透到认识人的生理、病理和养生等方面。同时，把人体这个复杂系统作为一个生态整体来观察。中医养生思想是生态整体养生思想，提倡生态健康。在养生实践中，必须遵循这一基本认识，才能取得良好的效果。

一、生态对人的影响

天人相应思想的本质在于高度强调人与自然的统一，这方面的论述在《黄帝内经》中较为详尽，如《灵枢·逆顺肥瘦》中言："圣人之为道者，上合于天，下合于地，中合于人事。"而《素问·阴阳应象大论》专门阐述人与自然间的共同规律，如说："清阳为天，浊阴为地，地气上为云，天气下为雨，雨出地气，云出天气，故清阳出上窍，浊阴出下窍；清阳发腠理，浊阴走五脏；清阳实四肢，浊阴归六腑。"将人体物质代谢规律与自然界水液云雨的转换过程进行形象的类比，所以说"人之常数"亦"天之常数"（《素问·血气形志》）。

（一）季节气候

四季的气候变化对人体具有全方位影响。如从气血运行而言，春夏阳气发泄，气血易趋向于表，故皮肤松弛，疏泄多汗；秋冬阳气收藏，气血易趋向于里，表现为皮肤致密，少汗多溺。从季节与脏腑的关系而言，季节对五脏六腑、经络腧穴有直接的影响，不同的脏腑经络，在不同的季节会出现脏气偏旺的情况，如"肝旺于春""心旺于夏""脾旺于长夏""肺旺于秋""肾旺于冬"。从邪气犯人而言，春多风邪，夏多暑热，秋多燥，冬多寒。

（二）昼夜节律

人体阴阳运行与昼夜时间节律有着非常密切的联系，从而形成和表现出"生物钟"现象，中医由此创立了时间医学。《黄帝内经》中的"夫百病者，多以旦慧、昼安、夕加、夜甚"，是对昼夜影响疾病规律的典型论述。现代实验证明了人体应激能力的物质基础——肾上腺皮质激素的分泌，确实为早晨、上午相对旺盛，下午、晚上相对减弱，午夜达最低点。又如中医补肾药物的服用，受昼夜节律的影响，故最宜清晨服用。这些都表明了昼夜节律与人体节律存在着对应关系。

昼夜节律还与月亮盈亏变化的影响有关。这是因为人体大部分由液体组成，随月球的规律公转，月球的引力对人体的体液会发生规律性作用，称为生物潮。新月时，人体的气血偏弱，而在满月时，人体头部的气血最充实，内分泌最旺盛。因此，中医临床治疗中有"月生无泻，月满无补"的原则，养生亦应循之。

（三）地域特点

地域不同，气候各异，中国的地理环境具有"东方生风""南方生热""西方生燥""北方生寒""中央生湿"的特点。不同的地理环境下，由于受水土性质、气候类型、饮食习惯的影响，形成了不同的体质。一般而言，东南方人，体质多瘦弱，腠理偏疏松，易感受风、热、湿、暑之邪，其阴虚内热体质多见；西北方人，形体多壮实，腠理偏致密，易感风、寒、燥邪，其阳虚内寒体质较多见。

不同地域的气象条件、季节更替、各种辐射，乃至太阳活动等特殊的环境物理因子，会引起地方多发病，例如青藏高原因为海拔高、紫外线强，是高原病高发区域；气管炎、关节炎等多发于寒冷的北方。环境化学因子也可导致很多健康问题，在我国某些地区，因环境生命元素缺乏、过剩，可导致碘缺乏病、砷中毒病等地方性疾病；因环境污染而导致儿童铅中毒、肿瘤高发、畸胎等；因地理环境和发展程度不同，人之疾病谱、健康类型和保健系统有着明显的差异。

（四）社会环境

人不仅是自然界的一部分，而且是社会环境的重要成员。人类的体质、性格、嗜好和一些疾病的发生，都必然受到社会因素的影响。社会环境一方面为人们的生活提供了物质基础，另一方面又形成和制约着人们的心理活动，影响着人们的心理和生理的平衡。一旦人与社会稳态失调，就可以导致疾病。《黄帝内经》认为，在中国古代，富人养尊处优，多食肥甘油腻之品，他们的脏腑虚弱、筋骨脆弱、气血浮浅；贫穷的人，食用粗糙食物和蔬菜，过着朴素的生活，而他们却有坚实的脏腑、强健的筋骨和充实的气血。

社会环境对人体健康的影响在中医养生学中占有重要的位置。暴力社会、经济萧条、生活水平低下、战争、过度劳累、遭遇不幸等，都可以严重损害人之身心健康，导致心身疾病和疑难病症。特别现代社会，一方面，由于社会发展的工业化和都市化趋势的加快，导致环境污染加重，如空气污染、水源污染、土壤污染、噪声危害等。另一方面，现代社会激烈竞争，人们承受的各种压力大，尤其是心理压力更大，生活方式的改变，导致了大量的"生活方式疾病"。当今流行的心身疾病，如脂肪肝、高脂血症、高血压、冠心病、消化性溃疡、支气管哮喘、癌症等，都与社会环境和生活方式有关。

二、人对生态的适应

中医学认为，人生于天地之间，一切生命活动都与大自然息息相关，必须随时随地与其保持和谐一致，这就是"天人相应"的思想。在养生实践中，必须遵循这一基本法则，才能取得良好的效果。

（一）顺应四时变化

在正确认识四时变化对人体的影响规律前提下，中医养生学认为，养生的关键就是要使人与自然界达到完美和谐的通应状态。换言之，只有了解和掌握四时六气的变化和不同的自然环境特点，顺应自然界的变化，保持人体与自然环境的协调统一，才能达到养生防病的目的。

顺应四时变化，中医养生提出"春夏养阳，秋冬养阴"的养生原则。要求人们在春夏之时，顺应自然规律，保护、调养人体之阳气；秋冬之时，应保护、调养人体之阴气。这样，人就能与自然生态中的四时环境保持协调一致。在这一原则的指导下，中医养生学还形成了根据四时气候进行调养的"四气调神"养生应用系统。

（二）遵循人体节律

人体生命的根本在于阴阳的协调，一日之内随昼夜阴阳消长进退，人的新陈代谢发生着相应的变化。人体节律必须与昼夜节律保持和谐一致，如果违背了这一规律，就有可能产生各种病理变化。现代研究发现，机体的应激能力与昼夜时间节律有着非常相似的规律，中医根据"生物钟"的原理，在临床实践中创造了时间医学系统，如时间诊断学、时间功效学、时辰药理学等，养生也有昼夜养生的运用体系。另外，由于月相的周期变化对人体的体温、激素、性器官状态、免疫和心理状态等，都有规律性的影响，特别是对女性的影响更为明显，因此，古人在防病保健方面，有月光浴、采月华法等健身方法。

（三）适应地理环境

地域不同，人的体质和易患疾病不同。因此，受地理环境的影响，养生要根据不同地域的具体特点，采取不同的方法，还要根据当地的流行病、地方病、多发病的特点，采取有针对性的预防措施。随着科学技术和社会经济的发展，人们的社会交往越来越多，空间移动距离变得越来越大，每到一个陌生的地区或国家，都要根据当地的气候特点和环境状况调适自己的生活方式，因地制宜地做好个人的养生保健。

（四）顺应社会发展

历代养生家认为，人要想健康和长寿，就要重视社会生态环境对人健康的影响。由人类群体活动而产生的各种社会环境，如国家、家庭、交际圈等，都对人的身心有着重要的影响。总体而言，和谐的社会环境对人身心健康和自身发展具有积极作用；不和谐或冲突、变动剧烈的社会环境对人的身心和自身发展具有负面作用，甚至会直接冲击身心，造成健康损害。现代社会，人们顺应社会环境养生，一方面要改变不良的生活方式和行为；另一方面，要提高自身对社会的适应能力。因此，要求养生者常用乐观和积极的态度看世界，否则，会时常处于悲忧、忿怒之中，从而对健康造成不良影响。

第三节　生态健康

生态健康是较新的理论性和实践性的概念，指人类的衣、食、住、行、娱、劳作环境及其赖以生存的生命支持系统的代谢过程和服务功能完好程度的系统指标，是衡量物体品质和环境品质本身及相互之间影响的状态。它包括人居物理环境、生物环境和代谢环境的生态健康，人体和人群的生理和心理的生态健康，产业系统和城市系统代谢过程的生态健康；景观、区域系统格局和服务功能的生态健康；以及人类意识、理念、伦理和文化的生态健康。如今，生态健康已经成为当前国际学术界和民间关注的一个有关可持续发展的热门议题；实现生态健康也随之成为人类社会生存与发展的重要任务。人们已经意识到生态健康与人类密切相关。

一、健康：生态文明

20世纪以来，人类通过提高经济水平和发展科学技术，攻克了许多疾病，但近年来，人们却发现由于环境的污染和生态的破坏，出现了许多新的疾病和隐患，威胁着人类的健康和生存，尤其是受工业化进程影响，与生态环境、饮食有关的疾病正在增加。

随着人口的增多，人类需求的加大，科技力量越来越强大，人为活动对自然环境的影响力与日俱增，但由生态环境改变所导致的"怪病"越来越多地出现。这些情况是因为人为活动使地球上的化学元素，特别是有毒元素暴露、转移、富集于人类身上，致使患病。在重金属污染物中，镉、汞、铅、砷是最具毒性的物质，它们不仅可以直接造成严重的生态环境病，而且通过一定量的逐渐积存，也会造成人体组织器官的其他病变，成为其他疾病的导火索。在癌症、心脑血管疾病、糖尿病等高危病种的发病因素中，由于环境污染（含重金属污染）所致的占80%～90%之多。虽然人体自身有一定的排毒能力，但在现代污染环境下，人体自身的排毒能力有时不能代谢超量摄取的有害元素，所以，避免生态环境病唯一可靠的办法就是预防。一方面，积极改善生态环境和治理污染是当务之急；另一方面，了解和预防生态环境病也不容忽视。

二、长寿：生态可持续性

自然生态的良好和可持续发展，是生命良好和可持续发展的保证，也是长寿的保证。世界卫生组织的相关报告指出，影响个人身体健康和寿命有四大因素：生物学因素、环境因素、医疗保健卫生服务因素，以及行为与生活方式因素，其中环境因素占17%。人的生存活动不能脱离生态而进行其自然进化、孕育与繁衍，是生态的健康保障了生命的活力和生命健康的实现。只有生态健康，人才会健康，只有生态健康观念深入人心，人类才能从根本上获得长久的健康和理想的寿命。

中医早在几千年前就提出生态健康的理念，强调人的健康与长寿取决于自然的生态环境，并实施原生态疗法来促进人类的健康，延长人类的寿命。《素问·五常政大论》曰："阴精所奉其人寿，阳精所降其人夭。"同时提出了"高者其气寿，下者其气夭"，指出高寒之地，阳气内潜，元气固藏，故多寿；低热之域，阳气发泄，真气易耗，故多夭。医家王冰注云："即事验之，今中原之境，西北方众人寿，东南方众人夭。"

三、现代生态健康

新时代推进生态文明建设必须坚持人与自然和谐共生。随着中国人民对美好生态环境的需要日益增长，中国政府提出坚持生态惠民、生态利民、生态为民的相关政策，重点解决损害人民健康的突出环境问题。一方面，中国政府提出山水林田湖草是生命共同体，全方位、全地域、全过程开展生态文明建设。另一方面，中国政府倡导坚持绿水青山就是金山银山理念，加快形成节约资源和保护环境的空间格局、产业结构、生产方式、生活方式，给自然生态留下休养生息的时间和空间。除此之外，生态健康是关系到全人类的，所以，共谋全球生态文明建设刻不容缓，全球环境治理已成为生态文明建设之重点。

随着时代的发展，生物医学模式向社会医学模式转变之后，要进一步地向生态医学模式转变。生态医学模式体现环境与生态研究的新认识和新成果，更符合当代人类健康的需要，因为人类是大自然的组成部分，不管是自然生态环境还是社会生态环境，乃至人类自身的心理生态环境，都是影响人类健康的因子之一，这种医学模式的转变为人类健康生存、发展创造了条件。在这种新的医学模式下，中医和生态健康观相互融合。中医在治疗中处处体现生态健康观，是源于生态的治疗。有研究表明，针灸、推拿、气功等治疗方法，适应人体自然特点，具有增强机体自然防卫功能、抗御病邪的能力。世界发达国家都致力于绿色科学的研究，其宗旨就是取之于自然，回归于自然。

下篇 方法论

方法是指人们为了实现一定的目的，所采取的步骤和手段的总和。科学的研究方法包括认识自然和改造自然的方法，认识自然的方法常构成基础学科的方法，改造自然的方法常构成应用学科的方法。中医养生学偏于应用学科，是中华民族在传统文化和中医理论指导下，运用整体、辩证和系统等方法，改造自我、顺应天地，从而维护健康、祛病延年的一门综合学科。

中医养生学方法论是关于中医养生方法本质及其发展规律的理性认识。主要研究中医养生方法的性质、作用、意义、发展规律和成果转化的途径，探讨正确运用方法所必须遵循的基本原则。本篇从中医养生学科的思维方法、研究方法、应用方法、传播方法、产业转化五个方面进行阐述。

第十章 思维方法

思维方法是思维活动中最基本、最主要的要素之一，是联系思维活动中其他两个要素——思维主体和思维对象的桥梁。思维方法属于思维方式范畴，是人们为了实现特定思维目的所凭借的途径、手段或办法，也即在思维过程中思维主体对思维对象进行加工制作的方式、工具和手段，它主要具有系统性、创新性、定量性等特征。

中医养生学的思维方法是研究中医养生方法的重要手段，是经过历代医家和养生家对人、社会和自然界的不断观察和探索，结合养生实践，反复分析综合、归纳演绎，抽象概括出的面对客观事物与人类健康长寿之间独特关系和规律时所应具有的认知原则和行为准则。

中医养生学的思维核心与出发点是"生命"，终极目标是健康长寿。当然，中医养生思维方法会受到养生实践的规模、水平和实践方式的发展程度等客观条件的制约，并随着社会生产力及历史实践的发展而发展。

本章主要阐述重生乐生、保健求寿、善治未病、形与神俱、和谐适度、杂合以养、五脏为本等思维方法，而这些思维方法也成为中医养生的重要特征。

第一节　重生乐生

重生乐生是中医养生学对于生命存在、生命活动、面对生死的态度等问题的基本认识和看法。生命，《现代汉语词典》第七版中定义为："指生物体所具有的活动能力，生命是蛋白质存在的一种形式。"拥有生命，代表生物体具有活动能力，能以该生命体的形式存在于世；失去生命，则意味着生物体失去活动能力，该生命体形式的存在消失。可见，拥有生命，是一个生物体存在于世的标志和必要条件，生命对于生物体而言，是最宝贵和值得珍惜的。

重生乐生思想源于先秦杨朱学派"贵己为我""轻物重生"的观念，以"一切万物，人为最贵""天地之性，人命最重"为思想核心，强调尊重生命、珍惜生命、享受生命和养护生命。从宏观角度来看，所有生命均来源于天地之气的运动，并依赖于天地所提供的物质和空间而生存、消亡和延续。人类也是这样，"天地合气，命之曰人"（《素问·宝命全形论》），故人的生老病死及生活的衣食住行等，都离不开天、地所化生的外部环境。但具体到每一个人，则个体生命直接来源于父母的"两精相搏"，再"变化为形""形神乃成"，并在先天和后天的精气等充养、维护下，逐渐生长发育而成。重生乐生是人们对生命现象长期观察、思考所形成的一种思维方法，主要包括生命至上、生命至乐、尊重生命、爱护生命和生死坦然等。

一、生命至上

生命至上，是在生命自然观的基础上，所确立的生命的崇高地位，也可谓生命无价。生命自然观，即认为生命是一种自然现象。生存权是生物最基本的权利，且不论生物的高等低等或人之贫富贵贱、贤愚善恶，一旦死亡，就代表着这个生命的彻底消散。因此，生命对于任何生物来说都是平等的，生命的存在最为宝贵。

"生命至上"，是中医养生的根本思维，孙思邈在《备急千金要方》自序中说："人命至重，有贵千金。"说明人最宝贵的是生命，而生命是无价的。中医养生是"上工"所为，中医养生者同时也是医者，应始终树立"生命至上"的理念，主动关爱生命。

"生命至上"的生命观中，尚需注意的是，医者常年面对疾病，甚至面对重病者；养生者长期面对健康或亚健康者，均可能因屡见不鲜、习以为常，进而对健康产生忽视，对疾病和死亡产生漠视的心理。这样就有可能造成在实践中的疏忽大意，危害自己或他人的生命，甚至造成死亡，这是对"生命至上"思想的违背。

二、生命至乐

生命至乐是在重生乐生思维指导下，中医养生学对生命的认识之一。人的一切快乐感受，必须以生命的存在为前提，没有生命，则快乐无从谈起，且生命是人最大和最基础的快乐，这就是生命至乐认识的主要内容。

生命存在是一切快乐的前提。快乐是人的主观感受，是五志七情之一，由神所主。神依附于形而存在，是生命活力的外在表现。心主神明，只有具备了生命，心才能发挥"任物"的功能而接受外界的刺激，调动脏腑产生意志思虑智等处理事物的过程。同时，心还将外界刺激分归于各脏，从而产生五志七情的情志反应。另外，快乐属喜志，发于心，而心为"生之本神之变"，可见，生命必须存在，心才能发出喜志，人才能感受到快乐。因此，生命是神存在的前提，也是能够产生快乐感觉的大前提，有生命方能有快乐。

生命之乐是最大的快乐。首先，拥有生命，是一种快乐和幸福。有了生命，人才能感受生动的世界，才能产生健康之乐、富足之乐、遂意之乐、嬉玩之乐等，甚至"比上不足下有余"的比较之乐。因此，生命之乐是一切快乐的综合，也是所有快乐的源泉，是最大的快乐。其次，生命本身能产生最有效的快乐刺激。在所有能令人产生快乐之情的刺激中，顽强或勃发的生命是最有效的。故此，中医养生学的春季养生中，特别重视"春游"养生法，主张以大自然的勃勃生机，引导养生者发现生命之乐。而在现实生活中，对于一些长期孤独愁闷的人，雅趣养生诸法所产生的快乐大多具有一过性，甚至采用目标达成法令其产生满足之乐也不能持久，这时可劝其豢养小动物，往往动物能够有效唤起养生者重获生命之乐。

三、尊重生命

尊重生命，是指在生命至上的认识下，重视和珍惜生命存在，平等对待生命。生命本没有高低贵贱之分，任何生命都只能存在一世，且均遵循由生至死的客观过程，从这个角度而言，生命是平等的，生命的存在是最值得珍惜和尊重的基本属性。人也如此，此所谓"夫天地合气，人偶自生也，犹夫妇合气，子则自生也"（《论衡·物势》）。

尊重生命，首先要尊重自己的生命，即对自己的生命负责，懂得享受父母所给予的生命，养成健康的生活方式；其次要尊重他人的生命，即对他人的生命负责，要拥有同情心这一基本的善良品质，同时学会换位思考，推己及人，并掌握好趋利避害的尺度。

尊重生命，尚有另一层含义，即尊死慰生，这是中医养生者当持有的生命态度。死者虽然已经失去生命，但其曾经作为生命的存在痕迹尚留于世，如身体、著作、思想、名誉等，这些生命遗留也应当得到尊重，古人即有"事死如事生"的认识。老子《道德经》中提出"死而不亡者寿"的观念，可与中医养生学的寿夭学说相参，加深对"尊重生命"思维的理解。另外，为医者与养生者的眼光不能仅仅关注于某一个体的生或死上，更重要的是必须看到，某个人的死亡往往会给其家属、亲友等带来巨大的悲痛和身心的创伤。因此，对死者家属、亲友等，也应当从身心两方面进行抚慰，这是"尊重生命"思维的又一体现。

四、爱护生命

爱护生命，是指珍惜生命，努力使生命在存续过程中不受到任何伤害，这是医学的基本使命之一，中医养生学对此尤为重视。生命的存续有赖于生命自身所具备的生克胜复体系。生克胜复，是中医整体、动态、平衡观的体现。

爱护生命，维持正常的生克胜复状态，需要"亢则害，承乃制"理论的指导，其措施主要有：一是不伤。《抱朴子内篇·极言》说："养生以不伤为本。"所谓"不伤"，就是在生活中要尽量避免触犯各种伤及生命的因素，如"才所不逮而困思之伤也，力所不胜而强举之伤也，悲哀憔悴伤也，喜乐过差伤也，汲汲所欲伤也，戚戚所患伤也，久谈言笑伤也，寝息失时伤也，挽弓引弩伤也，沉醉呕吐伤也，饱食即卧伤也，跳走喘乏伤也，欢呼哭泣伤也，阴阳不交伤也"，诸伤不犯，就可以防止"积伤至尽则早亡"。二是去害。《摄生论》云："摄生之要在去其害生者。"所谓去害，就是在生活中要尽量避免引起各种毒害生命的因素，如"大甘、大酸、大苦、大辛、大咸，五者充形，则生害矣；大喜、大怒、大忧、大恐、大哀，五者接神，则生害矣；大寒、大热、大燥、大湿、大风、大雾，六者动精，则生害矣。诸言大者，皆谓过制"。害不生，"则疾无由至矣"，生命才能够健康成长，而健康是人们快乐生活乃至生命安全的重要保障。同时，"不伤""去害"，都要求爱护生命，既不伤害自己，又不伤害他人，也不伤害其他生命，从而保护好自然生命的生存权利。

"人居天地之间，人人得壹生，不得重生也"(《太平经》)，所以一定要时刻珍惜生命。珍惜生命在于爱护生命，生命是来之不易的，生命更是不可复制的，每个生命都是特别的、唯一的。生命无论高低贵贱，或美丑全残，出于对生命的敬畏，在尊重生命的同时，我们都应该对生命倍加关爱和呵护。任何生命只有爱护周全，才能够保证生命的健康和长久的延续，才能够更好地实现生命的价值。

五、生死坦然

生死坦然，是指了解并顺应生命自然规律，坦然面对生存和死亡。所谓"坦然"，《荀子·礼论》说："生，人之始也；死，人之终也。终始俱善，人道毕矣。"故中医养生应当在了解生命规律基础上，正确面对生与死，形成"终始俱善"的"坦然"生命态度。

生命有开始就必定有终结，生、长、壮、老、已是生命延续的自然规律与法则，是生命体生长发育中一系列不可逆转的量变和质变过程。中医养生的宗旨，不是追求"长生不老""返老还童"，而是"却病益寿""尽享天年"，但现实中能够享尽"天年"的毕竟是极少数。人的一生中最易产生悲情的是死亡前的衰老时期，因为衰老是人生中必须要经历的阶段。人体随着年龄的增长或由于疾病的病理反应而发生的组织结构、生理功能和心理行为上的退行性变化，这个过程一般是渐渐发生、发展的，在疾病等特殊情况下也可以突然显现。中医养生学认为，人的衰老是不可逆转的，但是迟缓这个退行性变化过程、减弱其不适表现，却是可能的。因神可驭形，故中医养生特别注重养神或养心来缓衰防老。"于世无求""于物无竞"，心神坦然，无致老之理，则面对死亡无所畏惧。

第二节　保健求寿

健康与长寿，自古以来就是人类的共同愿望和普遍关心的一件事情。《养生延命录》说："人生而命有长短者，非自然也，皆由将身不谨，饮食过差，淫泆无度，忤逆阴阳，魂神不守，精竭命衰，百病萌生，故不终其寿。"所以，无病萌生者可得保健，健康是"保形延寿""尽终其天年"的根本保障。

保健求寿是人们在对生命、寿命与健康关系的认识过程中，不断总结所形成的一种思维方法，主要包括养生得康寿、主动养生、养生宜早等。

一、养生得康寿

养生得康寿，是指善于养生，不但能提升人体健康水平，减少疾病的发生，还能保持人体较长时间的存续状态。中医养生的最终目标在于维护健康、尽享天年（寿），因此，其一切理论及方法均服务于这一目标。

第一，善养生者健康水平高，疾病少。中医养生，乃至中医，以"治未病"为最高战略。其主要方法不仅是"救其萌芽"的滞后性干预，也不完全是常检查、早发现的被动预防，更重要的是提倡主动采取措施维护和提升健康水平。如在精神、饮食、起居、运动等各方面加以注意和调整，并辅以中药、针灸、推拿等手段，从而积精全神、培补正气、平调阴阳，使人体达到"形与神俱"的健康状态。人体精充气足神旺，阴阳匀平，病痛自然不发或少发。即使到了年高多病之时，也能保持一定的健康度和自理能力，或带病延年。

第二，善养生者多长寿。几千年来，无数先贤通过自身实践，开拓养生理论，丰富养生方法，并验证了养生对健康长寿的有益作用。因此，从古至今，笃行养生者，其寿命大多较长。反之，能得长寿者，也多精于养生，或其所行与养生暗合。尤其在医学界，名医由于善于养生、勤于养生，多能得高寿。古者，如葛洪81岁、巢元方81岁、孙思邈101岁、孟诜92岁、王冰94岁、万全97岁、杨继洲98岁、薛雪89岁等；今者，国医大师多长寿，如邓铁涛104岁、干祖望104岁、朱良春98岁、李玉奇95岁、程莘农95岁等。

二、主动养生

主动养生，是指人们从心理层面认识到生命的宝贵和养生的重要性，从而自发地采取各种措施践行养生。葛洪在《抱朴子内篇·黄白》中提出"我命在我不在天"的养生观念，正是主动养生的重要体现，它强调生命之存亡、年寿之长短，不是决定于天命，而是取决于人自己，同时说明把握养生的关键也在于自己。中医养生学特别重视人自身因素的作用，提出了养生以内因为主导，以正气为根本，这一法则所强调的就是以人为中心，充分发挥人自身的主观能动性而进行养生。重视养生，主动维持和提高健康水平，对整个生命，乃至临终质量都有重大意义。中医养生学的生命观认为，养生者应当从认识生命规律出发，重视养生，以身作则，尽量推迟死亡的到来。另外，从古代医者的共同追求来看，医疗技术水平的提高仅是其一端，更重要的是达到"大医""上工"的高度。古今"大医""上工"的重要特征便是长寿而健康，而实现长寿而健康，就需要做到主动养生。

三、养生宜早

养生宜早，是指人们早早存有爱护身心、维持健康、保养生命的意识，并能早行动、早落实，从而尽早截断危及健康、生命的不利因素，使生命常处于有利和稳定的延续环境中。

中医养生学认为，养生不只是老年人的事，而是与每个人的一生相伴，但这应根据不同年龄段分别进行合理调护，并且越早越好。如《类经》说："凡寡欲而得之男女，贵而寿，多欲而得之男女，浊而夭。"因而孕胎期应做好孕前与母体养生，打好生命健康基础；婴幼儿期生机旺盛，做好脏腑未充养生，促进生命健康成长；青少年期生长发育快速，重视性格、心理变化，平稳生命健康升势；中年期由盛转衰，切忌过劳过虑，顺应生命健康降态；老年期各方面功能衰退，应加强精神养生，积极面对生命的末期等。同时，对于不同状态的人群，也应遵循提早养生干预原则。常人应以保持健康为目的，通过各种养生方法强身健体；当形体稍有不适、精神微有失常，出现亚健康状态时，应积极地选择有针对性的养生调摄方法，防止临床病证的发生；疾病发生后，应早诊断、早治疗，降低病证对健康的不利影响；若所患病证属暂不可治愈的，则应主动、提前规划养生，以延缓病证发展，提高生存质量，"带病延年"。

此外，随着大健康时代的到来，社会医学模式正在发生变化，由以"疾病治疗"为主的模式向以"疾病预防"为主的模式过渡，以"治病"为中心向以"健康"为中心转变，医学研究的对象从过去对于"疾病"的单一研究向对于"人"的综合研究进行转变，这些都与中医养生学"重预防"的"养生宜早"思想不谋而合。

第三节　善治未病

一、未病概念

中医"未病"一词，首见于《素问·四气调神大论》。"未病"主要包含无病、病而未发、病而未传三层含义。

无病，也就是通常所说的健康机体，中医的"未病"主要是指这层含义，正如《素问·四气调神大论》所云："是故圣人不治已病治未病，不治已乱治未乱。"

病而未发，是健康到疾病的过渡状态，是指机体内已感受病邪而无证、脉表现的疾病萌芽状态；在当代，还应包含发病先兆、疾病高危人群及亚健康状态等。如《素问·刺热》云："肝热病者，左颊先赤；心热病者，颜先赤；脾热病者，鼻先赤；肺热病者，右颊先赤；肾热病者，颐先赤。病虽未发，见赤色者刺之，名曰治未病。"

病而未传，是指机体已经出现病理状态，尚未进一步迁延、发展，即在变化转归上既没有脏腑经络间的相传，也未出现变证，对于将要被累及的脏腑部位来说，亦尚属"未病"。如东汉张仲景《金匮要略》中所说的"见肝之病，知肝传脾，当先实脾"。对于将要"传脾"，还未出现的脾病来讲，已见之"肝病"即属于病而未传。

二、治未病的内涵

中医治未病理论形成于《黄帝内经》，丰富发展于后世，历经了几千年的发展，至今仍有效地指导着中医临床实践和养生实践。治未病的含义是指遵循道法自然、平衡阴阳、增强正气、规避邪气、早期诊治、防病传变的基本原则，采取未病先防、欲病早治、已病防变、愈后防复的措施，从而防止疾病的发生与发展。历经发展，中医治未病的内涵主要有以下几个方面：

（一）未病先防

《素问·四气调神大论》曰："圣人不治已病治未病，不治已乱治未乱。"强调未病先防是"治未病"的第一要义。《素问·上古天真论》云："其知道者，法于阴阳，和于术数，食饮有节，起居有常，不妄作劳，故能形与神俱，而尽终其天年。"说明平素即使处于无病状态，亦应注重养生。即通过精神调摄、饮食调养、起居调护、运动锻炼、穴位保健等多种方法，增强人体对疾病的防御能力，以"正气内存，邪不可干"，防止疾病的发生，保持身心健康，从而达到益寿延年的目的。未病先防正是与现代"预防为主"的新医学模式相吻合。

（二）欲病早治

欲病早治，即《素问·八正神明论》所谓"上工救其萌牙"之义，是"治未病"的第二要义。《素问·刺热》所谓"未发"，实际上是指已经有疾病先兆或疾病已经处于萌芽状态时，类似于唐代孙思邈的"欲病"之说。在这种情况下，及早发现，早期诊断，早期干预，防微杜渐，对疾病的治疗起着决定性作用。

（三）已病防变

已病防变、治在发病之初是"治未病"的第三要义，是指在疾病发生的初期，应积极采取措施，及时治疗，防止疾病传变，从而阻止其加重、恶化。一般情况下说，疾病呈现由表入里，由浅入深，由轻转重，由简单到复杂的发展变化规律。因此，在防治疾病的过程中，要掌握疾病的发生、发展规律及其传变途径，争取治疗的主动权，不仅要早治防传，还要慎治防变。早治防传，主要是提前安抚可能被殃及但尚未发病的脏腑。慎治防变主要是指医者治病用药宜审慎，以防出现变证。

（四）愈后防复

愈后防复是指在病愈或病情稳定之后，要注意预防复发。疾病初愈，或疾病处于尚未发作的间歇期，此时症状虽然消失，但邪气未尽，正气未复，气血未定，阴阳未平，在养生活动中应做好慎起居、节饮食、勿作劳等善后调治，巩固疗效，固护正气，防止原有疾病复发或继发他病。因此，病后防复也是"治未病"中不可缺少的内容。

中医治未病这种预防为主、防微杜渐的思想，受到历代医家特别是养生家的推崇，成为中医养生的重要原则。这些年，我国提出了"治疗疾病"向"预防疾病"转变，这种健康维护理念的变化与中医治未病的主导思想息息相关。

三、预防为主

中医养生学始终强调"治未病"，认为疾病发生之后再进行治疗，即使痊愈，对健康也会有所损伤，有的还要留下后遗症或残障，而预防疾病的发生才是保持健康、延年益寿至关重要的环节。所以，必须以预防为原则，重视"治未病"。"预防为主"的治未病原则，主要有以下基本要点：

（一）疾病可知，防治可行

根据中医疾病观，任何疾病的发生无非由内外因素所致，总有病因可寻；虽然疾病的发生发展复杂多变，但总有规律而循，如《金匮要略·脏腑经络先后病脉证第一》中所说："见肝之病，知肝传脾。"病变虽然纷繁复杂，但总有征兆可见，如《灵枢·刺节真邪》云："下有渐洳，上生苇蒲。"总之，正因为疾病之病因可知、病势可测、病兆可察，因而疾病是可以预先防治的。

（二）预防为主，防重于治

老子《道德经·第六十四章》提出："其安易持，其未兆易谋，其脆易泮，其微易散。为之于未有，治之于未乱。"任何事物，在其萌芽即初始阶段，最容易被处理，因此，要在祸乱未起的时候就给予重视，施以治理手段。《素问·四气调神大论》将这种辩证法思想与医疗经验相结合，从而提出"不治已病治未病，不治已乱治未乱"的治未病理论。《素问·遗篇刺法论》说："正气存内，邪不可干。"机体一旦发生疾病，正邪相争，势必损伤正气，随着疾病的加重，正气的损伤亦会逐渐加重。即使得到及时有效的治疗，但根据中医养生学的生命观和寿夭观可知，先天之精为对抗疾病的额外消耗已不可挽回，最终反映于"天年"寿数的下降，从而影响寿命。因此，中医始终强调在与疾病的对抗中，预防为主，防重于治。并且，与疾病治疗的过程和结果相比，预防更加简便和有效。

四、未病先防

中医养生学之"治未病"最主要的就是未病先防，要善于"防微杜渐"，摄生防病，体察已经出现的或可能出现的不利于健康的因素，采取相应的有效养生保健措施，防患于未然。

历代医家都非常重视《黄帝内经》所言"正气存内，邪不可干"，只有重视养生摄生才能保护正气，才能强身，只有强身才能防病。医圣张仲景于《金匮要略·脏腑经络先后病脉证第一》中提出的"养慎"，以保持"五脏元真通畅"而健康无病；元代朱丹溪所提出的"与其救疗于有疾之后，不若摄养于无疾之先"（《丹溪心法·不治已病治未病》），即是"未病先防"原则的体现。摄生即养生，是以调摄精神意志为宗旨，要清静养神，精神内守，开朗乐观，如此才能达到补养真气的目的。对于外界不正常的气候和有害的致病因素，要及时避开，顺从四时寒暑的变化，保持与外界环境的协调统一。

其次，如果未能采取未病先防，或养生保健失误、失败，导致疾病出现，则要"见微知著""早治防变"，于疾病萌芽阶段就采取有效手段进行治疗，同时辅以养生，以防止疾病的继发和传变。

再者，疾病基本治愈后，由于病后阴阳未复、正虚无力，容易因起居、饮食、外邪等而再次发病。因此，病后同样应采取有针对性的养生措施，以增强体质、预防复发。

五、正气为本

中医学认为，疾病的发生与否，由正气与邪气斗争的结果决定。无论何种疾病，只要抓住正邪关系，扶正避邪，以正气为本，总是可以预防的。所谓"正气"，指人体内具有抗病、祛邪、调节、修复及对外环境适应等作用的一类细微物质。中医养生学非常重视人体正气，认为身体的强弱及机体是否早衰，主要取决于自身正气是否充盈。从病因发病学角度来看，人由强转弱、由年轻到衰老、由健康到亚健康甚至疾病，无不是由人身之内因（正气）和戕蚀之外因（邪气）而起。与内因"正气"相对的是外因"邪气"，所谓"邪气"，泛指各种致病因素，简称"邪"。在导致亚健康和疾病的"外因"与"内因"之间，内因正气居于主导地位，而外因邪气居于次要地位。在一般情况下，人体正气旺盛，邪气就不易侵犯，机体就不会发病，即使患病，症状也比较轻，而且也容易治疗和恢复。如果人体正气相对虚弱、抗病能力低下，邪气便可乘虚而入，侵犯人体而发生疾病。

基于以上认识，中医养生学提出了"正气为本"的未病先防原则。强调以正气为中心，发挥人自身的主观能动性，通过主动的人身调摄，保养正气，增强生命活力和适应自然界变化的能力，从而达到强身健体、却病延年的养生目的。

（一）养护正气

1. 正气是生命之本

人体疾病发生和早衰的根本原因，取决于机体正气的虚衰。正气旺盛是人体阴阳协调、气血充盈、脏腑经络功能正常、卫外固密的象征，是机体健壮的根本所在。正气不足是机体功能失调，产生疾病的根本原因。《素问·评热病论》说："邪之所凑，其气必虚。"正气充沛，若有外邪侵犯，也能抵抗，而使机体免于生病，患病后亦能较快地康复。由此可知，中医养生学所指的"正气"，实际上是维护人体健康的脏腑生理功能的动力和抵抗病邪的抗病能力，它包括人体卫外功能、免疫功能、调节功能以及各种代偿功能等。正气充盛，可保持体内阴阳平衡，更好地适应外在变化，故养护正气是养生的根本任务。

2. 养正气首重脾肾

养护正气，就是养护精、气、神。从人体生理功能特点来看，养护脾肾就是保养精、气、神的根本。《医宗必读·脾为后天之本论》说："故善为医者，必责其本，而本有先天后天之辨。先天之本在肾，肾应北方之水，水为天一之源。后天之本在脾，脾应中宫之土，土为万物之母。"在生理上，脾肾二脏关系密切，先天生后天，后天充先天。脾气健运，必借肾阳之温煦；肾精充盈，有赖脾所化生的水谷精微的补养。要想维护人体生理功能的协调统一，保养脾肾至关重要。

（二）慎避邪气

人体正气是抵御外邪、防病健身和促进机体康复最根本的要素，但是，在一定条件下，邪气也可以成为主导因素。因此，应当采取某些措施，慎避邪气，以维护正气，避免机体阴阳失调而发病。《素问·金匮真言论》曰："八风发邪，以为经风，触五脏，邪气发病。"《素问·玉机真脏论》中说："邪气胜者，精气衰也。"邪气侵犯人体，必然引动正气抗邪，从而会扰乱脏腑组织功能、耗损人体精气。因此，养生强调应"虚邪贼风，避之有时"（《素问·上古天真论》）。中医养生学认为，邪气是疾病损正伤身的触发因素，强调避邪安正，通过避免六淫入侵、七情内伤、饮食劳伤、金刃外伤、虫兽灾害等，使正气安和、不受损耗，从而达到却病延年的目的。

第四节　形与神俱

所谓"形"，指形体，即脏腑、血脉、皮毛、肌肉、筋骨等组织器官，是物质基础；所谓"神"，指以情志、意识、思维、性格为特点的心理活动现象，以及生命活动的全部外在表现，是功能作用。神本于形而生，依附于形而存，形为神之基，神为形之主。《素问·上古天真论》指出："形与神俱，而尽终其天年。"说明了形神之于生命的重要性。形与神俱主要在于说明形态与功能、精神与物质、心理与生理、本质与现象之间的关系，是相互依存、相互影响、密不可分、对立统一的整体辩证关系。形体宜动，心神宜静。中医养生学强调动静结合，形神共养，如此，才能"形与神俱"，从而达到养生的目的。

一、动以炼形

形体宜动养，"动"包括劳动和运动。形体、筋骨关节的运动可使全身精气流通，气血畅达，营养整个机体，增强抗御病邪的能力。故张子和于《儒门事亲》中强调"惟以血气流通为贵"。

适当地运动，不仅能锻炼肌肉、四肢等形体组织，还可增强脾胃的健运功能，促进食物消化输布。华佗指出："动摇则谷气得消，血脉流通，病不得生。"脾胃健旺，气血生化之源充足，故健康长寿。再者，适当地运动还能愉悦心情、增进智慧。中医养生学主张"动以炼形"，并创造了许多行之有效的动形养生方法，如劳动、舞蹈、散步、导引、按摩等，通过活动形体来调和气血，疏通经络，通利九窍。如此，则形神兼备，百脉流畅，脏腑协调，机体达到"阴平阳秘"的状态，从而增进机体健康，以保持旺盛的生命力。

二、静以养神

心神宜静养，"静"是相对"动"而言，包括精神上的清静和形体上的相对安静状态。在人体统一整体中，起统帅和协调作用的是心神。《素问·灵兰秘典论》指出："凡此十二官者，不得相失也。故主明则下安，以此养生则寿……主不明则十二官危，使道闭塞而不通，形乃大伤，以此养生则殃。"因此，历代养生家十分重视神与人体健康的关系，认为神气清净，可则健康长寿。由于"神"有任万物而理万机的作用，常处于易动难静的状态，清静养神就显得特别重要。中医养生学提出"静以养神"的原则，指出人之心神宜静养。

老子认为"静为躁君"，主张"致虚极，守静笃"，即要求尽量排除杂念，以达到心境空明宁静的境界。《黄帝内经》提出了"恬惔虚无"的摄生防病思想，突出强调了清静养神和少私寡欲的重要性。静以养神，传统养生称为"守神"，是指精神专一、摒除杂念、心无妄用，不是提倡饱食终日、无所用心。正如清代的曹庭栋所说"心不可无所用，非必如槁木，如死灰，方为养生之道""静时固戒动，动而不妄动，亦静也"（《老老恒言·燕居》）。正常用心，能"思索生知"，对强神健脑会大有裨益；唯心动太过，精血俱耗，神气失养而不内守，则可引起脏腑失调和机体病变。静以养神所包含的养生方法是多方面的，如少私寡欲、调摄情志、顺应四时、常练静功等。

三、形神互济

神本于形而生，依附于形而存，形为神之基，神为形之主，二者相辅相成，不可分离。形神合一构成了人的生命，神是生命的主宰。从本原上，神生于形，但从作用上，神又主宰形，形与神的对立统一，便形成了人体生命这一有机统一的整体。正如张景岳《类经》中言："人禀天地阴阳之气以生，借血肉以成其形，一气周流于其中以成其神，形神俱备，乃为全体。"

形体健壮，必然精神饱满，生理功能正常；精神旺盛，又能促进形体康健。《黄帝内经》认为，神明的产生分属于五脏，总统于心。人之所以生病，是因为病邪侵入人体，破坏了人体阴阳的协调平衡，导致形神失和。神不仅主导着人体的精神活动，也主宰着人体以物质代谢、能量代谢、调节适应、卫外抗邪等为特征的脏腑组织功能活动。神由精气化生，反过来又支配着精气的活动。人神与形体之间是相互依存、相互影响、密不可分的整体辩证关系。张景岳在《类经》中进一步指出："形者神之体，神者形之用，无神则形不可活，无形则神无以生。"形体若无神，生命也就结束了，神不能脱离形体，正如《灵枢·天年》所说："神气皆去，形骸独居而终矣。"故中医养生学认为，养形和养神是密不可分、相辅相成、相得益彰的，从而使身体和精神都得到均衡统一的发展。养生应遵循形神互济、形神共养的原则。中医养生学的方

NOTE

法很多，归纳起来，本质上无外乎"养神"和"养形"两大部分，即"守神全形"和"保形全神"。

四、养神为先

形与神之间存在着相互制约、相互影响的辩证关系，养形与养神有着密切的关系，二者不可偏废，要同时进行，古人提出形神共养的养生原则。在形神关系中，"神"起着主导作用，气血津液的运行和敷布，脏腑的功能活动，必须受神的主宰。只有在心神的统帅调节下，生命活动才表现出各脏器组织的整体特性、功能和规律，即所谓"神明则形安""神能御其形"。

人之所以生病，是因为病邪侵入人体，破坏了人体阴阳的协调平衡，导致形神失和。因此，中医养生学以"养神"为第一要义，主张形神共养，但养神为先。"得神者昌，失神者亡"，而精神活动失调往往是发病的内在依据。为了保持思想活动的健康，防止内在情志刺激因素的产生，必须培养乐观的精神、开阔的胸怀、恬静的情绪。要在做好养神的前提下，再养好形。在日常生活中，要根据季节、体质等不同而辨证选择适宜的调养方法和措施，以求达到养神为先、形神互济。

五、四气调神

四气调神，即在因时制宜原则指导下，根据四时特点而调摄精神，从而使精神和形体在四时变动中始终保持相互协调。《素问·阴阳应象大论》指出："天有四时五行，以生长收藏，以生寒暑燥湿风；人有五脏，化五气，以生喜怒悲忧恐。"说明人的情志变化与四时气候变化密切相关，所以《素问》有"四气调神"之论。《黄帝内经素问直解》亦指出："四气调神者，随着春夏秋冬四时之气，调肝心脾肺肾五脏之神志也。"即调摄精神要遵照自然界生长收藏的变化规律，才能达到阴阳的相对平衡。

《素问·四气调神大论》云："春三月，此谓发陈。天地俱生，万物以荣……以使志生，生而勿杀，予而勿夺，赏而勿罚。"说明春季养神的关键是"使志生"，让情志顺应春天的特点，保持生发向上，不能戕伐。"夏三月，此谓蕃秀。天地气交，万物华实……使志无怒，使华英成秀，使气得泄，若所爱在外"。夏季养神的关键是"使志无怒"，宜保持神清气和及乐观而积极向上的情绪，避免怒气对人体的损害，对外界事物保持盎然的兴趣，使机体的气机宣畅、通泄自如、情绪外向。"秋三月，此谓容平。天气以急，地气以明……使志安宁，以缓秋刑，收敛神气，使秋气平，无外其志"。秋季养神的关键是"使志安宁"，让情志逐渐内敛，保持精神上的安宁，平和淡然地对待外界事物。"冬三月，此谓闭藏。水冰地坼，无扰乎阳……使志若伏若匿，若有私意，若已有得"。冬季养神的关键是要保持安定与满足的情绪，让情志静而内藏，不要轻易外放。

第五节　和谐适度

一、概念

和谐适度，是养生的重要原则和思维方式之一。和谐是指机体各脏腑组织之间，机体与自然、社会之间相辅相成、协调有序健康的关系，和谐主要体现于阴阳平衡之中，阴阳平衡是机体健康的关键，当脏腑、经络、气血等长期保持阴平阳秘的稳态，人则自然健康长寿。适度是指机体生命活动及脏腑功能都有其一定的承受能力和范围，包括机体脏腑功能、情志活动、饮食五味、体力房事等诸多方面不能太过，也不能不及，《素问·经脉别论》言："春秋冬夏，四时阴阳，生病起于过用，此为常也。"过指太过与不及两方面，即失去其度。

二、审因施养

审因施养，是指因人、因地、因时的不同而采取不同的养生方法，也就是具体分析、审因施养。养生方法不应拘泥，应形、神、动、静、食、药等多种方式和谐有序辨证进行。人体之间存在着不同的个体差异，就要根据自身健康状况情况，应用相宜的养生方法，使得机体健康延年益寿，养生重视个体化差异，中医学非常重视因人、因地、因时的三因制宜观。

因人制宜，是指因人的年龄、性别、体质、职业、生活习惯、性格情绪、生活环境等方面各有不同，养生应有差异，称为因人施养。治病养生须因人而异，还须因地、因时而宜，有针对性地选择相应的养生方法，提倡综合的适宜的养生。

因地制宜，人的生长壮老已受制于地理环境，根据不同区域地势高低、气候等的不同特点，选择适宜的养生方法，称因地养生。《素问·阴阳应象大论》认为："治不法天之纪，不用地之理，则灾害至矣。"不同的地域，风、寒、暑、湿、燥、火六气不同，六气致病有明显的地域性。

因时制宜，就是按照四时气候、时令节气、昼夜晨昏等的阴阳消长变化规律，选用相应的养生方法，以保证健康长寿的方法，称因时施养。当然，时令不同，风、寒、暑、湿、燥、火六气有别，六气致病有明显的季节性，故而养生需要因人而异，审因施养。

三、权衡以平

权衡以平，就是通过分析辨别机体阴阳失衡之所在，通过养生治疗等手段恢复机体阴阳平衡的常度，以复归健康的方法。平衡有两层含义：其一指机体自身各部分间的正常生理功能的动态平衡，其二指机体功能与自然界物质交换过程中的相对平衡。

人体的脏腑、经络、气血津液等，必须保持相对稳定和协调，才能维持"阴平阳秘"的正常生理状态，从而保证机体的生存。人体需维持"动态的平衡状态"持久有序，就需保持人体阴阳协调平衡的养生法则。无论精神、饮食、起居的调摄，还是自我养生或药物的使用，都离不开阴阳平衡、以平为期的宗旨。在人体生命运动的过程中，人体内多种多样的新陈代谢，都是在阴阳协调的正常人体环境中方得有序完成的。体内的各种生理功能，诸如吸收与排泄、

NOTE

合成与分解、宣发与肃降等，都在对立统一的运动中保持动态协调平衡，而且贯穿生命运动过程的始终，从而保持人体本身阴阳动态平衡。与此同时，人体通过阴阳消长运动和自然界进行物质交换，摄取周围的水、空气、食物等供应机体需要，又把机体所产生的代谢产物排出体外，维持人与自然界的协调平衡。所以，人体就是一个阴阳运动协调平衡的统一整体，人生就是一个阴阳运动平衡的过程。阴阳平衡是人体健康的必要条件，在协调机体功能时，要特别注意情志平衡，喜、怒、忧、思、悲、恐、惊等情志过激，都可影响脏腑，造成脏腑功能失衡而产生百病，而疾病又可影响人的情志，造成恶性循环。因此，必须随时调整机体生理与外界环境的关系，才能维护其协调平衡的状态。

四、动静有度

养生必须做到动静有度，即不论运动或静养，都应相互协调配合，满足人体的需要，其中任何一方不能超过人体的承受能力，或人体不能长久处于动或静之中。适度运动可使气血流畅，筋骨劲强，关节通利，肌肉充实，脏腑协调，运动之际，应循序渐进，持之以恒，不能过度运动，当然，此处之"度"因人而异。同时，要适时地静养，尤其是要保持内心的宁静，做到动静结合，让机体得到充足的休息，是促进人体身心健康的必要方法。《素问·宣明五气》说："五劳所伤，久视伤血，久卧伤气，久坐伤肉，久立伤骨，久行伤筋。"论述了动静过度对身体的损伤，体弱多病者，大多运动较少；相反，运动过度者，亦不利于健康。健康长寿古往今来都是人类追求的目标，爱动者可健康长寿，爱静者亦有健康长寿者，其关键在于动静之"度"的把握，也就是以人体自身承受能力和机体的需要为度。

动和静实质是阴阳的两个方面，存在着互根互用、对立统一的关系。静止是为运动储蓄能量，运动是为了更好地静止，动是永恒的，静是相对的，动中有静，静中有动，二者对立统一又不可分割。处理好机体动静的关系，更加有助于健康长寿，保持运动与静养的平衡，运动之后就是静养。人体功能与大自然的规律是一致的，用进废退，只有保持机体的运动状态，其机体的功能才能得到保持；否则，其功能将会退化。《吕氏春秋》中强调："流水不腐，户枢不蠹。"适度的运动可以使生活和工作充满活力，提高人体的适应和代偿能力，增强对疾病的抵抗力。尤其老年人一定要动静有度，随着各种生理功能的逐步老化、退化，一定要适度运动，如果超过了自己身体的承受能力，不仅不能起到延年益寿的作用，还可能适得其反，使自己的身体受到伤害。

第六节　杂合以养

中医养生重视从整体全局着眼，应落实到生命活动的各个环节，根据不同情况，通过起居、动静、药食、针灸、推拿按摩等多种方式进行养生实践活动，中医养生学称之为"杂合以养"。

一、全面调养，重点突出

人是一个统一的有机体，任何生命环节发生障碍，都会影响整体生命活动的正常进行。

因此，养生应从全局着眼，主张动静结合、劳逸结合、补泻结合、形神共养，重视从不同方面对机体进行全面调理保养，使机体内外协调，适应自然变化，增强抗病能力，避免出现失调、偏颇，达到人与自然、体内脏腑气血阴阳的平衡统一。

杂合以养在强调全面、协调、适度的同时，也强调养宜有针对性，即"杂合以养，重点突出，各得其所宜"。养生强调方法的个体化和专一性，即养生方法很多，在多种方法配合使用的基础上，更要根据自己各方面的具体情况，因人、因时、因地不同而科学合理地加以选择，灵活施养。要重点突出，突出"精专"，采取的养生方法要想有益于身体健康，就要遵循各种方法自身的规律，循序渐进，坚持不懈，反复实践，专心致志去练，直至精熟，不可急于求成，练得过猛过杂。

二、广用诸法，学习新法

中医养生方法和手段丰富多彩，各有所长，充分利用自然和社会环境的诸多有利因素，全面调动人体自身的调节能力，使人与环境和谐一体，而且简便易行、卓有成效，是人类祛病延年的理想手段。那种希望仅凭一方一法而获取健康长寿的想法，违背了养生的基本规律，是养生应当摒弃的。例如，保养正气是养生的一大重点，对保养正气的具体方法，《寿亲养老新书·保养》说："一者少言语，养内气；二者戒色欲，养精气；三者薄滋味，养血气；四者咽津液，养脏气；五者莫嗔怒，养肝气；六者美饮食，养胃气；七者少思虑，养心气。"指出综合运用行为、精神、饮食、气功吐纳等多种方法进行保养的重要性。

从古至今，中医养生学积累了丰富的养生方法和手段。至现代，预防医学、营养学、健康管理、体检等知识都可以为中医养生所借鉴，社会上也有人不断发明创造新的养生方法和手段。可以在广用传统养生方法的基础上，适当补充正确的适合自己的新方法和新手段，以防病健身，提高健康水平。

第七节　五脏为本

人体的形体结构是以五脏为中心，以经络为通道，从而联系六腑，向外联络和主宰骨骼、经筋、肌肉、皮毛等结构，并与外界通应。人体的功能活动是以五脏为中心，通过五脏的功能活动，主宰气血津液精等生命物质的生成、运行与功能，进而供给和调控全身功能的正常进行。人体的精神情志是以五脏为中心，从五脏发出，并受五脏蕴养。外界的各种刺激，必先触动心神，而后由心神主宰各脏产生相应的情绪反应，人的魂神意魄志等意识思维能力也是由五脏产生并蕴养。人体的寿夭衰老也是以五脏为中心，五脏强，则人衰老来得晚，衰老表现轻，寿命较长；五脏弱，或功能紊乱，则人早衰短寿。因此，养生应该抓住五脏这个中心，以五脏为重点，规划和实施养生，就能纲举目张，事半功倍。

首先，养形要以五脏为本。人体的形体结构以五脏为中心，故五脏健康是形体健康的根本。养生强调保养五脏，以养人之形体。五脏之中，养生特别强调保养肾与脾胃。肾藏精，为先天之本，中医养生学的生命观、寿夭观、健康观等都反复指出肾精对人体健康的重要性。五脏为本的养生原则，也强调肾在五脏中的重要作用，强调养肾以养生。在此原则指导下，中医养生研究出许多养肾之法，如护肾保精、节欲保精、药食养肾、运动健肾等。五脏之中，养生还特别重视对脾胃的保养。脾胃为后天之本，人出生之后，形体的生长发育、保持健壮都依赖于脾胃对饮食物中水谷精微的摄取和转化。因此，保养脾胃主要从饮食着手，注意营养的搭配和膳食结构，以使营养充分，达到人体组织器官的需求量。保养脾胃，还要注意对脾胃功能的调理，使营养充分被消化吸收，以满足生命活动的需要。

其次，养神要以五脏为本。《素问·阴阳应象大论》指出："人有五脏化五气，以生喜怒悲忧恐。"有了健康的五脏，才能产生正常的精神情志活动。同时，情志正常，反映出五脏的功能活动正常，有助于增强体质、抵抗疾病、益寿延年。所以，养神以五脏为本是养生的重要原则。只有五脏精气充盛，功能协调，才能神清气足，情志正常。反之，五脏精气不足，功能失调，可出现情志异常。在五脏之中，养神特别重视对心神的保养。《黄帝内经》指出，心为"五脏六腑之大主也""心为君主之官，神明出焉"。中医的"五神"（神、魂、魄、意、志）虽为五脏所主，但主要归于心神所管。因此，养神应当以"养心"为中心。在此原则指导下，中医养生提倡心神清静，心态平和，七情平和，喜怒不妄发，名利不妄求，保持精神愉快，不为私念而耗散心神，损伤正气。这样，心神安和，则人体的气机调畅，正气充足，体格强健，抗病能力增强，就可以减少疾病的发生，维护健康，延年益寿。

第十一章　研究方法

中医养生学科的建立及发展，离不开理论累积和研究，随着时代健康需求和中医学的快速发展，中医养生的研究方法也将不断深入和完善。这些研究方法包括文献研究、实验研究、实践研究、文化研究等。

中医养生思想以中医理论为指导，融合中医古代文化思想，阴阳学说和五行学说是中医养生理论构建的哲学基础，一定程度上影响养生理论的形成。因此，对养生文献研究和文化研究在中医养生研究中发挥着举足轻重的作用。

第一节　文献研究

一、古代文献研究

近年来，古代养生文献的研究呈现出繁荣发展的态势，无论是研究方法还是研究内容，均有所创新，有所发展。

古代文献研究的主要研究方法有目录调查、古籍整理、专题研究、数字化研究四个方面。①目录调查。主要是通过有关图书馆馆藏调查或古今图书目录调查所形成的现存古代养生文献目录。②古籍整理。主要是通过影印、点校、辑佚等形式，将历史上影响较大的养生古籍重新出版。③专题研究。呈现比较活跃的局面，有以专著为对象的，也有以一类文献为研究对象的，还有以某种养生方法为专题的，将有可能成为今后养生文献研究的重要方法。④数字化研究。主要是借助数据库构建技术，将古代文献通过数字化处理，构建养生文献的资源库或知识库。这也是古籍整理的一种新形式。

在研究内容上，研究重点仍然是学术思想与方法经验的总结，也有学者关注养生文献分布特点的研究。

研究成果的表现形式主要包括著作、论文和数据库三种。

（一）目录调查

薛清录主编的《全国中医图书联合目录》，载录养生古籍 445 种，分为三类，其中养生通论 249 种，导引气功 123 种，炼丹 73 种。薛清录《中国中医古籍总目》，收录养生古籍 551 种，分为三类，养生通论 309 种，导引气功 157 种，炼丹 85 种。

裘沛然主编的《中国医籍大辞典》，收录 1949 年以前的养生书籍 458 种，若以 1911 年为下限，则为 320 种左右。朱越利《道藏分类解题·医药卫生部》，收录道家医药养生著作 408 种，分中医基础理论类 8 种，其他疗法类 161 种，气功类 208 种，草药方书类 8 种，性科学类 23 种。另《藏外道书》摄养类 130 种。据此,《道藏》和《藏外道书》共收录摄养专著 538 种。丁培仁编著《增注新修道藏目录》,修炼摄养类分列 8 个小类,共载录现存道书 791 种。《中国古籍总目》医家类养生之属,收录养生古籍 286 种,分为两类,其中通论 189 种,引气功 97 种;谱录类饮食之属,总论部分收入饮食谱录 61 种;道家类道教之属,载录修籍 691 种。三类共载录养生之书 1038 种。此外,丛书类、儒家类修身之属,还收录有部分养生书。

根据以上目录调查,现存养生古籍约在 1000 种以上,其中以中医药养生为主体内容的有 250 种以上,约占 1/4,其余多为道家炼养类著作。

(二) 古籍整理

对于古籍进行现代标点、校勘、注释,或者再加以内容提要、导读、评述等,以便于今人阅读。按印制或编排方式,一般有以下几种类型:

1. 影印古籍

利用现代技术影印古籍,以广流传。有单本影印的,也有结集影印的。早年影印的《四库存目丛书》《续四库全书》《四库禁毁书丛刊》《四库未收书辑刊》及《四部丛刊》《丛书集成》等,其中均收录有多种养生古籍。中医古籍出版社影印《气功养生丛书》收录影印古籍 59 种。最近出版的《海外中医珍善本古籍丛刊》,将数百种流传海外而得以回归的珍本、善本古籍影印出版,许多都是国内失传的孤本。其中,收有《神隐》等养生书 7 种。2015 年出版的《中医古籍珍本集成·气功养生卷》,收入《抱朴子内篇》《修龄要旨》《遵生八笺》《卫生编》等气功养生专著 23 种。该书采用原书影印加校注、点评、导读的形式,是古籍编纂体例的一种创新。这种体例的最大特点是既保持了原版本的全貌,又融合了现代古籍整理研究的成果,古今合一,相得益彰。

2. 专著整理

20 世纪 80 年代,人民卫生出版社出版《中医古籍整理丛书》,就有《遵生八笺》《调燮类编》等养生专著。此后,《养性延命录》《寿亲养老新书》《养生类要》《养生四要》等相继出版。据统计,以单本形式整理的养生古籍不下 50 种。

3. 类书编纂

按照一定的编纂意图和体例,将有关古籍中的养生内容辑录起来,编为一书,便于读者系统而快捷地获取知识或资料。编纂时或摘其句段,或录其篇卷,或移其全帙。著名的如《中国养生文献全书》,所收文献上自春秋战国,下迄清末民初,涉及著作近 400 部,分列三卷,计 800 多万字。《中华大典·医药卫生典·卫生学分典》下设通论、人物、环境卫生、人体卫生、食养食治、气功等六个总部。分类辑录古代养生保健的文献资料,内容十分丰富。

4. 丛书结集

将多种养生著作编集一起,古已有之,著名的如胡文焕《寿养丛书》、叶智诜《颐身集》等。近年整理出版的养生丛书有《医道寿养精编》,收录医道两家养生名著 32 种;《中医养生大成》为第一部收录养生的通论性著作,共收录有 70 种,其中个别为节选;《朱权医学全书》收录养生著作有《活人心法》《神隐》《运化玄枢》《救命索》等 4 种;《中医古籍养生全书》收入《养性延命录》《新刻奉亲养老书》《养生月览》等 13 部养生古籍。

(三) 专题文献研究

以某一类著作作为专题的,如张青颖、沈艺、段晓华等研究了《道藏》中医药文献的分布特点，认为其中的医药文献各具特色且分布广泛，对现代的本草药学及方剂学有重要的指导意义；刘珊、张其成、沈艺等分析整理了北京白云观藏明《道藏》的源流、现代研究及其中的中医药文献，对丹药、金石药、药方价值进行了深入研究。

以某种著作为专题的，如董广民编著的《本草纲目养生智慧大全》，全面阐述了《本草纲目》中的养生精髓，还辑录了大量食疗方和中药饮等养生、食疗、增寿妙方，内容丰富，是一本实用的家庭养生全书；董广民编著《黄帝内经十二时辰养生法》，详细解读《黄帝内经》里的十二时辰养生法，传授天地人全方位时辰养生要诀。

还有对文史哲著作中养生内容的研究，如郑亚森对《吕氏春秋》中"顺应自然""动以养生"的体育养生思想进行了明确的阐述；魏慧认为，《淮南鸿烈》和《论衡》这两部著作都对导引医学有影响，其中许多珍贵经验，值得认真学习、研究与参考；翟奎凤认为，在《孟子》《荀子》《淮南子》等先秦文献中均重视养神。

以养生方法为专题的，如张崇富依据《抱朴子内篇》《备急千金要方》《玄机口诀》《证类本草》等文献，梳理并分析了道教叩齿治病的主要功能，认为道教叩齿术的理论基础是中医学的肾齿关系理论、心肾相交理论和经络理论。李璇、张国贤以历史发展顺序为脉络，对灸法养生保健文献进行梳理，认为灸法具有简便、疗效明显、较少发生不良反应等优点，在治疗疾病与养生保健方面发挥着重要作用。韩丽、刘铜华等查阅近年关于应用艾灸延缓衰老的文献，认为艾灸对延缓衰老具有重要的作用。

（四）古籍数字化研究

现已有学者综合运用文献研究、史志考证、比较研究等方法，以现代中医专科目录、古籍书目数据库、养生著作、论文数据库、网上资源等为线索，收集整合养生古医籍的相关资料，进行书目著录，并采用北大方正的德赛数据加工系统，构建了中医养生古籍书目型专题数据库。

亦有学者探索中医养生知识库的构建方法，通过研究符合中医养生特色的知识分类方法，在中医养生分类体系的指导下构建面向中医养生的专题文献库，对中医养生知识进行储存。在中医药文献资源基础上，设计开发中医养生知识服务平台，为中医养生知识的静态展示和动态查询提供支持。

二、当代中医养生经验研究

大体可以分为两类：当代名老中医养生方法经验挖掘整理研究和养生民间方法研究。

（一）当代名老中医养生方法经验挖掘整理研究

当代中医界，长寿者颇多，尤其名老中医，在长期的医疗实践和医学研究中，多能探索和总结出适合自身的养生方法，甚至自成体系。如董德懋坚持练习站桩功，寿享90岁；路志正自创"路氏八段锦"；李少波采用"真气运行法"，配合早中晚静坐，培养自身真气；班秀文每日清晨在绿树成荫的公园散步，平素喜欢登山，闲时操持家务，或抱孙娃，劳而不重，更有天伦之乐。

总结当代名老中医养生经验，发现他们大体上有以下几个共同特点：起居有常，顺应自然，如阎润茗；饮食调养，食饮有节，如肖龙友、路志正、朱仁康；运动养生，开发潜能，如邓铁涛、董德懋；精神养生，心理平衡，如陈苏生、马继兴；未病先防，有病早治，如王静安、班秀文。

当前的名老中医养生方法整理研究，存在着不够系统的问题，主要研究方式多局限于名老中医自身著述介绍，或其弟子学生就某一养生方法进行总结，甚少有专列课题项目进行系统化研究。中医界为名老中医经验研究所专列的课题，大多针对其医学临床经验或理论成就，对其养生经验只做浅涉或附带研究，这对于中医养生学的发展是远远不够的。因此，中医养生学的文献研究应当将当代名老中医养生经验挖掘整理列入专项，利用现有的文字、音视频等文献，全面总结名老中医的养生经验，丰富中医养生学的学科内容。尤其现在尚在世的名老中医，可谓养生的活文献，更应抓紧研究，以出成果。这类研究，可按照名老中医的年龄和影响力区分缓急，如国医大师、国家名中医、省市名中医的次序。同时，应在充分调研的基础上，寻找各地中医界以养生见长的名老中医，也作为优先研究对象。

（二）养生民间方法研究

养生民间方法研究主要包含民族养生研究和民俗养生研究。前者主要研究中国少数民族流传至今的养生保健方法和经验，后者主要研究我国各地存在的养生民间习俗。

中华民族除汉族喜好养生外，各少数民族也在历史上发展并流传着不少有效的养生方法和经验。如壮族养生主要包括居处养生、精神养生、饮食养生、运动养生等。居处养生如壮族的干栏建筑，就是用木或竹柱做离地面较高的底架，在底架上建造住宅，楼上住人，楼下养畜和贮存生产用器。这种建筑具有防潮防湿防虫、通风采光的特点，对预防疾病十分有利。精神养生包括壮族每年的三月三歌圩，是传播壮族文化的重要形式，同时也是壮民们交流思想感情，保持乐观、开朗、豁达和良好心情的一种方式。饮食养生包括壮族地区在每年三月三歌圩食用的五色糯米饭和壮医药膳等。运动养生包括对山歌、打扁担、打滚石等。另外，如藏族养生、哈萨克族养生等，其长期流传的有效养生经验和方法，值得研究、总结和借鉴。

养生具有大众性，在中医养生之外，民间流传着丰富的养生方法和经验，甚至成为各地的特色习俗，值得中医养生学加以特别研究和借鉴。而有些历史文献中出现过，但现代已不见使用的民间养生方法，也是中医养生学应当加以研究和甄别借鉴的宝贵经验。如端午日煎兰汤沐浴；采菖蒲、艾叶插于门旁以禳毒气；制作、饮用、涂抹雄黄酒以驱毒杀虫；用植物"避邪"，如桃枝、石榴花和艾叶等，以驱除杀灭一些对人体造成伤害或者能传播疾病的害虫，是民间卫生防疫的重要内容；药物杀灭是民间除虫害的传统方法，如在便坑、污水坑中投放石灰、芫花、凤眼草，可以杀死蛆虫，对中医"治未病"有一定的启示和借鉴作用。又如宋代及以前流行于全国各地的佩戴"弹鬼丸"风俗、焚"辟瘟丹"风俗等。尚包括现代民间都十分流行的饮食禁忌，如牛肉与薤同食，生疮；羊肝与生椒同食，伤五脏；兔与白鸡同食，发病；野鸡与鲇鱼同食，生癞；鳖肉与苋菜同食，生虫；猪肉与芫荽同食，烂脐；河豚与鹿肉同食，死人；花生与黄瓜同食，断肠；柿子与螃蟹同食，泻痢等，这些民间饮食养生禁忌中，究竟哪些符合中医规律，哪些能用现代科学解释，都应当加以研究。

第二节 实验研究

一、动物实验

动物实验是通过对动物本身生命现象的研究，进而推广到人类，探索人类的生命奥秘，控制人类的疾病和衰老，延长人类的寿命。目前并没有专门用于养生研究的实验动物模型，但养生的实验研究并未停滞，因其与西医的"抗衰老""抗痴呆"和中医"辨证论治"体系有共通之处，研究方式和成果可以相互借鉴。

（一）建立模型

1. 衰老模型

主要有两种方法建立衰老模型，一种为自然衰老，大鼠或小鼠在标准环境设施中正常饲养，待其自然进入衰老期才用于实验。另一种为诱发衰老模型，使用 D- 半乳糖致亚急性衰老，根据采血测定实验动物血中超氧化物歧化酶（SOD）活性来判断造模是否成功。

2. 痴呆模型

目前常见的是侧海马伞切断致老年性痴呆和阻断颈总动脉致血管性痴呆模型，前者用放射免疫化学法测定胆碱乙酰转移酶（ChAT）活性，两者均可用跳台和水迷宫法测定动物术前术后学习、记忆能力的变化，镜检海马、皮质等脑组织的病理变化判断造模情况。

3. 中医证候模型

在实验动物身上复制临床不同的证候，以不同的证型表现出来，建立了数量较多、具有中国特色的中医证候动物模型，大多数中医证候动物模型都是诱发性动物模型，它的覆盖面包括八纲辨证、脏腑辨证、气血津液辨证、六经辨证、卫气营血辨证等。

（二）实验和评价方法

1. 食疗研究的方法

主要运用动物灌胃分组对照实验，根据不同的研究食疗物和研究目的，监测不同的指标来判断效果，同时注意毒副作用评价。如分别以三种不同数量级别的某通便养生茶经口给小鼠灌胃，连续 7 天后进行小肠运动实验、排便时间、粪便粒数和粪便重量的测定，以此来判断该养生茶的通便效果。

2. 运动实验

主要用于干预和评价衰老的方法，最常见的是跑台、游泳和爬梯实验，通过一定时间和负荷量的运动实验后，用生理、病理学等方法评价实验动物的骨骼肌肉、心脑血管系统功能、糖代谢功能变化情况，用跳台和水迷宫法来判断实验动物的学习、记忆能力等。

3. 中医证候模型

中医"证"的评价，还有待进一步研究，目前认为以体表物理量（如体表冷光、体表温度和电阻以及体重等）为指标，快速、无损的探查方法是可取的。

二、临床试验

中医临床试验包括中医诊断试验研究和中医治疗学试验研究。常见的临床研究方法分为系统性综述、试验性研究、非随机和观察性的比较研究、病例系列研究四大类。常见的中医临床试验方法有随机对照研究、队列研究、单病例随机对照试验、时序试验等。随机对照试验研究是治疗性临床研究的金标准方法。中医养生保健的临床研究亦遵循同理。

（一）试验设计与应用

临床试验设计的原则包括对照、随机、重复以及盲法。试验设计基本要素为研究对象、处理因素和试验效应。根据不同的研究目的、设计类型、专业要求、统计学要求，确定样本量的大小，要求保持处理因素的标准化与稳定性。

现有关中医养生保健的临床试验研究多集中于评价中医养生保健法对某些疾病的干预效果。研究对象为符合条件的某一疾病的患者，干预的养生保健方法多以运动、饮食、情志、针灸推拿、药物养生等多手段相结合。现已有研究表明，中医养生保健对于糖尿病、高血压、高脂血症、心脏病、肾脏病等常见疾病的防治有一定的疗效。如有研究发现运动、饮食、情志等中医养生综合干预可以明显改善 2 型糖尿病患者的生存质量影响，使糖代谢趋于平衡，血压、血脂等指标达到标准水平。另有研究指出，对老年高血压患者，辨证施予食疗、中药足浴、太极拳、耳穴按压等手段进行干预指导，不仅可以加强血压的控制，还可提高情绪管理、坚持运动等自我管理能力。同时，对中医养生保健方法的作用机制研究也在进行中，有研究表明太极拳运动主要是通过对大脑皮层的刺激，调整中枢神经系统功能活动，增加血液循环系统，从而达到降压的效果。

此外，中医养生保健在亚健康状态、衰老、疲劳等领域也开展了临床研究，并取得了一定的进展。有研究指出，通过针灸推拿的方法可以改善亚健康状态，提高生活质量；有学者通过对养生方剂的归纳整理，指出补气、补阳、补肾及补脾是中医抗疲劳、防治亚健康的主要途径。

（二）测量与评价方法

传统中医养生保健评价方法是以传统中医理论为依据，应用中医特有的临证思维和诊断方法，对受试人进行整体评估，形成"九诊综合评估"体系。其内容包括望诊、闻诊、问诊、切诊、甲诊、心诊、子午诊、经络诊、脏腑诊等九大方面。因此，传统养生保健的效果评价，是以寿命长短、脏腑功能、运动能力以及性功能强弱作为指标的。现代临床试验研究结果的测量多采用西医指标与中医指标相结合的方式。西医指标多以实验室结果为主，循证医学方面主要以提出终点指标评价，即生存质量、心血管不良事件发生率、致死率等。中医方面，除却传统评价指标，国外医学量表亦引入到研究当中，通过量表可以更真实、更精确地反映信息。

三、调查问卷

调查问卷主要用于中医的量化诊断、中医规范化的研究，主要有以下几种：

（一）中医健康量表

以阴阳学说为根本，通过可观测的指标或领域来反映阴阳这一抽象概念，体现中医理论的整体观念和辨证论治。目前已有学者基于中医学理论，并参照西医学健康测评的内容和相关量表，制定了一些能够体现中医健康价值观优势的健康测评量表。如刘凤斌等通过300例样本的调查，形成了由精力、疼痛、饮食、大便、小便、睡眠、情绪、体质8个方面、30个条目组成的中医健康状况量表。吴大嵘在广州市以652例问卷调查数据，进行内容筛选，通过数理统计方法，确立了中医健康量表的域、方面和条目。

（二）中医体质量表

中医体质评价是中医养生保健评价的重要部分之一。体质是由先天遗传和后天获得所形成的在形态结构、功能活动方面固有的，相对稳定的个体特征，并表现与心理性格的相关性。目前，国内已经通过制定体质量表来对中医体质进行评价。姚实林等采用标准化的9种中医体质量表对1003例自然人群进行体质现状调查，初步了解安徽省自然人群的中医体质类型分布状况。郑承铎等通过调查问卷发现，饮食性味凉热和温度高低对人体的影是客观存在的，且与体质具有一定相关性等。

（三）中医证候量表

中医证候量表是将望、闻、切诊收集到的内容精简规范，保留主要项目，突出身体状态常见的信息，内容设置较为广泛，既能对身体状态进行判断，又能反映其中医基本证候的分布规律，还能对该人群的生存质量做出评价。问卷填写以自评为主、他评为辅，避免了医师单独判断的主观性。通过问卷评定，可以了解人群的健康状况和中医证候特点，探讨影响个体健康状况的主要因素，为改善人群或个体健康状况提供定量化的工具，也为养生保健进一步的中医药干预提供测量依据。

（四）亚健康量表

目前常用于评价亚健康的量表有以下几种。

1. 康奈尔医学指数

问卷内容包括4个部分：躯体症状、家庭史和既往史、一般健康。问卷分18个部分，每部分按英文字母排序，共有195个问题。每一项目均为两级回答：是或否。"是"记1分，"否"记0分。全部项目得分相加可得到总分。

2. Delphi 法自测表

亚健康者大多以个人感受为主，处于亚健康状态的人体检时无阳性体征，实验室检查为阴性，在评价上有一定的难度。

3. 亚健康证候测试量表

根据中医学整体医学模式和形神协调统一的健康观，运用中医证候为纲编制。量表对亚健康状态可能出现的常见中医证候进行筛选。筛选出来的证型分精力状况、情志精神状况、躯体症状以及其他表现四大块结构，并在文献研究的基础上，重点参考国际公认的临床症状量表（SC290表），将各块结构条目打乱编排成64个问题。量表采用5级评分，分级的设置尽量等距，每个条目的理论最高值是4，最小值为0。另外，设置部分证候诊断必备的辅助性条目，如舌象、脉象等，由经过培训的中医师面对面进行结构式访问。

4. 社会与心理的量表

主要以自评量表的形式进行，其评价指标以心理卫生学指标为主，以心理卫生自评量表和焦虑自评量表为例，其常用指标包括：感觉、情感思维、意识、行为至生活习惯、人际关系、饮食、睡眠、运动性不安和各种躯体上的不舒服感等。

四、实地考察

实地考察亦称为现场调查研究，是到指定的地方去做研究。指为明白一个事物的真相和势态发展流程，而去实地进行直观和详细的调查。在考察过程中，要随时对自己观察到的现象进行分析，努力把握住考察对象的特点。

（一）现场调查的意义及应用

现场调查弥补了实验室和病房的局限性，加强了医学科研工作的完整性。常用的现场调查有以下几个方面。

1. 居民健康状况调查

居民健康状况调查是评价一个国家或一个地区居民健康水平和实际防治措施的主要依据。这种调查包括人口构成、死亡率、死因构成、平均寿命、患病率、身体发育等指标。

2. 流行病学调查

流行病学调查是认识疾病的人群现象和流行规模的重要方法。包括疫源地调查、爆发流行调查、流行病学侦察、预防接种效果调查等。

3. 病因学调查

病因学调查是探索病因的一个重要手段，可以为深入研究病因学做出定向性依据。它包括两个方面：一个是疾病分布与构成的调查，如疾病的性别、年龄、职业等；另一个是疾病与各种因素（如气候、水质、营养、生活习惯、地理环境等）的关系。这两方面常常结合在一起进行调查。

4. 临床远期疗效观察

临床远期疗效观察是对某些慢性疾病进行疗效观察的一个重要方法。从门诊和病房提供的资料远远不能满足研究日益深入的研究需要，必须进行远期的观察。

5. 卫生学调查

现场调查在卫生学的研究方法中占有重要地位。如城市大气污染的调查、水质情况调查等。这些调查不仅为深入研究各种问题提供了宝贵资料，而且还可以对预防工作提出具体而有效的措施。现场调查的内容十分丰富，除上述外，如影响长寿的地理因素、饮食习惯等的调查、地方病的调查、妇幼保健工作的调查、卫生事业质量评价等，都广泛采用此种调查方法。

（二）现场调查设计的内容

在调查之前，必须进行周密而细致的设计，设计的内容大致包括以下几个方面：

1. 调查目的

调查目的应当是十分明确的，通过调查要解决什么问题，要阐明什么问题。每次调查都应紧紧围绕一个中心，不能分散调查的内容，否则会导致调查内容庞杂，达不到预期效果。

2. 调查对象

调查对象指所要研究的总体及根据调查目的所要观察哪些对象。譬如，欲研究某地区农村恶性肿瘤的发病率和死亡率，某地农村全体居民就是我们的研究对象，而不应该掺杂其他地区居民的发病和死亡资料。

3. 调查范围

在调查中，应对下列范围做出规定，即明确要调查哪个地区的事物（空间范围），调查什么时间的现象（时间范围），观察多少例数（数量范围）。

4. 观察单位

指组成调查对象的各个单位（个体），只有对这些单位有严格的界限，才能保证调查结果的科学性。譬如，计算出生率时，观察单位应规定为每一个活婴，不应包括死产和流产。

5. 调查项目

拟定调查项目就是规定每个观察单位应具有的标志。例如，研究某地区某病的发病率，不能只以计算的病例数来说明发病率，还需要对发病数来说明发病率，还要对发病例的发病日期、年龄、性别和职业等标志做一系列分析。调查项目要确切、具体，如研究冠心病与吸烟的关系，仅调查一项"吸烟情况"，是非常笼统而不确切的。如果再由人们随意填写，就会填得五花八门，最后无法处理。如果在"吸烟情况"项目下，再细分为是否吸烟、吸烟的数量、吸烟的质量和吸烟的年限等内容，并对每项调查内容做出明确具体的说明，就可以得到满意的结果。

6. 调查表格

明确调查目的、对象、单位和标志之后，要把他们用调查表格的形式表示出来，以达到顺利搜集资料的目的。调查表的形式有一览表和卡片两种，以卡片的形式为好，便于归纳整理。调查表的内容要简单明了，只要满足调查的需要即可，不要列出与调查无关的项目；必要的项目也不可漏掉。关于调查表格项目顺序的设计，应考虑到调查询问和填写的方便。

（三）现场调查的实施

现场调查与实验室研究有很大不同，现场条件有时会十分复杂，而且情况多变，要求调查者要进行考虑周密。如果是一个新的调查研究，把握不大，最好先行试点，总结经验后再铺开。调查方案一经确定，不得擅自改动，需要改动时，应当统一进行。调查开始之前，参加调查的人员要进行训练，统一对调查意义的认识，对各项标志的含义和要求要充分讨论，对测定方和询问方法也要熟练统一。

1. 横剖面调查

横剖面调查是对现场正在发生或存在的情况进行调查。这种调查要求在较短时间内完成，调查某现象的发生和存在时，常常规定一个"时点"。横剖面调查适用于人口普查、身体发育调查和某些慢性病的调查，如结核病、寄生虫病、地方病、职业病、冠心病、慢性气管炎和肿瘤等疾病。还适用于急性传染病、急性中毒、人口的出生和死亡等"一过性"的疾病和现象。

2. 前瞻性调查

前瞻性调查是预先设立施加因素（暴露于某因素）组，在一定时间内，观察它们的反应（如发病率和死亡率），最后对两组的结果做出比较分析，这是一种"从因到果"的研究方法。

3. 回顾性调查

回顾性调查是在研究现象（如发病、死亡）发生之后，用回顾访查法比较施加某因素组和未施加某因素组的发病率和死亡率，这种调查是"从果推因"的研究方法。回顾性调查具有节省人力、物力，结果出得快，观察的内容多等有点，所以比前瞻性调查应用广泛。

4. 追踪调查

追踪调查是对观察对象做较长时间、不间断的追踪观察。观察时间有时需要几年甚至几十年。如心脏手术后远期效果的观察，癌症治疗后生存率的观察，体育锻炼对儿童少年身体发育影响的观察等，都要经过较长时间的观察，才能得到结果，做出结论。这种调查一般样本较小，但对观察对象要精选。追踪要定期和不间断地进行，所以一定要有切实可靠的联系方法。

五、假说提出与课题申报

（一）假说提出

科学假说，是科学研究人员根据一定的科学原理和科学事实，对科学研究中的未知问题做出的假设性说明。这是科学研究中重要的一种思维方法，也是科学研究得以发展的一种重要形式与手段。

在科学研究中，科学研究人员不是简单地对客观世界进行消极的反应，而是进行积极主动的创造性活动。科学研究人员在真正准确地认识任何新事物之前，都要进行一系列的创造性思维活动，其中首先是要做出一些有关于某种新事物的猜测或预言，这就是假说。

1. 假说的意义

在进行科学研究前，常常要在一定的查阅资料感性认识的基础上，首先对所研究的问题提出一些有关的设想。这些设想，实质上就是一种最常见的假说。可以说，科学研究实质上是一个提出假说、验证假说的过程。提出假说是科学研究的首要步骤，假说在科学研究中的重要作用具体表现为以下几个方面：

（1）探求真理的必要环节　科学研究活动往往是对未知领域的探索。这种探索常常需要解决大量充满目的性和盲目性、主观与客观的矛盾，以达到认识科学真理或取得科研成就的目的。在这一过程中，往往要运用假设的方法。实际上，任何科学研究课题确定后，都必须首先根据已经掌握的知识和材料，对将要进行研究的课题从步骤、方法、手段、目标等各个方面有所猜测，并据此有所计划。虽然这种猜测最初有很大的试探性和不确定性，但它却是使科学研究人员的认识达到科学真理的中间环节和必经桥梁，是科学发展的一般形式和途径。

（2）确定进一步研究的方向　一项科学研究研究什么、如何研究，需要根据有关信息，对研究的问题进行猜测或可能状况的设想，即假说。其是引导科学研究活动逐步开展和深入的必要环节，确定进一步观察或实验的内容和方向。在猜测或假说引导科学研究活动逐步开展和深入的过程中，其自身也得到科学研究实践的不断检验和修正。正是这种过程的不断进行，才能使得科学研究活动有更大的目的性，减少盲目性，最终实现主观与客观的统一，取得认识真理或科研成就的目的。有时，一个伟大的假说从诞生到实现，要经历的时间十分长久，其间所受到的种种不理解也是令后人叹息不止。

（3）假说间的争论推进认识的深入　由于假说的假定性和猜测性特点，在它提出之时必然会引起众家的争论。这种不同学说的争论，有利于人们提出问题，揭露矛盾，开阔思路，克服不足，趋于完善，促进科学研究的深入和人们认识的深化，从而带来学科的繁荣和发展。

2. 假说的特点

（1）科学性　假说不是随意的幻想和毫无根据的空想，而是人们根据已经认识或掌握的有关科学知识或经验，对有一定事实基础的研究或认识对象，进行的科学逻辑推理和解释。

（2）推测性　假说是在不完全或不充分的经验和事实的基础上推导出来的，是尚未经过实践检验和仍有疑问的不准确的思维状态。假说的这种推测性，决定了其在未来实践中两种截然不同的命运，要么被实践证明是全部或部分是正确的，要么被证明是错误的。对于后者，只有放弃才是唯一科学的态度。

（3）抽象性和逻辑性 假说并不是经验和事实的简单堆砌，而是经过一定的科学概念、判断、和推理过程，所形成的抽象的逻辑体系。这种抽象的逻辑体系往往是不成熟的，有待于进一步修正与完善。

（4）预见性 假说是对事物的本质、事实的内在联系、事物的规律性的推断，具有一定的预见性。由于假说的抽象性和逻辑性的不成熟，这种预见性也带有一定的不准确性。

（5）多样性 在科学研究中，往往会对同一现象或事物产生两种或多种不同的认识，特别是在人们没有真正认识其科学本质之前，各种假说的多样性是显而易见的。

3. 假说形成的过程

一般来说，提出假说的过程实际上就是一个假说的形成与发展过程，它大体上可以分为三个阶段。

（1）孕育阶段 是根据已有的事实材料和科学理论，对认识对象提出的初步猜测。假说的孕育阶段是最富有创造性的阶段，它需要充分发挥想象力，巧妙地运用各种科学思维方法，进行创造性思维活动。

（2）形成阶段 是在初步推测的基础上，经过进一步搜索资料，观察实验和理论论证，对孕育阶段产生的猜测加以充实和修正，最终使猜测发展成为更为合理和完整的假说。假说的形成阶段是对猜测的深加工阶段，即经过充实、修正等一系列科学加工过程。

（3）检验阶段 就是假说的确立。由于假说毕竟是一种不确定的推测，必须要经过时间的全面检验，才能真正成为科学的假说，并上升为科学理论。

4. 假说形成的前提

（1）以唯物辩证法为指导 由于假说的提出和运用主要是通过思维进行的，因此，用什么方法来指导思维是一个非常重要的问题。因为方法是人们达到认识客观真理的手段，它直接影响着思维活动进行得正确与否。

（2）以事实作为基础 任何假说都必须以事实材料为根据，决不能让主观臆测来影响对客观现象的解释和判断。一方面，事实根据是提出和运用假说的基础与出发点；另一方面，也不能等待事实材料达到全面系统的程度，才去提出和运用假说。之所以是假说，是因为它以一定的事实材料为基础，并加以大胆猜测和科学推断，其中有虚构事实或虚设结果而产生的思维活动成果。要真正做到以事实为基础，必须注意保持客观的态度，防止主观臆断。一旦提出和运用假说，就不要因某种偏爱影响对事物的观察和对结果的解释与判断。

5. 提出假说的方法

研究提出假说的科学方法，是科学研究的重要内容。提出假说的过程，就是应用科学方法解决实际问题的过程。科学史表明，古代提出假说常用演绎法，近代多用归纳法和类比法。这里仅介绍一些常用的方法。

（1）归纳法 归纳法是一种概括性的方法，也就是从个别、特殊到一般的方法。归纳法就是概括由经验获得的事实，与概括和加工事实有关，并且总是以观测和实验的结果为根据。用这种方法提出的假说，是一种概括性的假说。归纳法主要有三种，即简单枚举归纳法、直觉归纳法、科学归纳法。其中科学归纳法又称"穆勒五法"，在科学研究中应用最广，尤其是在科学研究中探求事物的因果关系。

（2）**演绎法**　演绎法是建立逻辑必然的知识体系，要从一些作为原理的判断形式，推导出一个判断体系，推导程序完全依据所采用的逻辑系统的规则。它与运用归纳法提出假说有着密切的关系，没有演绎法提出的假说，用归纳法提出的假说就没有意义。因为一切演绎的一般原理和所研究的特殊事物的属性都是归纳法提出的一种假说，只是把两者逻辑地联系起来。运用演绎法提出假说，主要用三段论法，即包括三个不可缺少的段：①大前提段，提出假说的一般原理。②小前提段，提出假说的研究对象。③结论段，提出假说所取得的基本观点。三段论法根据条件的不同，可分为直言三段论、假言三段论和选言三段论三种方式。在运用演绎法提出假说时，可以三种方式单独使用，也可联合使用。运用这种方法提出假说，关键是大前提的选言必须是全面的，小前提对大前提所设想的考察必须是具体的，否则就会导致假说的失败。

（3）**类比法**　类比法是一种由已知知识推出新知识的方法，也是由两个或两类对象的某种属性相同而推出在别的属性上也相同的方法，常用的类比法有性质类比法、结构类比法、关系类比法。

（4）**历史法**　它是一种从历史上进行比较而提出假说的方法，常用的历史法有：①现象还原法，是一种从现象还原到原本的方法。②时空转换法，是把空间上的并列关系，通过比较转化成时间上的过程关系。③以果溯因法，它是一种从结果回溯起因的方法。

（5）**特征法**　它是一种就个体对象进行科学研究而提出假说的方法，常用的特征法有三种：①外貌特征法，这是一种以研究对象外表特征而解释其本质的方法。②结构特征法，这是一种以研究对象结构而揭示其经历的方法。③动态特征法，这是一种以处理观察的各种关系的特征而导致间接结构论的方法。

（6）**想象法**　这是一种借助于想象力提出假说的方法。常用的想象法有三种：①形象构想法，它是以形象构想提出假说的方法。②过程构想法，它是以过程构想提出假说的方法。③理想构想法，包括理想模拟和抽象实验两个内容的假想方法。

上述各种提出假说的方法，各有优劣，必须视不同的科学研究项目，进行妥善选择和正确运用，确保各尽其用。

（二）课题申报

撰写医学科研计划书对研究者来说是一项必备的基本功，一份完整的医学科研计划书应该包括题目、立题依据、研究目的、设计方案、研究对象、研究方法、预期结果、伦理问题、经费计算、进度安排等内容。由于课题来源的途径不同，侧重点也不完全相同，但任何一份科研计划书都应包括如下内容。

1. 一般项目

一般来说，医学科研计划书的封面及次页包括如下项目，称为一般项目。

（1）**研究类型**　指申请课题的性质是基础研究、应用基础研究、应用研究、开发研究。

（2）**课题的名称**　应能够确切反映研究特定内容的简洁语。题目名一般不易超过25个汉字，英文题名应与中文题名含义一致，一般以不超过10个实词为宜。

（3）**承担单位**　指该项研究的主要负责单位。

（4）**课题负责人**　指承担单位的首位科技人员。有些项目申请书写为"申请者"。

（5）**主持部门**　指进行招标的主要负责单位。

（6）**项目主要成员**　指参加项目的主要人员（不含申请者）。

（7）起止年月　指该课题进行的周期。

（8）通讯地址、电话号码、E-mail 地址。

（9）申请日期。

（10）内容摘要与主题词。

2. 立题依据

立题依据是科研计划书的主要组成部分。在该部分，申请者应该提供项目的背景资料，阐述该申请项目的研究意义，国内外研究现状主要存在的问题及主要参考文献等。

（1）项目的研究意义　在此应该说明所要研究的疾病或健康问题是当前的重要公共卫生问题，或是目前急需解决的重要问题。研究的意义本身就是选题所考虑的重要内容之一。

（2）国内外研究现状和存在的主要问题　在阅读大量同类研究文献的基础上，综述该研究领域国内外研究现状、发展趋势，以及目前存在的主要问题。

（3）本研究的切入点与意义　针对国内外同类研究中存在的问题，引出本研究的目的和意义、阐明本研究的重要性和必要性，以及理论意义和实际意义。特别要表明与国内外同类研究相比，本研究的特色和创新之处。

（4）其他　列出主要参考书目和参考文献。

3. 研究方案

研究方案包括研究目标、研究内容、拟采用的研究方法、技术路线、可行性分析、项目创新之处，年度计划的预测进展、预期成果等内容。

（1）研究目标　用简洁的文字将本研究的目的写清楚。原则上，目标要单一、特异。一般研究只能解决 1～2 个问题。研究目的可分为主要研究目的和次要研究目的。

（2）研究内容　说明用什么方法来研究什么问题。内容应与目标一致，要重点突出，紧扣研究目标，不要写与研究目标无关的内容，也不要写过多难以实现的内容。此项着重说明为了解决本研究的研究目标，在研究中将分为几个步骤，拟从何处入手，重点研究哪个侧面，主攻方向是什么，将出现什么样的预期效果等。

（3）拟解决的关键问题　阐述本研究在方法和技术上要解决什么难关，其反映研究项目的难点所在。

（4）研究方法　研究者可根据自己的研究目的和可以利用的条件，选择相应的研究方法。

（5）研究技术路线　在研究计划书中，研究者可以用文字、简单的线条或流程图的方式，将研究的过程、路线表达清楚。

（6）可行性分析　在可行性分析部分，应该写明申请者的研究背景、研究能力、申请者及其团队所具有的硬件或软件条件，以及研究现场的条件等。再次表明申请者对完成该项目的可行性。

（7）项目的创新之处　用简洁明了的语言说明项目的创新之处。

（8）预期研究成果　对本项目拟达到的目标、阶段性目标、拟取得的成果或产出给予描述。

（9）年度研究计划　按照研究项目的研究期限来设定项目的年度计划，以及在研究过程中的预测进展情况，一般可分为准备阶段、实施阶段、资料分析阶段和论文撰写阶段。有的项目本身就是科技成果的推广项目，它的研究期限将是年度推广计划或年度成果计划。

NOTE

4. 研究基础

科研基础包括以下三个方面。

（1）与本项目有关的研究工作积累和已取得的研究成绩。

（2）已具备的实验条件，尚缺少的实验条件和拟解决的途径。

（3）申请者和项目组成员的研究简历，已发表的与本项目有关的论文论著，已获得的学术奖励情况及在本项目中承担的任务等。

5. 经费预算

在计划中应明确经费的支出科目、金额、计算的根据及理由，包括科研业务费、仪器设备费、实验材料费、协作费、项目实施费等。在分预算的基础上，写明总的申请金额。

6. 其他内容

在项目申请书的最后，还有一些其他项目，包括申请者的承诺、专家推荐意见，以及申请者单位和合作单位审查意见等。当这些项目都写清楚或填写完成后，一份完整的医学科研计划书或项目申请书就完成了。

第三节　文化研究

一、文化遗产保护

文化遗产保护包括物质文化遗产保护和非物质文化遗产保护。我国文化遗产蕴含着中华民族特有的精神价值、思维方式和想象力，体现着中华民族的生命力和创造力，是各民族智慧的结晶，也是全人类文明的瑰宝。非物质文化遗产是 2003 年联合国教科文组织《保护非物质文化遗产公约》（以下简称《公约》）确定的法律概念。

中医药作为中华民族文化的瑰宝，是人类非物质文化遗产的重要组成部分，属于《公约》中"有关自然界和宇宙的知识和实践"的范畴。它秉承"天人合一"的古代哲学思想，在其漫长的发展历史中，形成了独特的对生命与疾病的认知与实践，是中华民族创造、传承的关于自然、人体、疾病的知识和实践体系。中医非物质文化遗产蕴藏着巨大的文化、经济价值。所以，中医文化遗产保护是一个关系国家、民族利益的重大战略问题。

2004 年我国加入《公约》后，便启动了非物质文化遗产保护工作；2005 年，国家中医药管理局成立中国传统医药申报世界文化遗产委员会和办公室，具体负责保护与申报工作；2006 年 5 月，委员会组织传统医药类项目申报国家第一批非物质文化遗产保护名录；2007 年 6 月，委员会组织了"传统医药类国家级非物质文化遗产保护项目"代表性传承人推荐工作，经文化部组织专家论证，共有 29 人被确认为首批国家级代表性传承人；2008 年 6 月 7 日，中医养生经国务院批准列入第二批国家级非物质文化遗产名录；2011 年 6 月 1 日，《中华人民共和国非物质文化遗产法》正式实施，明确将传统医药归入非物质文化遗产的范畴。

目前国务院已公示 4 批国家级非物质文化遗产项目，包含 28 个中国传统医药非物质文化遗产项目，中医养生项目有一项，其中具体内容为山西太原药膳八珍汤，福建省晋江灵源万应茶和永定万应茶。基本情况如下：

1. 药膳八珍汤

傅山药膳八珍汤俗名"头脑"，是明代崇祯年间由名医傅山创立，至今在太原地区传承了370多年，是一种有养生功效、独具特色的地方清真名吃。八珍汤是以精选羊肉、粮食和八种中草药为原料，经过精细复杂的工艺制作而成的一种汤糊状食品，可起到舒筋活血、养心益肾、补血生阳、健脾开胃、益气调元等作用。近年来，八珍汤的传承与发展遇到困难，掌握传统工艺的老师傅都已年逾古稀，后继乏人，正面临着失传的危险。

2. 灵源万应茶

中华老字号"灵源万应茶"始创于明代洪武元年（1368），迄今已有600多年历史，系泉南名寺福建晋江灵源禅寺三十一世高僧沐讲禅师研制，沐讲禅师采集山茶、鬼针、青蒿、飞扬草、爵床、野甘草、墨旱莲等17种灵源独特的青草药，并配以中药精心炮制，制成"菩提丸"，经数百年的演绎、传承、发展，成为今天的"灵源万应茶"。该药茶具有疏风解表、调胃健脾、祛痰利湿之功能，对伤风感冒发热、中暑痢疾、腹痛吐泻等疾病疗效显著，更是防暑降温的理想药茶。

3. 永定万应茶

采善堂万应茶始于清代嘉庆年间，由福建永定著名老中医卢曾雄采用漳州独有的高山茶叶和30多种名贵地道中药材，用独特的中药炮制工艺加工配制而成。主要适应于轻型腹泻、消化不良、饮食不调、脾胃虚弱、外感风寒和中暑等引起的头痛、头昏、恶心、腹胀、呕吐，以及食物过敏、醉酒等引发的病证，疗效显著，行销甚广。

除保护申报成功的传统医药非物质文化遗产项目外，至今还有很多面临濒危消亡的境地，亟待保护的中医养生内容。如中医养生丹术，就是通过性命双修而达到免除疾病、健康长寿乃至生理和心理超越的神仙家学术，它包括内丹术和外丹术，承载了古代生命认知和传统养生学术，将中医养生丹术作为非物质文化遗产予以保护，不仅有利于中医养生学术得到全面保护、传承、发展和创新，而且有利于人体生命科学的研究和人类寿命的延长，凸显中医养生丹术固有的医学内涵及价值，造福于人类健康。另外，通过对古代养生器具的调查收集和分类整理，有利于保护古代文化遗产，防止文物流失和损坏。尤其是通过对古代养生器具的形制构造、制作工艺、流传脉络、功用价值等研究，对于现代养生保健产品的开发创作具有重要的启迪和参考价值。

我国积极参与保护传统医药非物质文化遗产项目，是为了推动我国传统医药文化遗产的抢救、保护与传承；然而，在当今经济全球化的时代，传统医药的生存发展的文化生态正逐渐被改变，特色诊疗技术、方法濒临失传，传统的医疗理念和经验传承后继乏人，对传统医药的不当利用与利益侵害也时有发生。非物质文化遗产保护恰恰为解决这些问题提供了一套制度与方法，开展传统医药非物质文化遗产的保护工作，守护住传统医药的文化根基，对于其传承发展具有重要意义。

二、养生流派研究

中医的养生思想是根植于中国的传统文化，并伴随着我国传统文化的成长而逐步形成的。它的形成与发展经历了漫长的岁月，凝聚了前人的养生智慧和经验结晶，有着丰富的内涵。要继承发扬这些宝贵的经验，就必须开展学术流派的研究，掌握各流派的特点和其中渗透的养生文化，发挥其优势。根据文化特点衍生出多家风格迥异的学术流派，如儒家养生派、道家养生派、佛家养生派、医家养生派等养生流派，各流派从不同角度阐述了养生理论和方法，丰富了养生学的内容。医家养生派现今已发展为中医养生学，故本节从略，仅简述其他养生流派的当前总结和研究成果。

（一）儒家养生

儒家养生派的创始者，以孔孟为代表。孔子思想体系的核心是"仁爱"，其主要内容为"仁者爱人"。倡导修身养性，指出养心与养形都是养生的重要内容，精神与形体之间，精神起统率支配作用，强调道德行为修养。儒家养生特点主要有三。

1. 以道德养生为主

儒家养生思想与道德修养融为一体，提倡善养生者，必须注重道德修养，养生贵在养心，而养心重在养德。孔子提出"仁者寿""大德必得其寿"的以德养生思想，强调道德精神在养生中的意义。认为"仁德"为人之本，既是为人处世之本，亦是获得健康长寿之本。"仁德"观念，既是儒家自我完善的核心内容，又是修身养心、养生、延年益寿的重要内容。

2. 平时以起居饮食养生

儒家非常重视起居饮食养生，提出了许多饮食养生保健的观点，如《论语·乡党》记载："食不厌精，脍不厌细，食殪而餲，鱼馁而肉败，不食。色恶不食，臭恶不食。失饪不食，不时不食。"西汉董仲舒说道："寒暖无失适，饥饱无过平。"认为应以季节为依据来调节起居衣着，在饮食上也要有所规律。

3. 以静坐调息为方便法门

儒家养生中的静坐调息是完全有别于道家和佛家的，其最突出的特点，就是无论静坐还是调息，始终贯穿着道德意识的主导因素。儒家调息养气法发于孟子的"养浩然之气"理论，强调在呼吸的同时，要关注身心交关的训练。

（二）道家养生

道家养生思想是道家思想的重要组成部分，医道同源，道家思想为中医养生理论的创立奠定了基础。道家养生思想大体可以概括为重人贵生、天人合一、我命在我、形神相依、众术合修等，在养生方法上表现为守窍类、气法类和引导类等。道家养生的特点如下：

1. 道法自然

道家创立于先秦老子，发展于庄子。《老子·二十五章》云："人法地，地法天，天法道，道法自然。"老子强调人与自然是一个息息相关、密不可分的统一整体，人体必须与自然规律相适应，才能长寿。

道家讲究精神调摄养生。强调清心寡欲，主张"去甚、去奢、去泰""见素抱朴，少私寡欲"；倡导静以养神，即"致虚极，守静笃"，以清静为本，强调"不欲以静""归真反璞""无为而无不为"；主张居安思危，防患于未然。

2. 众术合修

所谓"众术合修"，就是倡导多种方法综合运用，以期达到全面调理身心的作用，这是道家养生的重要修炼原则。葛洪是最早倡导"众术合修"养生的人，他认为养生要"多闻而体要，博见而善择，偏修一事，不足必赖也"。养生要合众术为一体，各尽其长，互补其短。在《养性延命录》中，陶弘景多次提到虚静、息虑、服气、导引等各种方法。道家"众术合修"

的养生思想反映了中国古人要求取长补短、兼收并蓄的思想，对养生实践大有裨益。

（三）佛家养生

佛家养生派注重精神的修炼，其修炼的健身功法偏重于调身、调气、息心静坐。在养生理论上以"明心见性"为主，在方法上以"静养"为长，注重"禅定""顿悟"，修炼的过程是领悟佛法、破除妄念显发自身的佛性阶段，其最高境界是大彻大悟而成正常。佛家的养生修行有三步："戒（除七情六欲）、定（坐禅修炼）、慧（顿悟和彻悟）"，主要是通过去除烦恼心志、与人为善、入静、纠正不良行为等途径来实现的，这也是佛家养生的核心和要领。佛家养生的特点为：

1. 明心见性

其核心内容是摒弃世俗的一切痴爱杂念，彻悟在世俗中迷失了的本性。佛教通过禅坐的方式，止息心念，排除俗尘的纷扰，就能觉心萌发，发现本性，从而即心成佛、见性成佛。从根本上来说，就是帮助自己寻找精神的家园，启发内心的自觉，培养伟大的人格。

2. 居食养形

佛家认为，在起居饮食等中感悟到真实才是修行，修行离不开日常生活。佛教对饮食与人的健康关系有着许多独到的研究和戒律，要求饮食的节制，主张素食，注重饮食卫生。重视宁静、空气清新、幽美的修炼环境，讲求调理人与自然、社会的"互存关系"。

3. 禅定养气

人们都可以通过禅修，充分调动自己的巨大潜能，从而实现祛病强身、怡情养性、延年却老的目的。

三、养生健康传播研究

中医养生健康传播，是指以维护健康、祛病延年为目的，利用各种媒介渠道及方法，制作、发布、拓展、交流中医养生保健知识的过程和行为。

随着经济的发展、生活水平的提高及对疾病危害认识的加深，人们对健康长寿的需求越来越迫切，健康科普传播成为当前社会的关注热点。中医在养生保健研究方面，历史悠久，特色明显，优势突出。因而，中医养生健康传播是中医养生保健的重要研究课题。

（一）中医养生健康传播媒介与要素

随着科技的发展，人们获取信息的途径和习惯发生改变，对传统图书、报纸杂志、影视等媒体产生了冲击，"自媒体"时代正在形成。中医养生健康传播必须适应这种潮流，有效利用各种传播媒介，多途径、通俗地普及中医养生保健知识。

1. 中医养生健康传播媒介

大众传播媒介主要包括报纸、图书期刊、广播、电视、电影、手机网络、宣传册等。

（1）报纸 在我国，报纸是主要的媒介形式。报纸的权威性、真实性和可信度相对较高；出版频率高、时间固定，时效性较强。刊载的养生内容是经过精心选择、汇总和策划的信息，能够针对热点养生问题进行深度分析与报道。

（2）图书期刊 养生类图书期刊是针对养生专门设计出版的纸质出版物，一般对读者群有明确定位，有主题鲜明、对象明确的特点，图书期刊的印刷质量不断提升，更能吸引读者。并且具有收藏和保存价值。

（3）广播   广播是传播最方便迅速的媒介，覆盖面广，受众非常广泛。当需要进行迅速和较大范围的中医养生理论或理念的宣传时，广播是较好的选择。

（4）电视   电视媒体具有极强的直观性和感染力。如新闻报道、热点追踪、电视剧、娱乐节目等，更能在养生科普传播中达到寓教于乐、潜移默化的效果。

（5）手机网络   在传播媒介中，手机、网络等新媒体成为一种趋势和潮流，是中医养生健康传播必须顺应和选择的媒介途径。通过网络，可以实时互动，为爱好者答疑解惑。不足之处，在于其内容的科学性不容易把握，给受众的甄别带来了一定困难。

（6）宣传册   最常见的是免费发放的各种宣传册，还有传真品、印刷品邮递、公众礼品等。印刷品主要有传单、明信片、小册子、图表、目录册、年月日历等，一般用于广告用途，但也可为中医养生健康传播借鉴使用。

2. 中医养生健康传播要素

中医养生健康传播在具体实践中，需注意一些基本要素，主要包括从业热情、传播内容及新媒体的利用等方面。

（1）热爱科普，认识到位   就是要求中医养生健康传播者对中医养生科普事业保持充足的热情。传播者的知识层次，要涵盖中医养生学及大众传播学或科普学两方面。通过中医养生健康的大众传播，发挥中医养生维护身心健康、服务社会的学科作用。

（2）根于中医，科学严谨   中医养生健康传播，其传播内容必须以中医为根本，必须符合中医学的基本理论、基本原则和基本规律。其传播内容是针对健康的科学理论和方法，因而必须保证"科学性"，必须真正有利于健康的维护和寿命的提升。

（3）广搜博采，精于鉴别   中医养生科普创作的材料来源，除本身的学识及经验外，还应做到广搜博采，从而厚积薄发。养生知识系统庞杂，门类繁多，精华与糟粕杂糅，对搜集到的资料需进行精心鉴别和选择。

（4）重点突出，通俗易懂   科普选题立意新颖，有针对性，内容要重点突出，在保证科学性的基础上，力求科普内容简明扼要，通俗易懂。

（5）手机网络，勤加利用   中医养生健康传播者要顺应社会潮流，学会并熟练应用电子邮箱、论坛、微博、空间博客、新闻及音视频网站、手机应用、微信等信息发布平台，普及中医养生知识，捍卫养生的科学性，揭露养生假象，抨击养生乱象。

（二）中医养生健康传播规范与引导

中医养生健康传播的发展，需要扶持、规范和引导，其可行的发展策略主要有五点。

1. 政策规范

在中医养生健康传播中，政府机构应当发挥主导、规划和规范作用。2014 年，国家中医药管理局与国家卫生和计划生育委员会联合发布了《中国公民中医养生保健素养》和《健康教育中医药基本内容》，推动了中医养生基本知识的普及。中医养生科普领域当前急需规范，这也需要由政府主导。

2. 明确主体

中医养生健康传播的主体，必然是中医养生行业的学者或与养生相关的医疗工作者，医疗机构作为挂靠单位和组织联络者，也可以成为中医健康传播的主体之一。

3. 文化先行

中医养生学的基本观念肇基于传统文化，经历代养生家、医学家的不断完善才得以形成。因此，中医养生传播不能脱离传统文化，应广开思路，结合文化、融入文化，让文化先行。

4. 构建平台

传播需要交流，交流必须通过一定的平台，可供中医养生健康传播构建使用的平台大致有会议、学术团体等。

（1）会议　会议是中医养生专业领域最常见的传播平台。如学术交流会议、宣讲培训会、推介会、博览会、研讨会等。

（2）学术团体　中医养生类学术团体也是养生资源整合的良好平台之一。我国的中医养生类学术团体，是由从事中医养生类工作或中医养生热爱者为了更好地研究和交流中医养生，推动中医养生发展而自愿发起的，有一定结构形式和制度的非营利性学术组织。

5. 影视策划

影视媒体，是大众接受度非常高的传播工具和渠道。中医养生影视产品制作，目前仅限于电视养生类节目，及面向大众的养生视频等。中医养生健康传播者可以将养生心悟、养生活动、养生方法等，以视频的方式，在网上予以展示，逐渐吸引制作团队进行更精深的影视制作。

中医养生健康传播，应该努力培养、造就一支热爱科普、甘于奉献、具有合理知识结构的人才队伍，在确保中医性、科学性的基础上，利用各种媒介，以通俗、生动的形式，向大众传播正确的中医养生知识。

NOTE

第十二章　应用方法

中医养生学的方法种类繁多，究其源流，是在其形成和发展过程中，历代医家根据对生命、健康和疾病的认识，并借以解决人体养生保健等一系列医学实际问题的实践中总结形成的。中医养生学将自然、社会和人视为一个整体，同时也把人的内外表里作为一个整体，即将人体的精、气、神和五脏、六腑、四肢百骸、九窍作为一个整体，共同组成社会与自然的一部分。因此，中医养生方法既可按部分而独立存在，又可多种应用方法有机结合。如调养精神、调摄药食、培养雅趣、锻炼形体、节制房事及顺应环境、调理起居等。

中医养生应用方法之间又有内在而紧密的联系，即系统性。如在五行学说指导下，五脏之间的生克制化，构成统一系统而形成情志相胜方法等。在阴阳学说对立统一思想的指导下，古代医家在养生实践中按中医生理、病理、诊法、辨证和治法等方面，总结和构建了基本的养生保健方法，如针灸推拿养生方法等。

从实际应用来看，随养生方法施行者的不同，中医养生存在两大相辅相成的应用体系，即自我养生和养生服务。对于个人而言，这两大应用体系缺一不可，对康寿的维护各自发挥着不同的作用。

第一节　自我养生

自我养生，即养生者作为养生行为的发出者，主动学习和采用各种适宜的养生方法，为自身制定养生规划、督促自身完善自我保养体系、持之以恒地将养生方法贯彻于自身的日常行为活动中，从而维持自身的健康和长寿。

自我养生强调养生者自身的主观能动性，只要养生活动的最终发起和施行者是养生者自身，皆可称为自我养生。在此过程中，并不排斥他人的帮助，如完善自我养生体系过程中的他人建议和监督、学习和施行养生方法过程中他人的指导和培训等。因此，衡量是否为自我养生的关键在于养生活动的发出者。

对于大部分养生者而言，尤其是相对健康的人群，自我养生应该在个人养生体系中占主要比例。首先，个体本人对自身的健康状况改变具有直观和优先感受性，对自身健康状况的了解和反应速度最快。因此，加强自我养生，能使养生者在第一时间根据自身状况的改变而调整养生规划，从而增强养生的个体性和合理性。其次，养生是一项个性化和主观性非常强的活动，必须在养生者自身重视和积极配合的情况下方能较为顺利地开展，以自我养生为主，能使养生者更加直观地感受健康的良好改变，从而坚定养生信心，有利于其他养生活动的开展。再次，养生是贯穿一生中各个细微之处的活动，除了针对住院病患的养生服务之外，大多养生服务不可能伴随养生者每时和每处。因此，需要养生者进行自我监督，以"三省吾身"的态度进行自我养生管理。

个体完整的自我养生，包括自我评估、制定规划、学习和践行、自我监督等方面。在此过程中，具有专门知识的中医养生专业人员具有较强的优势，这种优势的发挥主要在于养生的专业性和全面性，但从自我养生的主观能动性这一基本层面而言，养生知识的丰富性并不具有决定性优势。只有满足了主观能动性之后，养生的专门知识才能发挥其应有的作用，此即古人所言"纸上得来终觉浅，绝知此事要躬行"。

一、自我评估

自我评估，即在日常生活中，根据自身感受，随时对自身健康状况和养生需求进行评价和判断，从而为自我养生提供依据。

自我评估主要包括对自身身心健康状况的评估、生活方式评估等。需要注意的是，自我评估可以结合医疗机构提供的体检检查结果进行，但其更注重的，是对自身真实状况的客观分析，其关键在于"客观"，不能产生主观逃避心理，要克服"不愿相信""不敢相信""不愿去想"等消极思想。

（一）健康状况评估

根据健康表现的内容，与自身所感受到的当前身心状况进行对比，寻找异常，从而发现自身健康状况中存在的问题，为自我养生的下一步计划提供依据。

健康状况的评估主要包括形体健康状况、精神健康状况、社会适应情况、道德健康情况等几方面。

1. 形体健康状况

形体健康状况的评估大致有以下几个方面：

（1）头面部　通过镜鉴和自身感受，观察和感觉面部各器官的状况及面部色泽等健康方面是否存在异常。①面色：观察自身面部色泽，以淡红而润泽为正常。如果面部出现青黑、萎黄、惨白等异常颜色，或局部颜色明显异于其他部分，或突然出现红斑、赘生物等，均需加以注意和记录，作为健康异常表现而纳入评估。②面部润泽度：正常人面部具有一定光泽度，称为"润泽"；若面部失去光泽，或油光过重，甚至满脸油垢，均为异常。③眼：对镜观察自身眼睛是否有神，瞳孔是否正圆，虹膜及巩膜颜色是否正常，两眼角是否有血丝，上下眼睑尤其是下眼睑是否有异常颜色等，并体会自身眼睛是否有干涩、痛痒、视力下降、视野模糊等不适感。④鼻：对镜观察从印堂到鼻准（鼻尖）是否出现异常颜色，尤其要注意观察鼻尖及鼻翼是否有血丝，鼻翼周围是否有疔疮疖疹等皮肤异常，感受自身是否有鼻塞、鼻痒、喷嚏、流涕、鼻血等不适，并记录鼻涕的颜色、黏稠度等情况。⑤口：观察唇色是否红润，唇周有无疔疮，齿牙是否完整白洁，舌色是否红润适当，舌苔有无及其颜色，感受唇、齿、舌有无不适感，口中有无异味。⑥耳：观察耳的外观是否正常，感受听力有无异常。⑦头、发：观察头发是否黑亮、浓密，感受有无头皮不适感，有无头痛、头胀、头晕等不适感觉。

（2）胸背部及呼吸、心跳　观察胸背部皮肤有无突然出现的疖肿、疹斑，或局部颜色变化；感受自身呼吸是否顺畅，呼吸频率是否正常，呼吸是否有足够深度，语声是否低弱无力或声高气粗，有无咳嗽、喘促，有无心悸心慌、胸痛、胸闷、背痛、背冷等不适感觉。

NOTE

（3）腰腹部及消化功能　观察腹部有无肥胖、肿胀；感受自身有无胃腹胀闷、疼痛、鸣响，腰部有无胀、重、冷或痛感，感受自身饮食摄入量是否正常，饮食是否规律，饮食前后有无不适感觉等。

（4）二阴及大小便功能　观察前后二阴外观是否有改变，是否有赘生物和皮肤变化，观察小便量、色、质是否正常，大便有无干结或稀溏；感受大小便是否通畅，有无小便不利或频数，大小便气味是否有异于平常；女性尚需注意月经和白带是否有异常。

（5）全身　观察和感受全身皮肤是否润泽，体格是否壮实，近期有无较快地肥胖或消瘦，观察和感受腰腿是否灵便，步态是否与往日相同。

2. 精神健康状况

主要包括以下几个方面：

（1）精神状态　心理是否常处于愉快的状态，情绪是否稳定或是否能快速稳定情绪，对外界刺激的反应是否快速而适当，精力是否充沛。

（2）记忆力　感受对近期事务和远期事务是否能留存记忆，并快速唤起回忆，回忆内容是否正确，有无健忘、记忆模糊、记忆力减退或某段记忆缺失等。

（3）睡眠　睡眠时长、睡眠安稳程度、入睡速度等有无异常，是否多梦，醒后是否有精力不能完全恢复的感觉。

3. 社会适应情况

主要体会和感受自身对人际关系的处理是否理性、融洽，面对繁杂事务和人际关系时，能否保持理智的心态并将其合理解决，日常工作的安排是否有条理，面对挫折时心态是否超然、稳定等。

4. 道德健康情况

主要体会和观察自己是否能自觉遵守社会的各项法律和规章制度，是否具有爱心，胸怀是否宽广，待人接物能否诚实守信，对人对己是否宽容，有无奉献精神，是否易产生怨怒、嫉妒、怀疑揣测等不良情绪和行为。

（二）生活方式评估

主要从饮食、起居、运动、嗜好、工作环境及模式等方面评估，本章仅进行简单阐述。

1. 饮食

观察和感受自身饮食的量是否正常，有无偏食、过饱、节食甚至断食饮食等，有无口渴多饮或不喜饮水等情况；饮食是否有规律及规律是否合理，有无早食、晚食、零食、夜食、加餐等非正常进食情况，早、中、晚三餐是否能够保证，有无不食早餐或不食晚餐等情况；饮食营养、寒热、五味等搭配是否合理，有无营养过剩或营养不良，谷肉果菜油蛋水奶等搭配是否丰富而周备，有无喜热、喜冷、喜辣、喜咸等特殊饮食嗜好，茶、咖啡等饮料摄入情况等；饮食环境的营造是否合理；饮食习惯是否良好，如餐前个人及餐具卫生，进餐时是否喜言语交流，餐后是否有保养活动等。

2. 起居

观察和感受自身居室内外环境是否舒心、温馨，住宅周围环境污染情况，主要存在哪些影响健康的因素及近期是否有所变化等，居室内环境近期有无变化，是否引起了身体的不适。卧室床、枕、被等生活用具的材料、长宽高等当前数据或最舒适参数应当加以记录。还要记录自身每日起床、用餐、工作、休闲、运动、睡眠的时间，及伴随其出现的感觉。每日记录晨起的呼吸频率、心跳次数、血压、体温。

3. 运动

每日记录并经常比对自己的运动数据，如运动锻炼的形式、时间、强度、运动前后身体感觉变化；记录简单的运动环境变化，如室内或室外、同伴、天气等。

4. 嗜好

记录自身的爱好，如爱好的有无，尤其有无不良嗜好；爱好的开展频率、时间、形式、环境、同伴等，爱好活动过程中伴随的身心变化或社会适应度（朋友圈）的变化等。

5. 工作环境及模式

记录工作性质、工作环境、收入、同事关系等变化状况，以周为单位记录工作对自己身心的影响，重大事件随时记录。

除以上逐项对照外，还可从网络、书籍等寻找《健康自测量表》进行对照打分，从而全面了解自身身心状况。中医养生专业人员还可通过自我检测，对自身体质进行评估，从而使自我评估更加全面。

二、制定规划

根据以上自我监测和评估，可以逐步制定出适合自身的养生规划。

首先，分析并逐条列出自身健康状况中存在的有利因素和不利因素，思考自身对养生的具体需求。

其次，以"可提升""待观察""可保留"等对有利因素进行区分，"可以提升"者，思考并给出提升方法；"待观察"者，给出观察的角度、项目和预期期望；"可保留"者，进行分类汇总，另列"养生经验"单表，作为自身成熟的养生经验保留并在其后的养生过程中不断增加和丰富。对不利因素进行分析，提出改正和弥补的意见，并列"改正"项目表，贴挂于家中醒目位置以提醒自己。

再次，每周对"养生经验"单表进行回顾和评估，对照"自我评估"各项项目，观察"养生经验"单表中还缺少哪些项目，将其分摘出来，单列"待增加"表，并给出增加规划。

最后，将以上表格汇总，按照时间顺序将条目分类，从而形成"养生规划"表。表中列出养生短期和长期目标，按时间顺序列出养生计划，按不利因素逐条给予改正规划，并在每条规划后列出回顾观察的时间、观察项目、观察改正目标等。

三、学习和践行

规划制定后，就要发挥主观能动性，严格按照表格执行。同时，在日常生活中，要不断学习新的养生知识和养生方法，用于自身，探索其对自身的效果，可以列出"方法观察"表格，逐项列出最近学会的养生经验和方法，若施行后发现不适合自身则划去，如发现适合自身，则加至"养生规划"表中。

当今，养生经验和方法的学习途径非常丰富，可以通过书籍、网络、养生交流会议、养生培训等进行学习，也可在日常生活中，随时留意他人讨论、电视电台节目等，从中吸取经验。

四、自我监督

自我监督包括自我养生监管和养生方法的效果监察改正。

自我养生监管，就是在养生过程中，自己当自己的"管理员"，严格要求自己，监督自己按照"养生规划"施行各种养生方法。在这方面，古人的"慎独"精神和方法可以借鉴学习。为了达到"慎独"，就要在日常生活中逐步锻炼自我检讨和自我分析的习惯，每日睡前将今日一天的活动进行回顾，思考其中处理得当之处、反思其中处理不得当之处；每日回顾自身今日的健康所得，哪些行动妨碍了健康，并自我鞭策、加深印象，或将其记入"改正"或"待增加""待观察"项目表中。通过每日警醒，严格自我要求，逐渐形成自我监管的良好习惯。

在养生监管中，还要不断发现"养生规划"各项目中不合乎当前季节、环境、身体状况的项目，并加以剔除，或返回"待观察"表中；对于"养生规划"中施行一段时间后效果转而不明显的项目，则需评估原因，若身体适应当前强度，则考虑适当提升强度，若已达到项目自身效果，则视情况继续保留或剔除规划，转入"待观察"表中；对于规划表中已经陈旧的方法或知识，则应剔除，或转入"待观察"表中，留待日后通过学习加以更新；每隔固定时间，如一个月、一年，重新对"养生规划"表中的项目效果进行自我评估和检查修改。

第二节　养生服务

养生服务即养生者通过被动接受各种养生方法，从而达到养生的目的。养生服务是专业的养生体系和方法，服务发出者为养生从业人员，一般场所在医疗卫生机构或各种养生堂馆中。医疗卫生机构与养生堂馆的养生服务体系基本相似，都有一套完整的流程。

一、一般体检

健康体检是中医养生服务的重要环节。健康体检是指对无症状个体和群体的健康状况进行医学检查与评价的医学服务行为及过程，其重点是对慢性非感染性疾病及其风险因素进行筛查与风险甄别评估，并提供健康养生指导建议和健康干预方案。健康体检的目的是在未进入临床医疗的普通人群中发现健康问题和健康隐患。通过健康体检，一方面可以了解身体整个健康状况，对于处于健康状态的给予健康养生保健指导，对于体检发现隐患和问题的及早进行干预或治疗；另一方面，可为制订疾病预防措施和卫生政策提供重要依据。

一般健康体检项目应包括：一般情况、内科检查、外科检查、五官科检查、口腔科检查、妇科、放射科 X 线胸片检查、检验科（血液、尿液、粪便）检查、功能科（心电图、超声）检查。

按照健康体检的类别，主要分为预防保健性体检、社会性体检、鉴定性体检和科研性体检四类。

（一）预防保健性体检

预防保健性体检是人们自发地通过医学手段，按照一定的时间规律对身体进行定期（每半年、每年、每两年等）的全面检查，以全面了解身体的整个健康状况，达到对疾病早期发现、早期诊断、早期治疗的目的。具体的预防保健性体检又可分为以下几种类型：①根据体检群体不同，可分为单位健康体检和个人保健体检。按照体检费用的高低不同，选择的体检项目、体检内容也有所差别。②按照体检者的性别和年龄不同，可分老人体检、女性体检（含婚前体检和保健体检）、儿童体检等。③针对某些特殊项目设定的特色体检。如肿瘤系列检查、内分泌检测、心脑血管疾病、糖尿病等单病种体检等。

（二）社会性体检

社会性体检是出于社会因素，按照国家制定的有关政策文件要求，对从事相关专业的人员进行的上岗前、上岗期间、离岗前的定期或不定期的检查，应急性职业健康检查及人们因某种特定行为、求职就业、从事特殊行业，如食品、托幼、酒店服务业等工作人员进行的体格检查。例如，学生入学体检、幼儿入托体检、招工（入职）体检、出入境体检、出国体检、征兵体检、驾驶员体检等。

（三）鉴定性体检

鉴定性体检是指职工因工伤、职业病或交通事故进行致残程度等情况的医学鉴定，或对某些体检结果（尤其是社会性健康体检）存在异议，需进一步检查而进行的体检。

（四）科研性体检

科研型体检是指根据科研设计要求，对某些人群、某些项目进行有针对性的体格检查。

二、重点诊查

（一）重点诊查的人群及诊查内容

在健康体检中，对中老年人和已婚女性等特殊人群应进行重点诊查，根据诊查结果给予适合特殊人群特点的养生保健指导意见和健康干预方案。

1. 中老年人

根据中老年人的身体特征，每半年或每季度进行一次定期体检。常规的定期性体检项目有：血压、血糖、肝功能、肾功能、甲胎蛋白、癌胚抗原、血黏度、血电解质、血常规、尿常规、大便常规和血清铁；胸部 X 线检查，脑电图、心电图、腹部超声等。另外，还应根据每个人的具体情况增加体检项目。目的在于通过这些检查，发现高血压、糖尿病、高脂血症等心脑血管疾病；慢性支气管炎等肺部疾病；脂肪肝、肿瘤等中老年人易患疾病。

2. 已婚女性

根据女性的生理结构特征，已婚女性每年应常规妇科检查 1～2 次。常规检查项目有：妇科一般检查、白带常规、宫颈涂片、子宫附件 B 超。若以上常规检查发现问题，应进一步有针对性地增加检查项目。对有慢性宫颈炎、接触性出血、白带异常、不规则阴道流血、月经周期异常者，应高度重视妇科肿瘤的筛查，应做液基细胞学检查、人乳头瘤状病毒检查、电子阴道镜检查等。

另外，育龄妇女在怀孕之前，应进行身体体检。主要体检项目为：一般检查、血常规、血脂、尿常规、微量元素 7 项、幽门螺旋杆菌抗体、丙肝抗体、肝功能、空腹血糖、肾功能、甲胎蛋白、癌胚抗原、性激素六项、艾滋病毒检测、梅毒检测、眼科检查＋裂隙灯、眼底、心电图、腹部及妇科彩超、乳腺彩超，以及内科、外科、妇科检查等。明确是否可以怀孕，保证优生优育。

NOTE

（二）中医健康状态评估

中医健康状态评估是指在健康状态信息采集的基础上，对健康状态行分类判定的过程，是中医健康管理的重要组成部分。中医健康状态评价就是对生命过程中某一阶段即时的健康水平做出判断，而可供判断的各种指标参数构成中医健康状态评价标准。中医健康评价标准可以对个体的健康水平进行自我测定，根据测定结果，一方面给予相应的预防、养生、治疗方法，全面指导饮食、起居、用药、运动、心理等保健措施，进行"因人制宜"的科学干预；另一方面为养生保健效果判断提供依据。正确、规范化的中医健康评估是中医养生保健干预的基础，是保证健康养生保健实施效果的重要前提。

中医健康状态评估主要通过中医体质辨识、舌象测评、脉象测评、经络测评、亚健康生物反馈、红外线热成像等技术导入健康状态测评体系，将健康状态分为健康、亚健康、亚临床、疾病状态，根据不同阶段的中医健康状态，给予相应的中医健康养生干预措施，并成为进行规范化健康干预的实施依据和效果评价依据。

1. 中医体质辨识

中医体质辨识，是指通过专业的中医体质辨识工具，由医生分析个人体质特征，判定个人体质类型，然后选择相应的"因人制宜"的个体化养生干预方法。2009 年 4 月，中华中医药学会正式发布了《中医体质分类与判定》标准，将中国人的体质划分为九类：即正常的平和体质，以及偏颇的 8 种体质，为气虚体质、阳虚体质、湿热体质、阴虚体质、气郁体质、痰湿体质、血瘀体质、特禀体质（过敏体质）。

2. 舌象测评

通过舌诊仪，能够在拍摄舌图像的基础上，自动分析舌图像的颜色、形态与微观舌象特征等，提出供医生参考的分析报告。舌诊可为身体功能态的评估和调理效果的评价提供测评依据。

3. 脉象测评

通过脉诊仪，可提供脉名分析和脉搏波的高度、宽度、面积、比值等脉象分析参数，了解脏腑、气血的功能状态，功能障碍的原因、性质以及受损的程度。可为中医健康状态评估和养生调理效果的评价提供测评依据。

4. 经络测评

通过经络检测仪，进行电能量值分析，评估十二经络传导的平衡情况，判别经络、脏腑的健康状态。

5. 亚健康生物反馈检测

通过亚健康生物反馈仪监测人体能量变化，可评估十多种亚健康状态风险，并提供亚健康状态的综合评估和分析，以及指导建议。

6. 红外线热成像

红外热成像技术能根据人体温度变化的信息，从热功能的角度反映人体的生理功能状态、病理变化和诊断疾病，以及人体脏腑气血的盛衰、体质的寒热，从而对机体的健康状态进行评估。

三、建立养生健康档案

养生健康档案是个人健康养生保健、健康促进、疾病预防过程的规范、科学和全面、动态连续的记录，是以个人健康为核心，贯穿整个生命过程，涵盖了个人的生活习惯、既往病史、诊治情况、家族病史、现病史及历次诊疗经过、历次体检结果所体现的发生、发展、健康干预、治疗和转归过程等各种健康相关因素，实现多渠道信息动态收集，满足个人自我保健和健康管理的信息资源。同时，通过动态电子健康档案构建大数据，提供卫生决策管理、临床医学等领域的数据需要，为循证医学的科学研究提供数据支持。建立养生健康档案是中医养生服务的基础。随着社会现代化的进程加速，建立养生健康档案是通过中医智能养生系统来实现的。

四、制定养生规划

人是一个统一的有机体，无论哪一个环节发生了障碍，都会影响整体生命活动的正常进行。所以，养生必须从整体出发，全面考虑，注意到生命活动的各个环节，根据因人、因时、因地的不同，制定好养生规划。具体说来，可根据人的生命时段、性别和所处的地域、环境、气候等，围绕顺四时、慎起居、调饮食、戒色欲、调情志、动形体，以及针灸、推拿按摩、药物养生等诸方面内容，制定个体化的养生规划，对机体进行全面调理保养，使机体内外协调，适应自然变化，增强抗病能力，达到人与自然、体内脏腑气血阴阳的平衡统一。避免出现养生的失调、偏颇，或千人一面，统而论之。制定养生规划是中医养生服务的指南针。

五、选择养生方法

中医健康养生干预方法有多种，应依据健康体检和中医健康状态评估结果，区分出健康、亚健康、亚临床、疾病状态，结合人的生命时段、性别和所处的地域、环境、气候等，因人、因时、因地制宜，有针对性地制定出健康养生干预方案，再根据中医健康养生干预方案，选择具体的养生方法。一般是围绕饮食、起居、运动、情志、药物、非药物法等方面内容进行选择。常用的干预方法有饮食调理与食疗药膳、保健经穴调理、导引调息、保健膏方、保健音疗、保健按摩、药浴等。

六、督促执行

根据中医健康养生方案，有步骤地以多种形式来督促个人采取行动，纠正不良的生活方式和习惯，控制健康危险因素，实现维护个人健康的目标。在此过程中，应重视健康养生计划的实施和执行情况，包括养生干预的具体内容、干预的方法、频率和时间等，以确保个人主动参与养生干预的积极性和有效性。有效执行中医健康养生方案是中医养生服务的保障。

七、随访和重点疾病跟踪

人体是不断变化的，可通过多种方式方法对个人健康状态进行监测，对养生干预计划执行情况进行随访，随时掌握个人的身体变化和健康状况，定期进行再次健康评估，根据健康评估结果，不断调整和修订健康养生干预计划和方案，使健康得到有效的管理和维护。尤其对慢性非感染性疾病等重点疾病的跟踪，更应高度重视，应密切观察病情变化以及并发症的发生、发展情况，在疾病稳定期给予养生保健干预措施，防止疾病发作或病情加重；在疾病发作或病情加重期，应及时转入医院治疗，同时给予养生保健干预措施，促进疾病的康复。

八、定期撰写总结

在健康养生干预计划和方案的实施过程中，通过定期对个人的健康状况予以阶段性效果和年度效果进行评价总结，如单项干预、综合干预效果评价、干预前后生活方式改善评价、行为因素方式改善评价等，以及时了解个人健康状况改善情况，依据再次评价总结的结果，修正调整出新的健康养生干预计划和方案，为个人提供更好的养生干预服务，最终使个人的健康状况得到有效的改善和促进。

第三节　掌握急救常识

养生虽然重在日常，多为和缓性和长期持续性活动，但日常生活中总会遇到一些意外情况，尤其随着养生者年龄的增大，意外的发生风险会有所增加。作为养生专业的医学生，在养生应用方法中，除学习以上养生规划的常规制定和执行之外，尚需掌握急救常识，以应对突发的医疗状况。由于急救常识在其他相关医学课程中还会进行详细讲述，本教材仅就最重要和常见的急救知识进行阐述。

一、急救概述

急救（院前急救）是急诊医疗服务体系中最重要的组成部分。急救就是紧急救治，是当人遭受意外伤害，或突发疾病时，在医生尚未到来或未送至医院之前，给予伤患现场即刻的临时紧急救护措施。其目的是：挽救生命；防止伤势或病情恶化；使伤患及早获得适当的救治，尽量减少运送医院途中的痛苦和并发症，为进一步院内有效的诊断救治争得时间，增进救治效果，尽可能地防治并发症和后遗症。其特点是：患者发病急、需求急及医务人员抢救处置急，实质是救命。其原则是：以生命器官维持与对症治疗为主，即以救命为主，病因治疗为辅。其主要内容包括：加强生命器官支持，维持呼吸循环中枢神经系统功能，给予针对性的治疗手段，创伤给予止血、包扎、固定、抗休克等对症治疗。

急救的意义在于使急危重症患者得到及时、有效的救治，使生命得以延续和维护。同时，减轻患者亲属及同事们的负担和精神压力，使他们从心理上得到安慰，充分体现和谐社会的人文精神。当遇有人外伤、出血、骨折、休克等，均需在现场进行抢救，生死存亡的关键时间就几到十几分钟。时间就是生命，掌握必要的急救知识，可以使我们在遇到危急情况时，为急危重症患者赢得宝贵的抢救时间。

二、急救的范围

急救的范围主要有：流血不止，昏迷及呼吸心跳骤停，溺水，烧烫伤，触电，食物中毒，急性传染病，眼内异物，动物、昆虫的咬伤，高寒冻伤等。

三、急救的步骤

(一)现场评估

1. 环境评估

迅速检查周围环境是否存在危险因素,确保自己生命安全,防止伤患再次损伤。若处于危险场所,应先转移至安全场所再进行救治。

2. 救治能力评估

根据伤患的病情或伤情,评估自己有无能力救治,是否需要帮助。

(二)判断病情

初步检查伤患的生命体征,判断神志、气道、呼吸循环是否存在问题,检伤分类,判断病情或伤情轻重,先抢救危重伤患,后再处理病情较轻伤患。

(三)紧急呼救

原地高声呼救,拨打急救电话,呼叫医务人员来现场施救。

(四)自救与互救

根据伤情和病情轻重的不同,立即进行自救或互救。要保持伤患呼吸道通畅,视情况采取有效止血、止痛、防止休克、包扎伤口、心肺复苏术等措施。创伤者要固定、保存好断离的器官或组织,预防感染。按轻重缓急选择适当的工具进行转运,运送途中应随时注意伤患病情变化并及时处理。

四、常见急救方法

常见急救方法包括保持气道通畅、心肺复苏术和创伤急救等。

(一)保持气道通畅

保持气道通畅,防止窒息,必要时吸氧。视伤患情况可以采用仰面抬颈法、仰面举颏法、托下颌法或气管插管术、气管切开术。

(二)心肺复苏术

心肺复苏术(CPR)是指对于早期心脏呼吸停止的患者,通过采取人工呼吸、人工循环、电除颤等方法,帮助伤患恢复自主心跳和自主呼吸的一种急救技术。

1. 心肺复苏术的操作步骤

(1)评估环境是否安全。

(2)意识判断。

(3)呼吸判断。

(4)呼救。

(5)判断是否有颈动脉搏动。

(6)松解衣领及裤带。

(7)胸外心脏按压。

(8)打开气道:仰头抬颏法,判断口腔有无分泌物,有无假牙。

(9)口对口人工呼吸。

(10)持续两分钟高效率的CPR:按压呼吸比30∶2,操作5个周期。

NOTE

（11）判断复苏是否有效（利用 5 ～ 10 秒，观察伤患是否有胸廓起伏，同时触摸颈动脉是否有搏动）。

2. 心肺复苏术的注意事项

操作时注意按压部位要准确，按压力要均匀适度，按压姿势要准确，吹气压力不宜过高，各个步骤应紧密结合，不间断进行，直至伤患复苏。

（三）创伤急救

创伤是各种致伤因素造成的人体组织损伤和功能障碍。轻者造成体表损伤，引起疼痛或出血；重者导致功能障碍、残疾，甚至死亡。创伤急救主要包括止血、包扎、固定、搬运四项技术。

1. 止血

止血目的：控制出血，保存有效的血容量，防止休克，挽救生命。

（1）临时急救止血的方法　加压包扎法、缚带止血法、加垫止血法、充填止血法、直接指压法、间接指压法。

（2）急救止血的操作步骤　①操作者表明身份、安慰伤员。②检查局部伤口的伤势和出血情况。③立即用徒手指压法减缓出血势头。④抬高伤肢，过渡到其他止血方法，并高声呼救。⑤若是动脉出血，立刻采用止血带结扎法或钳夹法止血。⑥在伤口局部加压包扎或填塞止血。⑦彻底止血后，检查全身情况和重要生命体征，必要时抗休克治疗。⑧在医疗监护下，迅速将伤员转送到医院，行进一步确定性诊治。

（3）急救止血的注意事项　使用止血带要注意不能直接束在皮肤上；上肢出血扎在上臂上 1/3 处、下肢出血扎在大腿中部；做好明显的时间标记，每隔 30 ～ 40 分钟放松 1 次，每次放松 1 ～ 2 分钟；不能用铁丝、电线、绳索等代替止血带。

2. 包扎

包扎目的：止血、保护伤口、防止感染、固定夹板和敷料。常用的包扎材料有绷带、三角巾及其他临时代用品（如干净的手帕、毛巾、衣物、腰带、领带等）。绷带包扎一般用于支持受伤的肢体和关节，固定敷料或夹板和加压止血等。三角巾包扎主要用于包扎、悬吊受伤肢体，固定敷料，固定骨折等。

（1）常用的包扎方法　环形绷带包扎法、三角巾包扎法。

（2）包扎的注意事项　①包扎前应先进行简单的清创。②包扎时被包扎肢体应保持功能位。③根据受伤部位，选择合适的绷带或三角巾；敷料要够大够厚，先盖敷料后包扎；乳房下、腋下、两指间、骨隆起部分加垫；包扎方向应自上而下，自左向右，由远心端向近心端包扎；包扎时松紧适宜。④包扎后要露出远端肢体末梢，观察血运情况。⑤打结应避免压迫伤口、眼、乳头、男性生殖器。

3. 固定

固定目的：避免骨折在搬运过程中造成周围软组织及血管、神经等损伤；减少疼痛，减少出血，避免再次受损，易于搬运。

（1）骨折的判断　受伤部位疼痛、肿胀、畸形、骨擦音、功能障碍、出血。

（2）骨折的固定材料　夹板、就地取材固定（如健肢健侧、硬纸板、树枝、小木板条、木棒、竹片、手杖等）。

（3）骨折急救原则和注意事项 ①注意伤口和全身状况，如伤口出血，应先止血，包扎固定。如有休克或呼吸、心跳骤停者，应立即进行抢救。②开放性骨折的处理：局部先进行清洁消毒处理，用纱布将伤口包好，严禁把暴露在伤口外的骨折断端送回伤口内，以免造成伤口污染和再度刺伤血管和神经。③对于大腿、小腿、脊椎骨折的伤者，一般应就地固定，不要随便移动伤者和盲目复位，以免加重损伤。④固定骨折所用夹板的长度与宽度要与骨折肢体相称，其长度一般应超过骨折上下两个关节为宜。⑤固定用的夹板不应直接接触皮肤。在固定时可用纱布、三角巾垫、毛巾、衣物等软材料，垫在夹板和肢体之间，特别是夹板两端、关节骨头突起部位和间隙部位，可适当加厚垫，以免引起皮肤磨损或局部组织压迫坏死。⑥固定、捆绑的松紧度要适宜，过松达不到固定的目的，过紧会影响血液循环，导致肢体坏死。固定四肢时，要将指（趾）端露出，以便随时观察肢体血液循环情况。如发现指（趾）苍白、发冷、麻木、疼痛、肿胀、甲床青紫时，说明固定、捆绑过紧，血液循环不畅，应立即松开，重新包扎固定。⑦对四肢骨折固定时，应先捆绑骨折断处的上端，后捆绑骨折端处的下端。如捆绑次序颠倒，则会导致再度错位。上肢固定时，肢体要屈着绑（屈肘状）；下肢固定时，肢体要伸直绑。

4. 搬运

搬运目的：使伤患脱离危险区，实施现场救护；尽快使伤患转送医院诊治；防止损伤加重；最大限度地挽救生命，减轻伤残。

（1）搬运的方法 常用的搬运有徒手搬运和担架搬运两种。可根据伤患的伤势轻重和运送的距离远近而选择合适的搬运方法。徒手搬运法适用于伤势较轻且运送距离较近的伤患。担架搬运适用于伤势较重，不宜徒手搬运，且转运距离较远的伤患。

（2）注意事项 ①移动伤患时，应先检查伤患的头、颈、胸、腹和四肢是否有损伤，若有损伤，应先进行急救处理，再根据不同的伤势选择不同的搬运方法。②病（伤）情严重、路途遥远的伤患，要做好途中护理，密切注意伤患的神志、呼吸、脉搏以及病（伤）势的变化。③上止血带的伤者，要记录上止血带和放松止血带的时间。④搬运脊柱骨折或疑有脊柱骨折的伤者，应特别注意脊柱平直，不能让伤者试行站立，以免发生或加重脊髓损伤，应选择使用铲式担架、脊柱固定板等器材搬运。禁忌一人抬肩、一人抱腿的错误搬运方法；若颈椎骨折脱位伤者，搬运时应由一人牵头部，保持与躯干长轴一致，并随之转动，防止颈椎过伸过屈或旋转，平卧后头部两侧用软物垫好，防止运输中发生意外。⑤用担架搬运伤者时，一般头略高于脚，休克的伤者则脚略高于头部。行进时伤者的脚在前，头部在后，以便观察伤者情况。⑥用汽车、大车运送时，床位要固定，防止起动、刹车时晃动使伤者再度受伤。

第十三章 传播方法

中医养生学的传播方法是历代医家在中医理论的指导下，探索中国传统的颐养身心、增强体质、预防疾病、延年益寿的理论而形成的传播行为和方式。根据传播方法的行为和方式的不同，其具有大众性、国际性的特点，包括传播内容、传播对象、传播形式和实施方法。

中医养生学以古代哲学和中医基本理论为基础，汇集了我国历代劳动人民防病健身的众多方法，糅合了儒、道、佛及诸子百家的思想精华，不仅来源于人民大众，并传播于人民大众。

中医养生学的传播内容主要包括养生文化、养生理念、健康知识、中医常识、防病治病常识、养生方法，以及养生误区防范等内容，传播对象以医疗机构为主，也包括个人、社区家庭、企事业单位、媒体等弘扬中医养生文化，传播健康理念。中国养生文化传播由来已久，从神农尝百草到李时珍著《本草纲目》，从皇宫大内到平民百姓等形式多样，目前多以文字、音视频、会议交流、宣讲、养生活动、直播等方式进行传播。养生实施方法也至关重要，对其进行梳理和归纳，提出养生策略，不仅有利于促进中医养生学的发展，对于维护现代人的身心健康也具有重要的意义。

第一节 养生的大众性

一、养生来源于大众

健康长寿是人们对生命的向往，养生是达到这一目的重要手段之一。古人在长期的实践过程中尝试探索养生方法，其参与人群不仅在士大夫阶层，普通大众也积极践行和验证着古今传承的养生方法的可行性和实效性。因此，养生可谓来源于大众。

我国劳动人民在长期的生产、生活实践中，通过探索脏腑盛衰及人体阴阳气血的变化，揭示人类生老病死之规律，探求防病抗衰的原理及方法的智慧结晶。早在《黄帝内经》中，就有丰富的养生学内容，比如其未病先防的预防观、顺应自然的整体观、动以养形、静以养神、恬淡无为的养生方法等，至今仍被广大人民大众喜爱和使用。在这一理论体系的指导下，古代许多医家，也是健康长寿的养生家，《素问·四气调神大论》曰："是故圣人不治已病治未病，不治已乱治未乱。"提出了"治未病"一词。唐代孙思邈在《备急千金要方》中说："上医医未病之病，中医医欲病之病，下医医已病之病。"明代张景岳在《景岳全书》中提出，高明的医生是治未病的："故在圣人则常用意于未病未乱之先，所以灾祸不侵，身命可保。"清代石成金著有《长生秘诀》《养生镜》，其养生歌丰富了中医养生的内容，表明中医养生与人民大众的需求密不可分。

随着电视、网络、报纸等信息传播媒介的高速发展，人们获得中医养生保健知识的渠道越来越多。目前，国内电视养生类节目越来越丰富，如中央电视台《健康之路》、北京卫视《养生堂》、湖南卫视《百科全说》等均在国内热播，各类中医药养生保健科普书籍受到人们的热捧，使大众能够更容易了解中医，轻松学习中医养生知识。可见，大众媒体对养生保健文化的传播起着非常重要的作用。

二、现代养生热潮

随着社会进步和人民生活水平的提高，社会大众从以前的温饱解决到现在的小康生活，必然伴随着对生命质量要求的提高和对美好生活的追求，全民养生热已经到来。2016 年，"健康中国"一词首次被写入政府工作报告；2017 年 10 月，"十九大"明确提出要"实施健康中国战略"。此前，相关研究指出，截至 2016 年，中国健康养生市场规模已经超过万亿元，市场不仅巨大且增长快速。中国正在步入老龄化社会，养老问题已经成为不可忽视的社会问题，关系到民心的稳定和国家的长治久安，养老产业正日益成为极具发展前景的朝阳产业，养生也成为社会的热点问题。

根据国人健康养生关注度大数据显示，2018 年中国居民消费能力提升，消费结构升级，正在由生存型消费向发展型、享受型消费转型，消费者更注重生活质量的提升，健康养生消费成为新的消费热点。2018 年，中国大健康产业市值为 8.9 万亿，而到 2021 年，预计会达到12.9 万亿，以每年 27.26% 的速度在增长。2018 年，在今日头条平台上，健康养生资讯阅读量高达 336 亿，比 2017 年同期增加了近 100 亿，增长率为 38.8%；与 2015 年的 47 亿相比，则增长了 6 倍。根据其发布的 2018 年中国居民健康素养（健康素养是指个人获取和理解健康信息，并运用这些信息维护和促进自身健康的能力）监测结果，2018 年中国居民健康素养水平为 14.18%，较 2015 年的 10.25% 增长了 3.93%。养生类电视节目也异常火爆，多地的电视台均有养生栏目，跳广场舞、打太极拳已成为很多老年人日常生活必不可少的部分；越来越多的中年人在研究养生食谱、滋补靓汤之余，对健身、保养等也投入了很多精力；对青年人而言，养生保健常识也是其日常生活的主要内容。对养生的关注和养生热潮的兴起，是社会不断发展，人民的物质生活水平不断提高，健康和生命质量越来越受重视的结果。

三、养生回归大众

让中医养生回归大众，成为国人生活方式，这是大势所趋，顺应了疾病谱由传染性疾病向慢性非传染性疾病转变、人口老龄化速度加快的时代需求，有助于推动以治病为中心向以人民健康为中心转变，全方位、全周期保障人民健康是民心所向，有助于满足人民大众日常保健、防病治病的需求，让人民大众用中医方法做自己健康的第一责任人，做到心胸有量、动静有度、饮食有节、起居有常，有助于降低疾病的发病率，实现预防为主、关口前移，为破解世界性医改难题提供中国方案。

养生回归大众，就要让记载在古籍和使用在临床上的中医药健康养生智慧、健康理念、知识方法融入生活，释放文化魅力，内化于心，外化于行，让人民大众从信中医、爱中医、用中医，到自觉形成中医养生这一独特的健康生活方式。要让中医药养生文化知识真正入脑入心，转化成人民大众用得上、用得好的健康实践，就要善讲故事，把阴阳五行、脏腑经络、气血津液、六淫七情、君臣佐使等中医药学理论转变为老百姓听得懂、用得上的实际行动，要善用电视、互联网等媒体扩大传播范围，增强传播效果。普及中医养生健康生活方式，提高全民中医药健康文化素养，更重要的是，要建立常态化的宣传工作机制，加强政府主导、社会参与的长效支撑模式，培养一批有真才实学、善于科普中医药理论、甘于奉献的专家队伍。

《中华人民共和国中医药法》的实施，为中医药发展提供了法律保障;《中医药发展战略规划纲要（2016—2030年）》的印发，使中医药发展上升为国家战略;《中国的中医药》白皮书的发表，向世界宣告中国坚定发展中医药的决心。养生回归大众，就是要实现中医药养生知识扎根基层，中医药养生文化深入人心，中医药养生服务走进百姓，遵循习近平总书记提出的"努力实现中医药健康养生文化的创造性转化、创新性发展"，让中医养生成为人民大众的生活方式，并通过"一带一路"走向世界，引领全球健康新风尚。

四、社会养生的理性思考

在养生需求日趋增加的时代，获取养生知识和服务的渠道广泛而便利，此时应进行理性思考和客观分析，透过纷繁复杂的养生方式，找到适合自身规律的养生方法。对时下一些养生理论，要引导大众理性地看待，切勿被养生怪论、表面理论、单一理论所误导，比如从20世纪60年代初的鸡血治百病，20世纪70年代末期"气功热"的特异功能，到2006年台湾"排毒教父"对患者的欺诈行为。几年前，在一次以养生为主题的节目中，某假专家大肆宣扬绿豆治百病的说法，在民间曾引起轰动，引发了严重的负面效应。

催生的这种"养生"文化热，与大众急需养生的心理有很大关系。大众对养生表现出的强烈需求，也暴露出对养生热的一些盲从，甚至是迷信。很有必要对从不同渠道、以不同方式获取的养生知识加以比较分析、区别真假;对不同的养生方法要透过现象，把握其内在本质;对养生知识的适用范围，要从多个角度去综合把握，正确选择适合自己的生活方式。比如在四季均有着不同的养生方式，合理膳食、有氧运动、戒烟限酒、平和心态是健康的四大基石等，努力在实践中按照以上标准去改善生活状态，纠正不良生活方式。因此，对于社会养生要多一些理性思考，少一些盲目追求;多一些循序渐进，少一些杂乱无法;多一些综合辩证，少一些简单逻辑，明明白白悟到养生的真谛。

第二节　养生的国际性

一、健康问题的国际性

进入21世纪，人们的健康意识空前提高，健康是一种身体上、精神上和社会适应上的完好状态，而不仅是没有疾病和虚弱现象。"拥有健康才能拥有一切"的理念已深入人心。健康是人类全面发展的必然要求，与每一个人的幸福生活息息相关，追求健康是人类永远的目标。随着社会的不断发展，健康问题已成为世界各国所面临的共同问题。

此外，倍受关注的国际性健康问题还有心脏病、艾滋病、癌症、肥胖等，这些疾病严重影响着人类的身心健康和生活质量，是当今国际社会所关注的共同问题。中医养生在解决这些问题上有特别的优势，必将在人类健康发挥重要的作用。

二、国际对养生的需求

当今世界，人类面临着越来越多的健康威胁，空气、水土、食品等与我们生活息息相关的因素正在发生着不良变化，人们不仅要面临外部环境的影响，更要承受着快节奏的生活和日益增加的压力。这些因素都会影响人的健康，亚健康人群的数量大幅度攀升，医疗及卫生支出越来越大。据世界卫生组织的一项全球性调查结果表明，全世界真正健康的人仅占人口总数的5%，经医生检查、诊断有病的人占20%，而有75%的人处于亚健康状态，养生已成为当务之急。

养生对于发达国家和发展中国家都是必不可少的。以美国、日本为例：美国人口老龄化趋势日趋严峻、高收入多疾病老龄化人口对养生保健服务需求日趋增加，美国老人收入水平日渐提高和医疗服务设施与医疗护理人才的不足，以及美国的医院相关服务、疗养院及成人日托、处方药和医疗用品的消费价格指数都在不断上升，这些因素使美国养生保健服务需求日趋增加。对于日本而言，人口结构的快速老龄化及其带来的社保支出刚性增长，加重了政府的财政负担。另外，日本民众具有较强的健康意识，加上老龄化的增长，使日本民众更倾向于找到健康的生活方式。因此，日本对养生的需求也是十分迫切的。发达国家几十年的发展已经充分证明，健康养生不仅能提高人民的健康水平和生活品质，更能够大大降低社会医疗及卫生支出的负担，因此，养生对于发展中国家更是不可或缺的。全世界的人们对健康养生的需求，成为继温饱需求之后的又一个主流趋势和时代热点，健康已成为世界人民所关注的问题。世界人民都希望自己能够健康长寿，养生能延年益寿，保持身体健康，并能够使身心放松。因此，大力发展养生事业，普及养生知识，是全世界人民的需求。

三、养生的国际化现状

养生正不断获得国际社会的认可与接受。世界各地已经形成养生热，很多国家都形成了自己的养生特色。如日本温泉养生，主要是通过泡在温泉里，以松弛神经，缓解压力，排除毒素等；泰国美体养生，就是在身上直接涂抹精油或者药浴来防治病痛，并加以他们独特的传统按摩技巧，达到排除人体血液毒素、缓解压力、促进身体健康的目的。还有法国庄园养生、瑞士抗老养生、美国养老养生、韩国美容养生、阿尔卑斯高山养生等，可谓异彩纷呈，各有特色。但这些国家的养生的特点是大都过于局限，不够全面，有的只突出局部养生。中医养生从天人相应的整体观出发，告诫人们要以正气为本，重在预防为主，持之以恒地用正确而科学的养生知识和方法调摄机体，以提高身体素质，增强防病抗衰的能力，从而达到"治未病"的目的。"不治已病治未病"更是与养生的根本要义贴合，中医养生正在不断走向世界，在国际上都有着一定的影响力。

许多经济学家认为，从全球经济发展趋势来看，未来15年内，发达国家将相继进入休闲时代，养生休闲产业将会主导世界劳务市场。养生产业在创造巨大经济效益的同时，也切实改善了人们的健康状态。现在的国际养生模式虽然已经初具规模，但是不可否认，当中仍存在很多亟待解决的问题，养生事业的发展还需要不断完善。

NOTE

四、养生与人类命运共同体

　　世界面临的不确定性和不稳定性因素持续增加，人类面临着诸多挑战与考验，中国主动承担大国责任，把"构建人类命运共同体"作为新时期中国外交的指导思想，致力于推动建设持久和平、普遍安全、共同繁荣、开放包容、清洁美丽的世界，共创人类社会的美好未来。人类命运共同体即命运共同体，它的本质是指：在追求本国利益时兼顾他国合理关切，在谋求本国发展中促进各国共同发展。中医养生正是顺应时代潮流而发展的，它不仅是使中国人民过上健康幸福的生活，也要让全人类获得健康。

　　以中国的太极拳为例，它属于中医养生的一部分，目前已经成为全球较为流行的体育运动之一。据不完全统计，如今全世界从事太极拳运动的人数已达 1 亿多，80 多个国家和地区建立了太极拳组织，太极拳已成为一项世界性的体育运动。目前，国内外学者在共同研究太极拳对人类健康的影响，这对太极拳的传播起到了良性的促进作用，随着研究的深入，太极拳必将为人类的健康带来福祉。又如中国援非医疗队，不惧环境的恶劣和物资的短缺，已经向非洲 45 个国家派出 1.6 万人次的医疗队员，使 2.6 亿非洲人民得到了来自遥远中国的无偿医疗援助。中国医疗队在救治患者的同时，还向当地人们传授中医传统医药、针灸，包括中医养生等知识，向非洲乃至世界展示了中国"爱和平，负责任"的大国形象。这些都说明了中医养生不仅为中国人民带来了健康，也为世界人民的健康作出了重要贡献。

第三节　传播内容

一、养生文化

　　养生文化是指在长期的生活实践中，创造的有关养护身体生命的物质文化和精神文化。其中，有关养生的理论典籍和实用方法是养生文化的载体。我国的养生文化有数千年的历史，在发展过程中融合了自然科学、人文科学和社会科学诸多因素，集中华民族数千年养生文化于一身，在世界养生文化中占有重要地位。相对于世界其他地区的养生文化而言，中国的养生理论与实践是以古代哲学和中医基本理论为基础，汇集了我国历代劳动人民防病健身的众多方法，融合了儒、道、佛及诸子百家的思想精华。

　　中国古代哲学对养生文化起了奠基作用，《周易》中的阴阳观、《尚书·洪范》中的五行学说、庄子学说中的精气理论，一方面奠定了中医养生理论的哲学基础，另一方面又直接构成了中医养生的理论和概念，如肾阴、肾阳、脾气、肝火等。阴阳五行学说的引入，构建了中国特色的养生理论框架，把自然、社会、人的一切都纳入这个结构之中，充分发挥了古人的思辨能力，在当时实证精神缺乏的背景下，思辨方法就成了医学家们归纳总结零散材料的重要方法。中医文化引入阴阳五行学说后，就开始超越直观经验，跨入理性思维的殿堂，不断丰富着中医学的内涵，也使中医养生理论具有了哲理化的特征。

二、养生理念

古代医家在长期的生产和生活实践中，通过对脏腑盛衰及人体阴阳气血变化的观察，探讨生老病死之规律，从而形成了防病抗衰的养生理念。

1. 未病先防、未老先养的预防观

"圣人不治已病治未病"，《黄帝内经》提出的理念，喻示从生命开始就要注意养生，在健康或亚健康状态下，预先采取养生保健措施，防病于未然，这种居安思危、防微杜渐的哲学思想是中国文化的精华。"治未病"的实质是"人人享有健康"，发挥中医学特色和优势，以"治未病"为核心，有效地提高人类的健康水平，促进和谐社会的建设。

2. 天人相应、形神兼养的整体观

中医养生理论特别强调人和自然环境、社会环境的协调，讲究体内气机升降以及心理与生理的协调一致。影响健康和疾病的因素，既有生物因素，又有社会和心理因素，要健康地生活，提高生命的质量，首先要增强适应不利因素的能力，并积极有效地利用有益于健康的因素。

3. 调整阴阳、补偏救弊的平衡观

《黄帝内经》说："生之本，本于阴阳。"说明人的形成和生长发展离不开阴阳。在人体生理状态下，阴阳保持相对平衡，阴平阳秘，精神乃治。如果一方出现偏衰，或一方偏亢，就会使人体正常的生理功能紊乱，导致病理状态。人体养生离不开调整阴阳的宗旨，《素问·至真要大论》曰："谨察阴阳之所在而调之，以平为期。"养生要注重五个方面的平衡，分别是人与自然的平衡、人与社会的平衡、人体内阴阳的平衡、人体内脏腑的平衡、人体内气血经络的平衡。

4. 动静有常、和谐适度的辩证观

生命在于运动，"流水不腐，户枢不蠹"，运动是生命存在的特征，人体的每一个细胞无时无刻不在运动着。只有保持经常运动，才能预防疾病，增进健康，以求延年益寿。

三、健康知识

健康是指一个人在身体、精神和社会等方面都处于良好的状态。传统的健康观是"无病即健康"，现代人的健康观是整体健康，根据世界卫生组织给出的定义：健康不仅指一个人身体有没有出现疾病或虚弱现象，还是指一个人生理上、心理上和社会上的完好状态。现代养生学者宋一夫率先提出"养生之前必先修心"的理论，由此可见，心理上的健康与生理上的健康同样重要，这就是现代关于健康的较为完整的科学概念。因此，现代人需要掌握的健康知识内容包括：躯体健康、心理健康、心灵健康、社会健康、智力健康、道德健康、环境健康等。健康是人的基本权利，健康是人生的第一财富。

四、防病治病常识

在进行养生科普时，要使科普对象掌握一些必要的防病治病常识。如温差较大的春季，是各类疾病多发的季节，急性病患者的就诊率明显高于其他季节。痢疾是由痢疾杆菌引起的传染病，多发生在春季和夏天。轻者会出现胃部不适和腹泻，食欲减退，重者会出现脱水和高热。其预防和治疗办法：一是控制传染源。当发现痢疾患者时，应该及时隔绝，对于患者曾经使用过的餐具和生活用品，及其经常接触的用品要彻底消毒。二要把住病从口入这一关，改变不良的生活习惯。要坚持饭前便后把手洗干净，不要喝生水，瓜果一定要洗干净再吃，凉拌食物要确保不被苍蝇污染，多放些生大蒜和食用醋。治疗方法：用药应该首选黄连素片（刺激性小，副作用亦小），饮食上应该以流体或半流体为主，多饮些淡盐水及果汁，辅助治疗时可以在用餐时吃些大蒜。

五、养生误区的防范

1. 重躯体轻心理

由于受传统观念的影响，国人对躯体的健康关注程度较高，但对于精神层面的问题总是"讳疾忌医"，不愿意坦然面对，从而导致各种心理障碍不能得到及时有效的缓解和治疗。因此，在进行躯体养生的同时，必须兼顾心理的疏导，避免因不良心理情绪的影响而导致心身疾病的产生。

2. 盲目进补

现代人因生活节奏快，心理压力大，身体出现一些不适症状便盲目进食补品，无论老人还是儿童，抑或是青壮年，不分身体虚实，因吃人参、三七、阿胶等药物，反而造成一些人的体质由平衡向偏颇方向发展。这种"以补为养"的理念，是一个很大的养生误区。在进服补益品时，要遵从专业人员的指导，科学服用，避免长期大剂量误食滥用，造成不良后果。

3. 盲目跟从

近些年从事中医养生传播的人员越来越多，养生保健的书籍也呈现热卖的现象，大量养生信息充斥网络、电视和书刊，许多专家通过媒体大谈养生，但大众对于中医养生知识却缺乏系统和科学的认识，对众多的养生方法难辨真伪，造成了盲目跟风的现象，尤其是老年人易受误导，盲从偏信，影响了养生的效果。

4. 青壮年对养生的重视不足

养生是长期的系统性工程，贯穿于一生的各个阶段，青壮年正处于生理上的最旺盛的时期，身体较为强壮，但往往忽视对健康的关注，甚至透支健康，有的日常生活中饮食起居不规律，昼夜颠倒，使脏腑生理功能紊乱。很多年轻人错误地认为，养生保健是老年人才该去做的事情，与己无关，从而过度透支身体，甚至导致猝死的发生。

以上养生误区的出现，说明目前中医养生还缺乏系统的中医理论指导，广大民众的养生知识也相对贫乏，正确的养生思想未得到有效的宣传，虚假的养生知识在生活中大肆传播。这些都急需中医专业领域人员的协同配合与指导，应当在政府的大力支持下，加大养生理念的宣传力度，树立起切实可行、科学合理的养生观念，弘扬和发展中医养生事业，服务广大民众。

六、健康政策

国家越来越重视中医药事业的发展，为中医养生保健服务的发展提供了有力的保障。在政策方面，政府出台了一系列的扶持政策，2009 年《国务院关于扶持和促进中医药事业发展的若干意见》的发布，《意见》明确提出，要积极发展中医预防保健服务。此后出台的《中医药健康服务发展规划（2015 — 2020 年）》《国家中医药管理局关于促进中医养生保健服务发展的指导意见》《中医药发展战略规划纲要（2016—2030年）》《中医药发展"十三五"规划》《"十三五"卫生与健康规划》等都指出要大力发展中医养生保健服务，充分发挥中医在疾病预防与控制方面的作用。在行动措施方面，2008年，国家中医药管理局在全国范围推广实施"治未病"健康工程，这是政府层面首次以实际行动推动中医养生保健。2012年，国家中医药管理局开展基层中医药适宜技术服务能力建设项目，大力支持乡镇卫生院、社区卫生服务中心、村卫生室、社区卫生服务站等基层医疗机构提升中医药适宜技术服务能力。2015年，在中央财政资金的支持下，在全国遴选了5000多个社区卫生服务中心、乡镇卫生院开展中医综合服务区（中医馆）建设项目。

第四节　传播形式

中国养生文化从国内群众到国际认可，无不得益于大众传播。新媒体的出现和互联网的发展，改变了人们沟通和传递信息的方式，极大地拓展了信息传播的渠道，扩大了信息传播的受众面，提升了信息传播的效果。在新的信息传播生态环境中，养生知识传播的方式也有了很大的调整。本节从文字、音视频、会议交流、宣讲、网络直播五种方式对养生知识的传播形式进行阐述。

一、文字传播

（一）传统文字传播

文字传播活动历史悠久，以其独有的优势在人类文明发展进程中发挥了重要作用。首先，相比人音声语言的转瞬即逝性，文字传播打破了时间和空间对信息传播的限制。其次，文字传播使得人类文明有了可靠的记载和资料，有利于文明的传承。随着人类社会的发展，文字传播的载体也在不断地变化，从最初岩壁、石器、陶器和青铜器，到后来的肩胛兽骨、竹简、木牍和纸张，书写材料无论是在体积还是重量上，都更有利于信息的传递。目前有很多的养生知识就是通过纸质文字书籍、报纸、宣传册等载体进行传播的。

（二）新媒介形态下的文字传播

随着科技的发展，一批又一批新的媒介形态接连出现，文字传播所依附的媒介也发生了很大变化。电子图书是信息和网络技术发展的产物，它以光磁等存储方式为媒介，是图书的数字化出版形式。承载文字的不是纸张，而是各种各样的数字存储设备：电脑、手机和其他手持阅读设备。博客具有操作简单、可持续更新、开放互动等优点，被人们作为个人网络日志，以展示自我、抒发感情、结交朋友的工具。微博具有门槛低、传播速度快、实时搜索等特点，一经问世便掀起了一股"微博热"。无论博客还是微博，文字都是主要的信息传播方式。以微信和QQ为代表的即时通讯软件使得人与人之间的交流跨越时空限制，大大提高了人际传播的效率，在传播过程中有很多内容是用文字表达的。微信和QQ将文字传播装进了人们的口袋，随时随地在发挥着信息传递的作用。

移动信息传播将成为未来新媒介发展的重点，手机、电子阅读器和平板电脑等移动终端会极大地促进社会的发展与进步，人们随时随地就可进行信息传递和互动交流，数字出版也将会出现新的局面。在新媒介环境下，我们对文字传播的重要意义予以重新审视，文字传播虽然不能像声像符号的传播一样带给人视觉和听觉上的震撼冲击，但却能够深入人心，让人们进行深度的思考，文字传播带来的深度思维和理性文化，理应被现代人传承，并在学术领域和文化、教育等社会意识形态中予以高度重视。

在新媒体形态下，大量的养生知识被出版成数字化读物、写入博客、录入微信朋友圈，实现了养生知识全面、快速的传播。

二、音视频传播

（一）音频传播

早期音频通过广播进行信息的传播，广播具有对象广泛、传播迅速、功能多样、感染力强等优势；也具有转瞬即逝、顺序收听、不能选择等缺陷。在这个过程中，广播方牢牢占据着信息传播的主导地位，而受传方一直在被动地接受信息的传送。在新媒体环境下，音频通过网络来传播信息，也就出现了网络音频，在这种传播方式中，传播方和受传方共同构成传播主体，信息传播的主动权向接受主体一方转移，受传者更多地参与到内容的生产之中，传播者与接受者之间的界限被打破。通过网络音频 APP 平台，人人都可以成为主播，人人都可以实现自我声音在专属空间内的传播，每个热爱声音的用户都可以通过最为简便的途径，轻松地在任何时间、任何场所制作、传播和接收音频内容。养生大咖也有效地利用了网络音频传播养生知识。

（二）视频传播

传统媒体的视频传播载体主要是电视。电视媒体的优势在于：①内容丰富，感染力强。可以将文字、声音、色彩、动作等全部熔于一炉，从视听两端起到刺激作用，具有极强的直观性和感染力。②容易被人接受，电视节目内容丰富而直观，如新闻报道、热点追踪、电视剧、娱乐节目等，可以通过全方位的手段进行知识信息的传播，也可以通过各种角度对问题进行剖析，且观众在多感官刺激下，不易产生疲劳感，因而容易被人接受。电视节目还可带有较强的娱乐性，在传播中达到寓教于乐、潜移默化的效果。③受众广泛，据格兰研究发布的统计显示，截至 2013 年 10 月底，我国有线数字电视用户达到 17925.3 万户，有线数字化程度约为80.02%。

在新媒体的环境下，网络视频成为互联网中使用最广泛的应用业务，越来越多的人选择通过网络观看视频，观众可以在网络上进行视频的点播、暂停、切换；可以通过网络表达自己对视频节目的看法。传播养生知识的网络视频有微视频，也有专业性比较强的网络视频公开课程。微视频是时长从 30 秒到几十分钟不等，适用于各种移动终端，制作周期短、制作成本低、内容和形式涵盖面广，展示了大众文化形态，由受众广泛参与并表达自我的新媒体形式，很多养生知识可以被养生达人通过微视频的形式传播。我国网络视频公开课建设工作 2011 年首次启动。开展视频公开课建设，能很好地推动高等教育开放，广泛传播人类文明优秀成果和现代科学技术前沿知识，提升大学生及社会大众文化素养，服务社会主义先进文化建设，增强我国文化软实力和中华文化的国际影响力。视频公开课随时随地在线开放，它几乎消除了学习者与专业教授之间的距离，跨越地理障碍及文化边界，将最优秀的教育资源完全无偿地开放，使得学习者无需申请入学手续，无需缴纳学费，就可以和名校在校学生一样享受优秀的教学资源。

三、会议传播

会议，是指人们怀着各自相同或不同的目的，围绕一个共同的主题，进行信息交流或聚会、商讨的活动。一次会议的利益主体主要有主办者、承办者和与会者（许多时候还有演讲人），其主要内容是与会者之间进行思想或信息的交流。为了弘扬传统养生文化、传播科学养生理念，引导人们树立正确的养生观念，自觉抵制封建迷信的歪理邪说，激发社会各界以更加积极的姿态关注科学的养生健康事业，世界养生大会和国际养生大会曾在我国举办，加之各种社会养生团体召开的各种类型和规模的养生会议，有力地促进了科学养生事业的发展，提高了我国在国际科学养生学界的地位，在国内也普及了科学养生知识，提高了全民的健康素质。

四、宣讲传播

宣讲指的是对众宣传讲述，它通过口头语言讲述来进行理论宣传，具有人际传播、组织传播和大众传播的特点。为了更好地传播养生知识，中国中医养生文化宣讲团应运而生。全国各地也出现了很多健康养生知识百姓宣讲团，在宣讲过程中，宣讲者围绕如何认识养生、健康与疾病的认知、养生与提高生活质量的重要性等方面，为大众系统地讲解了健康养生的基础知识，养成良好健康养生的习惯，从而避免大病、慢病的发生。宣讲者还结合传统的运动养生方法抻筋拔骨，亲自在讲台上演示养生动作，激发了观众现场模仿学习的热情，通过这种传播形式，讲学双方互动频繁，气氛活跃，且其形式较养生会议更为轻松和易于组织，也更贴近大众。

五、网络直播传播

2016 年被称为是网络直播的元年。数据显示，截至 2016 年 10 月，我国在线直播平台数量已经超过 200 家，对于整个传媒行业来说，网络视频直播的发展是一次革命性壮举。网络直播最显著的优势是真实性和互动性强。网络直播没有修图和剪辑，增强了信息的可信度；观看直播内容的受众不仅可以与主播，还可以与其他受众通过弹幕或评论进行互动交流，在受众与主播的交流中，观众可以及时对主播提出疑问；主播可以及时解答观众的问题，在受众间的交流中，彼此可以交流对观看网络直播内容的体验。有很多养生达人走进直播间，分享养生知识，传递健康理念。

随着传媒技术的发展、传播信息的海量增长和传媒机构的快速扩张，富有亲民特征的"养生文化"成为备受大众传媒机构及各类新媒体平台青睐的选题。养生文化在大众媒体上呈现出一幅"多种源头、多种途径、多种语境、多种形式"的传播新景观。值此史无前例的战略机遇期，应当对养生传播形式进行创新，以人民群众喜闻乐见的各种传播手段激发养生意识。如整合线上、线下传播平台，并辅以形式多样的民生活动，形成立体的全方位宣教环境，全面提高民众的养生理性，丰富养生实践；从孩子抓起，从校园起步，建立富有中国特色的生命教育，使养生传播永葆旺盛的生命力。

NOTE

第十四章　产业转化

中医养生的产业转化顺应时代潮流和医学发展趋势，是时代赋予中医的新课题。中医养生学饱含中华民族几千年的健康养生理念及实践经验，中医养生向来注重"天人和谐"（即"人与自然和谐"）"人我和谐"（即"人与社会和谐"）"自我和谐"（即"身心和谐"），注重治未病（即"未病先防，既病防变，瘥后防复"）。这些理念体现了中华民族防病保健的智慧，同时与现代人类健康的发展方向相契合。然而，中医养生的发展也面临着与时俱进、继承创新的问题。

随着"健康中国"国家战略的不断推进，在"中医药健康养生文化创造性转化、创新性发展"的方针指引下，我国的养生产业发展十分迅速，市场容量不断扩大，新业态和新产品不断出现，社会和经济效益日益凸显。与此同时，养生产业在发展过程中也面临着相关法律法规尚不完善、市场秩序缺乏监管、产品质量参差不齐、市场准入及退出机制欠缺等诸多问题。产业转化成为中医养生学中重要的研究方向之一。

第一节　产业现状

中医药在几千年的实践中，以其显著的疗效、浓郁的民族特色、独特的诊疗方法、系统的理论体系，为人类的健康作出了突出贡献，如今，"治未病"健康工程已逐步在全国展开。以"治未病"健康工程为框架、信息资源管理及共享平台为依托，以多种中医药预防保健工程为补充，充分调动和利用社会各种健康管理资源，在借鉴国外健康管理经验的基础上，构建具有中医药特色的健康管理体系，是符合我国国情、顺应健康理念发展趋势的。

在中国特色健康管理体系中，养生保健发挥着重要的作用。由此，健康产业的发展逐渐由医疗服务领域不断向外拓展，非医疗养生领域成为未来健康产业发展的重点领域，以生物技术和生命科学为先导，覆盖医疗卫生、营养、保健、健身休闲等健康养生服务功能的养生产业将成为 21 世纪引领全球经济发展和社会进步的重要产业。在发达国家，健康产业已成为带动整个国民经济增长的强大动力，健康行业增加值占国民生产总值的比重超过 15%，而在我国还不到 5%，低于许多发展中国家。在"健康中国"国家战略的不断推进下，我国的养生产业发展十分迅速，市场容量不断扩大，新业态和新产品不断出现。养生产业在"健康中国"战略中的社会效益和经济效益日益凸显。

一、市场规模

（一）养生产业的概念

养生产业归属于健康服务业。国际劳工组织认为，凡属于人类社会身体健康而成立的服务产业均属于健康照护业，而其中以预防疾病、促进健康为核心的综合服务产业则为健康服务业。健康产业也称健康服务业，俗称康养产业。

国家统计局最新发布的《健康产业统计分类（2019）》，首次对健康产业的概念进行了明确定义。健康产业，是指以医疗卫生和生物技术、生命科学为基础，以维护、改善和促进人民群众健康为目的，为社会公众提供与健康直接或密切相关的产品（货物和服务）的生产活动集合。将健康产业范围确定为医疗卫生服务，健康事务、健康环境管理与科研技术服务，健康人才教育与健康知识普及，健康促进服务，健康保障与金融服务，智慧健康技术服务，药品及其他健康产品流通服务，其他与健康相关服务，医药制造，医疗仪器设备及器械制造，健康用品、器材与智能设备制造，医疗卫生机构设施建设，中药材种植、养殖和采集等13个大类。

中医养生产业是具有中国特色的健康产业的重要组成部分，常常被人们称之为"中医大健康产业"，包括与健康相关的中医药产销、中医医疗服务业和有关的边缘产业，制造经营医、药、保健品，食、饮、器械、原料中间体、制造设备、包装材料、化妆品等产业；也包括中医特色的健康管理、休闲健身、养生保健业的咨询评估、人才培训、资格考试等服务活动。

（二）养生产业发展现状

1. 健康产业的现状

健康产业是一个举世瞩目的新兴产业，以其巨大的商机和市场前景吸引着众多的商家和投资者跻身其中，并获得了丰厚的收益。目前全球股票市值中，健康产业相关股票的市值占总市值的13%左右。特别是在发达国家，健康产业已经成为带动整个国民经济增长的强大动力，美国的健康产业约为1.5万亿美元。中国拥有的生物制药企业达6000家，但规模小，研发力量薄弱，生产的药品97.4%为仿制类药物。世界各国功能食品的市场年均以10%的速度递增，远远超出了一般食品年增长2%的发展速度。美国、日本、加拿大、中国等国相继立法，以规范功能食品市场，推动了这一产业的迅速健康发展。

2. 中国养生产业市场基数庞大

中国养生产业市场正从巨大的潜在市场向一个养生服务完善的市场过渡。目前的中医养生产业分散，蕴含着巨大的整合空间。与国外成熟产业整合机会相类似，多样化的整合机会本身就蕴含着大量的投资机会。如一些科研实力较强的企业、一些渠道优势企业等，可以利用自己的核心竞争力，进行相关链条上的整合。这时，对于不同的投资机构，都有非常多的投资机会，关键在于合理利用资本市场的平台。最后，企业或企业家的核心竞争力。中国市场在全球化进程中，企业的竞争力已经由产业运营优势向资本运营优势转变。如果一家上市公司具备在行业内的整合能力，便很有可能脱颖而出。很多企业家也意识到了这点，除了继续培育自己的渠道、品牌、管理、技术等之外，也开始把资本运营作为其长期发展中必不可少的优势之一。

3. 养生产业服务能力提升迅速

2017年，全国医院、中医类医院门诊机构数达31056个。同时，中医类医疗机构诊疗人次占医疗机构总诊疗人次的比重也在持续增加，中医类医疗机构的服务能力提高，在整个医疗体系中所起的作用越来越大，这对于提高养生产业的服务能力具有基础性作用。

随着农村城镇化进程提速，人民群众保健意识普遍增强，对保健品的需求日益强烈。同时，随着我国进入人口快速老龄化阶段，大量有消费能力的老年人群也必然拉动医疗保健市场的需求。中医药大健康产业的市场规模持续上升，保持两位数的高速增长，在 2017 年，已经达到 17500 亿元，同比增长 21.1%。根据国务院新闻办发布的《中国的中医药》白皮书，至 2020 年，我国中医药大健康产业将突破 3 万亿，年均复合增长率将保持在 20%。可见其具有强大的潜在发展空间。

4. 养生产业政策支持力度大

中医药是我国独特的卫生资源、优秀的文化资源、有潜力的经济资源、具有原创优势的科技资源、重要的生态资源。国家和地方先后出台了一系列发展规划和指导意见，明确了中医药的地位和发展目标，促进健康养生产业的发展。中共中央、国务院印发的《"健康中国 2030"规划纲要》，这是新时代健康卫生工作的纲领。"健康中国"战略要求树立"大健康"理念，不仅仅要解决看病的问题，还要把以治病为中心转变为以维护健康为中心，提出要发展中养生保健治未病服务、发展健康产业。当下，中医药发展迎来了前所未有的大好时机，《中华人民共和国中医药法》于 2017 年 7 月 1 日正式实施，《中医药发展战略规划纲要（2016—2030 年）》《中医药健康服务发展规划（2015—2020 年）》等相继出台，中医药发展已经上升为国家战略。全国各地大力发展中医药健康养生产业，促进中医药养生保健、健康管理、健康旅游、互联网＋等健康服务产业规模和新业态快速发展。

（三）养生产业发展趋势

2009 年，美国著名经济学家保罗•皮尔泽的著作《财富第五波》中文版首次在中国大陆面世，在国内产业界引起了很大反响，被评为"全国优秀畅销书"，该书将健康产业称为继 IT 产业之后的全球"财富第五波"，开启养生产业的兆亿商机，是继第四波网络革命后的朝阳产业。我国健康产业市场年销售收入在 3500 亿元以上，巨大的市场必然吸引着火热的投资。

养生产业未来十年将成为世界经济发展的重中之重，中国健康产品的消费额将在目前的基础上以几何级增长，将形成全球引人注目的一个兆亿价值的市场。然而，由于目前中国保健品市场还存在不少问题。如市场秩序混乱、假冒伪劣产品横行、标准和信息滞后等，消费者对保健品的"信誉危机"而导致保健品市场出现了大幅滑坡。不仅如此，目前我国食品安全形势依然严峻，在确保食品安全方面仍然面临挑战。在健康产业迅猛发展的过程中，诚信危机和商业模式落后成为产业发展瓶颈和桎梏。对很多健康产业的企业来讲，如果不能寻求突破，不能推陈出新，前景也甚为堪忧。

我国卫生与健康事业发展进入了新时期，新形势下老百姓健康需求的变化，医改攻坚带来的医疗服务格局调整，互联网、大数据、人工智能等新技术新潮流的涌现发展，必将为医疗服务提升优化释放出巨大空间。中国的"数据红利"将促使互联网属性新资本布局医疗健康领域，"互联网＋医疗"将会彻底改变中国患者的就诊方式与健康行业格局。全球范围内医疗服务提供方与支付方整合加剧，控制医疗费用支出依然是很多国家的一大难题。大型商业保险公司通过与药品零售机构、医疗服务机构纵向整合的方式，加强自身对医疗服务开支的监管，降低因过度用药、过度住院治疗等导致的高昂医疗成本。医疗健康大数据将进一步走向开放和共享，并与 AI 技术充分结合，在未来广泛应用于智能诊断、临床决策支持、精准治疗以及健康管理等场景，为医生和患者提供更加精准的诊疗与诊断服务。即将到来的 5G 时代，将彻底重构医患的连接方式，为远程诊疗和智能诊疗提供更加丰富的可能。基于中国的人口基数和社会管理体系，中国有望成为全球健康数据强国，成为全球数据诊疗时代的受益者和领先者。

二、发展问题

（一）养生产业的相关法律法规尚不完善

中医养生保健产业的发展需要一个好制度作为保障。目前，中医养生产业的质量标准和法规都还相当欠缺，服务行为不规范，服务质量和提升服务水平参差不齐，产业管理有待进一步加强，缺少执法与管理的力度。在目前中医养生市场的监管中，缺乏完善的健康服务法规标准和监管，影响了中医养生保健服务行业的长期健康发展。

（二）养生保健市场秩序缺乏监管

目前，中医养生保健机构集中，所提供的中医养生保健服务，面临着监管主体缺位、相关标准规范缺失、市场宣传不科学等问题，给中医养生保健服务的声誉造成损害，给人民群众的身体健康带来严重隐患。民间资本开设养生机构较多，但水平参差不齐，服务网络不健全，能够提供规范有效的中医养生保健服务机构数量较少，现有养生中心大多数行业品牌意识淡薄，过多从经济角度考虑，忽视品牌效应。规模小、位置偏、装饰陋的养生中心众多，专业化、规范化不够，部分养生中心聘用人员非专业人员较多，在产品的陈设宣传布置等方面，缺乏规范严谨生动化和系统性，同时功能单一，信用缺失。

（三）养生保健产品质量参差不齐

养生宏观制度的不健全，使得养生产业发展正处于一种比较混乱的状态，养生产业集中度低。由于企业规模小，缺乏研发能力，造成产品创新周期长，使企业缺乏市场控制力，市场的主动性和应变性差，不能满足市场的强劲需求。市场上的主要供应者没有达到规模经济，我国养生产业的规模结构效率仍处于低效率状态。目前，中医养生保健行业中，多以中医中药及相关保健品组成，产品功能相对集中，主要集中在免疫调节、抗疲劳、调节血脂、改善骨质疏松、改善胃肠道功能、延缓衰老、营养补剂（补充维生素等）等功能上。保健产品结构不尽合理，行业内忽视自律，低水平重复较多，严重影响人民群众对中医养生机构的信任。

（四）养生保健市场的准入及退出机制欠缺

养生保健市场规模越来越大，但进入养生保健行业门槛很低，医疗机构养生保健服务体系尚未完全形成。服务网络不健全，能够提供规范有效的中医养生保健服务机构数量较少，缺乏中医药专业人员指导，服务水平参差不齐。众多保健机构开业者，通过大量的小广告投入和大面积的营销网络来迅速实现销售，用营销策略和资金实力，而不是技术水平来影响市场，追求利润，导致各种矛盾出现。

三、行业规范

中医养生保健服务行业发展迅速，在给老百姓带来便利和健康的同时，也存在标准缺失、服务不规范等问题。《中华人民共和国中医药法》于 2017 年 7 月 1 日开始实施。其中第四十四条明确："国家发展中医养生保健服务，支持社会力量举办规范的中医养生保健机构。中医养生保健服务规范、标准由国务院中医药主管部门制定。"国家中医药管理局关于中医药法配套细则中，中医诊所备案、中医确有专长考核细则都已出台实施，养生保健规范尚待出台。

（一）从业范围

2018年，国家中医药管理局发布《中医养生保健服务规范（试行）》，旨在促进和规范中医养生保健服务发展，该规范仅适用于非医疗机构及其人员提供的中医养生保健服务，该规范所称的中医养生保健机构，是指社会非医疗性中医养生保健机构。规范一方面明确了中医养生保健机构可以提供中医健康状态辨识与评估、中医健康咨询指导、中医健康干预调理、中医健康教育等服务。另一方面，规范还明确了中医养生保健服务项目负面清单。中医养生保健机构及其人员不得从事以下活动：①从事医疗活动。②使用针刺、瘢痕灸、发泡灸、牵引、扳法、中医微创类技术，中药灌洗肠以及其他具有创伤性、侵入性或者危险性的技术方法。③开具药品处方。④宣传治疗作用。⑤给服务对象口服不符合《既是食品又是药品的物品名单》《可用于保健食品的物品名单》规定的中药饮片或者《保健食品禁用物品名单》规定禁用的中药饮片。⑥开展医疗气功活动。⑦从事药品、医疗器械销售等活动。⑧以中医药预防、保健、养生、健康咨询等为名或者假借中医药理论和术语开展虚假宣传，欺诈消费者，牟取不正当利益。

规范鼓励中医医师在完成所在医疗机构工作任务的前提下，在中医养生保健机构提供保健咨询和调理等服务。医疗机构不得因中医医师在中医养生保健机构提供保健咨询和调理等服务而影响其职称晋升及其他福利待遇等。中医养生保健机构宣传资料中涉及中医医师所在医疗机构相关信息的，应当事先征得中医医师所在医疗机构同意。

在服务人员方面，规范指出，中医养生保健服务人员应当具有中医养生保健类相关专业背景，或者取得保健调理师等中医养生保健类职业资格，或者接受过较为系统的中医养生保健专业培训，遵守卫生健康和中医药相关法律法规，遵守职业道德。

在服务场所方面，规范对中医养生保健服务的经营场所提出服务环境、服务区域划分、设施设备、文化建设等方面的基本要求。中医养生保健服务场所面积应当满足服务项目、设备与功能需要，并按照功能与用途，对区域进行合理划分。咨询指导类和操作类服务区域应当独立设置，操作类服务区域应当能够有效保护服务对象的隐私。

在服务创新方面，规范支持社会力量举办规范的中医养生保健机构，鼓励集团化发展或连锁化经营。鼓励应用互联网等信息技术拓展中医养生保健服务空间和内容，探索线上线下一体化中医养生保健服务模式。同时，与文化、旅游、体育、养老、休闲等其他产业融合，并协同发展。

在行业自律方面，鼓励中医养生保健行业社会组织在中医养生保健服务质量、服务费用、服务内容、培训指导、信誉维护等方面发挥自律作用，建立中医养生保健机构及其人员诚信经营和不良执业记录制度。

（二）行业规范对策

1. 完善规范中医养生保健行业的相关法律法规

尽快制定促进中医养生健康服务业发展的相关法律、行政法规，健全服务标准体系，强化标准的实施，提高中医养生保健服务业标准化水平。加快中医养生市场政策细化落地实施，严格制定相关法律法规，统一养生市场的宏观管理，明确产业统一的归口管理部门，彻底克服政出多门的弊端，制定科学合理的价格标准，建立中医养生保健机构行业准入机制、退出机制，加大处罚法规，高起点发展养生产业。

2. 发挥行业协会作用，增强自我管理能力

在"以人为本"的理念指导下，迅速加大发展养生产业的支持力度，成立中医养生行业协会，以加强行业监管、建立行业自律机制，保护企业的合法利益。同时，制定中医养生保健产业标准、产业发展规划。联合科研、医疗机构，进行相关养生科学产业体系研究合作，提高养生产品的科技含量。

3. 创新中医药养生应用模式，促进"治未病"体系建设

推动具有人才优势的各中医医院提供技术支持，在中医体质辨识的基础上，从情志调摄、饮食调养、起居调摄、运动保健、穴位保健等方面进行相应的中医药保健指导，更好地发挥中医药及针灸技术在养生保健中的作用；通过互联网＋中医方式，加快中医养生保健服务网络平台建设；通过互联网＋中医方式，充分发挥中医药技术优势，创新临床应用模式，以互联网＋养生保健及大数据分析各类需要人群，积极推动中医药及针灸技术与中医治未病、中医药健康养老、中医药特色康复等资源融合，制定相关健康服务标准及规范，提升中医药及针灸推拿健康服务能力和水平，建立以中医药与针灸健康服务为主的新模式。

4. 加快中医养生保健产业专业人才的培养

通过支持中医药大学和相关职业院校开设中医养生健康服务类专业，加快培养中医养生保健专业技术人才。建立养生人才专业培训中心，对具有经济、管理、法律等综合素质的人才进行中医养生专业知识的培训，从而逐步建立起具有专业管理、经营的人才队伍。

四、发展热点

（一）养生产业发展的新业态

1. 养生堂馆

国内各种类型的养生堂馆，是目前养生产业的常见业态形式。包括提供养生保健服务的国医馆、国医堂，提供保健按摩、拔罐、艾灸、刮痧、足疗、水疗、生殖护理、美容化妆等养生服务的养生馆，提供养生美食药膳的养生主题餐厅等机构。根据中国医药物资协会国医馆发展调研报告，2017年全国国医馆数为578家，相比较2016年增加了200家，增幅明显，达53%。世界中医药联合会还专门成立了国医堂馆社区服务专业委员会。"中医坐堂"始于东汉医圣张仲景，是中医传统的经典行医方式。千百年来，中医坐堂医沉淀了厚重的中医药文化，是中医药最具典型的社会形象。2010年，国家中医药管理局出台相关政策，首次制定并初步实施中医坐堂医管理办法和基本标准。在健康产业背景下，国医堂馆的功能不断得到延伸和拓展，从传统的医疗服务领域向养生保健领域拓展，将"中医坐堂"核心功能延伸与拓展，实现养生产业多功能覆盖，在健康管理与中医体质辨识、中医康复及治未病、中医药养生科普宣传、养生药膳美食、养生知识与文化传播、养生实操教育培训等多个环节深耕发展，创造医药养产业融合新模式，打造紧密融合、精准对接的综合健康养生服务功能体。

2. 养生旅游

养生旅游是将"养生"和"旅游"相融合进而发展出来的一种旅游新业态，也是近年来养生产业的热门业态。它是一种将中医药养生和旅游相结合的产物，是中国特色的健康旅游，是旅游业从观光、休闲向健康扩展的具体体现。养生旅游是一种建立在自然生态、人文环境、养生体验的基础上，结合观赏、品尝、休闲游乐、避暑、避寒、康体等形式，以达到延年益寿、强身健体、修身养性等目的的新型旅游。它需要具备养生学的指导原则、养生主题、特定养生项目、良好的生态环境等基础和手段，以达成游客全方面健康长寿目标的专项旅游产品。根据2014年国家旅游局与国家中医药管理局联合对各地区进行的健康旅游发展现状调查显示，全国454个景区、养生度假村提供养生旅游服务。服务内容涵盖了足疗按摩、美容美体、中医理疗、温泉药浴、药膳等，所提供的产品包括传统膏方、药膳、药酒、保健茶饮等。以养生旅游为载体，可以贯穿养生产业体系中第一产业的养生本草种植，第二产业养生食品、保健品的生产加工，第三产业养生服务业、旅游业。养老地产、养生主题特色小镇等养生产业新业态，都是从养生旅游深化发展而来的。

3. 养老地产

养老地产也是养生产业新业态中的热点项目。按照全国工商联房地产商会的解释，养老地产是"养老＋地产"的一种开发模式，它将房地产开发与创造消费者生活方式密切结合，将房地产业和其他相关产业进行整合。与地产、体育地产、文化地产、旅游地产等概念类似，我国养老地产更多依托于养老产业的发展。多家保险企业纷纷进军养老地产，保险资本通过与房企开发商合作或自主开发养老地产项目，尽管养老产业市场前景乐观，引来了各路资本的蜂拥而上，养老产业才刚起步，市场接受度需继续提升，养老群体的多样需求仍需发掘，产品的创新开发仍需完善，而盈利模式仍未清晰。当前，中国养老地产的开发模式主要分为三种：①隔代亲情模式，即实现养老公寓与普通亲情住宅相辅相成的共融性设计，适合两代人居住。②会员制医养综合体，即针对自理老人和护理老人群体，养老项目产权自持，采取分等级的会员制盈利模式。③养生目的地，即在风景资源特色区，开发具备养生、旅游、观光的度假式、候鸟式养老居住模式。

养老地产第一是地产的本体，第二是养老服务，第三个是延伸产品。养老地产既不是简单的房地产开发，也不是纯粹的医疗保健，而是整合投资、开发、建设、运营、医疗、保险、服务等各个层面资源的系统工程，养老地产的平台搭建完成以后，很自然地把整个养生、养老产业链条贯穿起来。

4. 养生主题特色小镇

养生主题特色小镇是一个近年在兴起的养生产业新业态。养生主题特色小镇是一个以养生休闲旅游为载体，以中医药养生文化为特色，提供各类医疗养生服务的养生旅游产业集聚地，具有医疗、养生、养老、休闲、旅游等多元化功能的生态优美、生活适宜、产业融洽的特色小镇。在特色小镇的规划建设中，产业是核心，养生小镇的发展关键在于要依托现有的自然及人文养生资源和已有养生产业基础，提供中医药特色医疗服务、"治未病"健康管理、饮食养生、运动休闲、雅趣养生等功能服务，延伸发展与养生相关的医疗保健服务、医药产业、保健品产业、健康管理服务产业、非医疗养生产业、老年健康服务业等产业，形成一套完整的产业生态群。

（二）养生产业发展的新兴产品与服务

1. 养生食品

中医药饮食养生历史悠久，食养食疗理论独特，药材资源丰富。我国将既是食品又是药品的物质统称为"药食同源"。卫生部于2002年印发了《既是食品又是药品的物品名单》及

《可用于保健食品的物品名单》，分别规定了 101 种和 114 种"药食同源"的中药材。正是这种"药食同源"思维赋予中药养生食品不同于国内外普通保健食品的特征，也为指导中药复方养生食品研制奠定了理论基础。

市场出现的灵芝茶、灵芝孢子粉、灵芝饮片、浸膏、浸膏粉、灵芝煎剂、灵芝冲剂、灵芝片剂、口服液等灵芝系列养生食品；铁皮石斛茶、石斛花茶、石斛水等养生食品系列，以及王老吉凉茶、润喉糖等系列产品都属于养生产业中的重要产品组成。未来养生食品的发展，需要用更为科学和更个性化的方式赢得消费者，尤其是适应现代生活方式中各类人群的需求。中医药养生食品是养生产业的重要组成部分。只有以中医理论为指导，利用现代技术手段，研发基于中医体质辨识的功效确切且安全可靠的中药养生食品，才能适应市场需求，立于不败之地。

2. 保健食品

保健食品适用于特定人群食用，很多人容易将它与药品混淆，但它在生产工艺以及疗效等方面，与药品是完全不同的。保健食品首先不是药品，在包装标签上不能含有或暗示具有治疗作用。2018 年 12 月 20 日，国家市场监管总局关于进一步加强保健食品生产经营企业电话营销行为管理的公告发布，明确规定，保健食品企业不得宣传保健食品具有疾病预防或治疗功能。

2016 年，国家食品药品监督管理总局关于保健食品的申报功能为 27 项：增强免疫力；辅助降血脂；辅助降血糖；抗氧化；辅助改善记忆；缓解视疲劳；促进排铅；清咽；辅助降血压；改善睡眠；促进泌乳；缓解体力疲劳；提高缺氧耐受力；对辐射危害有辅助保护功能；减肥；改善生长发育；增加骨密度；改善营养性贫血；对化学性肝损伤的辅助保护作用；祛痤疮；祛黄褐斑；改善皮肤水份；改善皮肤油份；调节肠道菌群；促进消化；通便；对胃黏膜损伤有辅助保护功能。除以上，营养素类也纳入保健食品的管理范畴，称为营养素补充剂（如维生素、矿物质为主要原料的产品），以补充人体营养素为目的。

我国保健食品专用标志为天蓝色，呈帽形，俗称"蓝帽子"，也叫"小蓝帽"，标志下方为批准文号和批准部门。其中，2003 年以前通过审批的批号是"卫食健字"，2003 年以后通过审批的批号是"国食健字"。卫食健字："卫"代表中华人民共和国卫生部，"食"代表食品，"健"代表保健类别。国食健字 G（J）："国"代表国家食品药品监督管理总局，"G"代表国产，"J"代表进口。保健食品是用于调节机体功能，提高人体抵御疾病的能力，改善亚健康状态，降低疾病发生的风险，不以预防、治疗疾病为目的。保健食品按照规定的食用量使用，不能给人体带来任何急性、亚急性和慢性危害。保健食品产业是养生产业中非常重要的一部分，虽然近年来保健食品在社会上屡屡出现法律纠纷问题，但是错不在保健食品，而在保健食品的虚假宣传和过度营销上。不能因噎废食，而忽视保健食品在养生产业中的地位。

3. 保健用品

保健用品一般是指直接或间接作用于人体皮肤表面，不以预防和治疗疾病为目的，具有日常保健、促进康复功能的用品。常常通过个体以非食用方式直接或间接作用于人体，调节人体功能、增进健康，是不对人体造成危害的外用物品，如贴剂、膏剂、擦剂、喷剂、熏剂、洗剂等。保健用品对于促进人体身体健康和促进社会经济发展有非常重要的作用，目前市场上保健用品种类繁多，如沐足、艾灸、香薰用品，某些保健牙膏、养生保健化妆品、护肤品、贴

NOTE

膏、喷涂剂、外用膏酊剂、外用保健粉剂、足垫、保健电子产品等，受到广大消费者的喜爱。

4. 可穿戴医疗健康设备

目前，国内外市场正刮起新一波可穿戴设备潮，可穿戴设备可用于对个人的生活和运动进行跟踪并提供数据共享。其中，可穿戴医疗健康设备是最具市场潜力的新兴产品。可穿戴医疗健康设备能够为用户提供实时健康监测数据，让用户实时了解个人身体健康状况，尤其适合当前医疗领域在慢性病管理中的应用。基于可穿戴医疗健康设备在医疗的应用，医疗机构将可以更好地整合医疗资源，为用户提供更便捷的医疗服务。可穿戴医疗健康设备不仅可以为医疗机构调配医疗资源提供重要的参考支撑，医生可根据可穿戴医疗健康设备的反馈，实现即时上门或远程会诊，也可以大大降低医患双方的治疗成本。未来可穿戴医疗健康设备进一步发展应用，还将实现对用户健康数据大量级别的采集，为后面医疗大数据应用分析提供了重要支撑。

目前，许多医药公司都在研发可穿戴设备，积极布局医疗健康领域，进一步扩大医疗健康领域的市场份额。2018年，中国移动医疗健康市场规模已达到184.3亿。当前中国移动医疗健康市场在挂号、轻问诊领域已逐渐形成巨头垄断，资本活跃度有所降低；但在医药电商、诊疗服务平台、健康管理等细分领域，仍将存在大量市场空间。目前市场上主要的可穿戴医疗设备形态各异，主要包括智能眼镜、智能手表、智能腕带、智能跑鞋、智能戒指、智能臂环、智能腰带、智能头盔、智能纽扣等。可穿戴医疗设备是一个高速发展的市场，它的兴起也催生出更大的移动医疗市场。

5. 养老服务

中国老龄化社会的加速到来，使养老服务成为全社会共同关注的焦点。中医养生的理念、方法、技术对改善老年人健康状况，提高生命质量，防治慢性病，实现健康老龄化，具有多重优势。尽管至今没有成熟的模式，但是以"医养结合"为核心的新探索正在全国展开。归纳起来主要有新建"医养护"一体化的老年病康复医院服务模式、"中医医疗卫生机构拓展养老服务"模式、"养老机构内设中医医疗服务机构"模式、"中医医疗机构与养老机构签订合作协议"模式、"中医师家庭医生服务包"模式和"政府向社会组织购买医养服务"公益创投项目模式。

此外，与中医养生相关的健康管理、健康保险、健康俱乐部以及文创产品等，也处于成长期。

（三）养生产业链构建

1. 产业链的概念

企业竞争有三种形态：产品竞争、产业链竞争和产业生态竞争。其中，产业链是产业经济学中的一个概念，是各个产业部门之间基于一定的技术经济关联，并依据特定的逻辑关系和时空布局关系，客观形成的链条式关联关系形态。产业链包含价值链、企业链、供需链和空间链四个维度的概念。这四个维度在相互对接的均衡过程中形成了产业链，这种"对接机制"是产业链形成的内模式，作为一种客观规律，它像一只"无形之手"，调控着产业链的形成。

产业链的本质是用于描述一个具有某种内在联系的企业群结构，它是一个相对宏观的概念，存在两维属性：结构属性和价值属性。产业链中大量存在着上下游关系和相互价值的交换，上游环节向下游环节输送产品或服务，下游环节向上游环节反馈信息。

2. 居民健康需求升级下的养生产业链衔接

构建中医养生全产业链，包括养生保健、疾病治疗、康复、养老等，涵盖了医院、社区、家庭个人三级中医健康服务网络，并为之提供专业和技术支撑。当前，居民对健康产业的需求正在从以医疗医药为主要形态的单一救死扶伤、治病救人模式，向医疗医药、医养强身综合性解决方案升级，养生产业的作用凸显。然而，居民养生需求的多层次性和复合性特点，决定了单一的企业或产业都无法单独承担起居民的健康需求，养生产业链衔接成为必然的选择。

以整合养生企业在产业链上所处的位置划分，可分为横向整合、纵向整合以及混合整合三种类型。横向整合是指通过对养生产业链上相同类型企业的约束来提高企业的集中度、扩大市场势力，从而增加对市场价格的控制力、获得垄断利润。纵向整合是指养生产业链上的企业通过对上下游企业施加纵向约束，使之接受一体化或准一体化的合约，通过产量或价格控制实现纵向的产业利润最大化，要求产业上下游之间衔接紧密、效率高效和成本最大可能地降低。混合整合又称斜向整合，是指和养生产业紧密相关的企业进行一体化或是约束，包括横向整合和纵向整合，是两者的结合。

3. 中医药养生产业链正成为乡村经济振兴的主导产业

以中药材、乡村旅游、农村康养为主要业态的中医药养生产业，因其具有产业扶贫效益与生态效益的双重功能，正成为我国乡村特色经济的主导产业，但其衔接仍处于原始的、自发性业务衔接阶段，既无法满足居民的整体健康需求，也无法释放产业链衔接红利。我国中医药养生产业薄弱的整体创新能力，制约着产业发展对乡村经济推动能力的发挥。因此，挖掘乡村经济中的中药材、健康农业、旅游养生等中医药健康资源比较优势，将资源优势转化为经济发展动力和农民增收的捷径，既是乡村振兴战略中农产品保量提质、三产融合、环境宜居和农民增收的具体要求，也是推进乡村振兴战略实施的重要保障。

许多地方政府在健康产业发展规划中，将医疗服务、健康教育与管理、健康养老、生物医药、医疗器械与装备、中医中药、体育健身、健康旅游、健康食品和健康大数据等作为十大重点领域，并将其作为新兴产业之一，提出围绕"医药养食游"等重点领域，转变发展方式，优化产业结构，推动医疗、养老、养生、文化、旅游等多业态融合发展。在中医药健康服务发展规划中，鼓励各地利用当地中医药资源和自然生态资源，建设中医药养生保健基地，通过中医药健康服务产业的发展，实现一二三产业融合和农村产业链的延长与价值链提升，真正让农业就地增值、就近增收。可见，中医药健康服务既是我国乡村产业振兴的主要业态，也是内需市场增加旺盛，可以直接带动乡村经济发展和实施精准脱贫致富的产业。

各地的实践也证明，发展中医药养生产业，既可以为人民群众提供全方位全周期的健康服务，又能带动农村中医药养生产业融合与持续性发展，实现产业脱贫、生活富裕和建设宜居生态环境等乡村振兴目标。因此，中医养生产业与乡村振兴在基础实践、制度衔接、理论研究等层面都具有衔接的必要性和实践可行性，正在成为乡村经济振兴的主导产业。

NOTE

第二节　科研转化

一、成果转化

（一）加快推进产学研合作的意义

科技创新及其专利成果在现代社会的经济、政治、安全等诸多领域，都扮演着越来越重要的角色，已经成为国际综合国力竞争和一个民族繁荣兴旺的重要因素，建设知识产权强国，已成为我国知识产权事业新的战略目标。

高等院校既是创新人才的集聚地，也是创新成果的策源地。如何以高水平的创新成果和高素质的创新人才，服务经济社会发展，加快推进产学研合作是一条重要途径。

激发高校科研成果转化潜力，已经成为产学研合作刻不容缓的课题之一。理顺科技成果转移、转化各环节，优化资源配置，充分调动高校科技人员积极性，促进科技成果向现实生产力转化，提升高校科技成果转移、转化水平，才能切实增强高校服务经济社会发展能力。

（二）高校科研成果低转化率的原因

当前，科技成果的低转化率已成为制约我国科技发展的重要因素，众多科研成果在形成之后就被束之高阁，造成这一局面的原因是长期且多方面的。

虽然学术界与企业界是两个完全独立的系统，但高校是科研成果的主要提供者，企业是科研成果的需求者，两者本应是建立在供求需求上的合作关系。

企业以市场需求为导向，对科研成果有强烈的需求，却不知从何下手，而高校定位前沿科学研究，得出的成果因无法满足市场需求，从而形成转化难的问题，双方在需求对接上严重失调，这是造成科研成果低转化率的最主要原因。为了改变这一现状，加快推进产学研合作势在必行。

为了深入实施创新驱动发展战略，充分发挥高校在科技成果转移、转化中的突出作用，推进高校科技成果转化体制改革，教育部于 2016 年 10 月发布《教育部科技部关于加强高等学校科技成果转移转化工作的若干意见》，旨在以企业技术需求为导向，依托高校人才、科技优势，推动一批能支撑经济转型升级，带动产业结构调整的重大科技成果转化应用，显著提升高校科技成果转移转化能力。

（三）加快推进产学研合作的探索

高等院校输出技术成交额是衡量高校产学研合作的重要指标。产学研深度融合作为高等教育适应经济新常态下一种新的发展模式和道路，不仅可以提升高校科技创新和社会服务能力，而且可以助力企业自主创新，不断提高企业的核心竞争力，从而实现校企深层合作与共赢发展。

为解决企业与高校之间长期存在的信息不对称问题，有部分企业也在进行商业模式的探索。以可转移的科研成果为依托，依托互联网＋大数据等技术手段，各种技术成果、知识产权、专利等信息经过整合后，汇聚于 APP 线上平台，企业可精准定位符合自身需求的科研成果。同时，高校也可以网络宣传研发成果，并能更迅速地获得企业反馈，从而根据市场需求随时调整科研方向，避免科研成果的浪费，科研成果的转化率也得以保障。

二、专利申请

对于我国来说，中医药知识被国外当作"免费午餐"或"生物盗版行为"的事件屡见不鲜。如人参蜂王浆是我国吉林最早生产的，但在美国被他人抢先注册专利，我国出口的人参蜂王浆在美国市场上出售就构成侵权；牛黄清心丸是我国的传统中药产品，但韩国人通过专利保护来抢占中国国内的牛黄清心丸剂型改进市场，并向我国专利局提交了牛黄清心丸的改进剂型口服液及微胶囊的专利申请，这就意味着专利一旦批准，我们未经许可在本国都不能生产和销售牛黄清心丸的微胶囊和口服液。更应引起注意的是，现在国外医药企业已在招聘我国熟悉情况的科技人员研究传统医药，而且国外对我国中医药的利用已不再仅限于古籍文献中的古方、名方，还包括了现代中医药的研究成果。因此，中医药专利保护的立法已经迫在眉睫。

专利具有时效性，它的保护不是无限期的，如何在最佳时期申请专利，以获得最有效的保护就显得非常重要。我国专利采用的是"先申请制"，即谁先申请谁优先受到保护，但需符合授权的条件——专利的"三性"（即新颖性、创造性和实用性），才能真正得到保护。对于一项新的技术方案，新颖性可通过查阅相关的专利文献和非专利文献而大体明确；创造性则主要是由审查员去审查和判断；在实用性方面，药品专利只要求该药品或制备工艺具有产业化前景（即产业上能制造、使用并产生积极效果），而且，这种产业化的应用主要是就其从技术上（试验数据）对疾病的治疗效果而言，而不对其毒性及安全性进行严格的审查。因此，为了抢时间和占据市场，一般由动物试验证明了药品的治疗效果后就可以申请专利，而不必等到临床试验完成。在药效试验方面，药品专利的要求远远低于其他行政法规，有的企业或个体在快要拿到新药证书时才想到申请专利，常常是证书下来了，而专利申请仍未公开，更没有进入实审（自申请日起 18 个月公开后进入实审）。对于急于进入市场的企业或个人来说，这时就会产生专利审查周期太慢的错觉，这是由于申请人没有把握好专利申请时机的缘故。对于中药发明来说，常常是先进行了临床方面的验证，而没有做动物实验，但就申请专利而言，有临床数据也是完全可以的。

三、"双创"发展

2016 年，全国卫生与健康大会召开后，国家中医药管理局的工作重心是学习贯彻落实全国卫生与健康大会精神、《"健康中国 2030"规划纲要》和《中医药发展战略规划纲要（2016—2030 年）》，推进中医药健康养生文化的创造性转化、创新性发展，使之更好地服务人民健康，服务"健康中国"建设。国家中医药管理局多次强调，深刻把握中医药健康养生文化"双创"的重大意义，着力明晰中医药健康养生文化"双创"的主攻方向，深入探索中医药健康养生文化"双创"的实现路径。要求从增强文化自信的内在需要和增进人民群众健康福祉的内在需要两个方面理解推进中医药健康养生文化"双创"的意义。推进中医药健康养生文化"双创"，对于弘扬中华优秀传统文化，增强文化自信有着积极的推动作用，同时可以引导人们树立健康意识，养成良好的行为和生活方式，做到我的健康我维护、我的健康我做主。

具体推进包括历史脉络、理论框架、实践体系、传播模式四个方面，着力明晰中医药健康养生文化"双创"的主攻方向。推进中医药健康养生文化"双创"，首先要解决转化什么、

NOTE

创新什么这个关键问题。要把中医药健康养生文化转化为人民群众能够用得上、用得好的健康实践。要尊重传统，深挖精髓。使记载在古籍、融入于生活、使用在临床上的中医药健康养生智慧、健康理念、知识方法生动起来，彰显时代价值，释放文化魅力，影响人们生活，提升健康素养。要学会表达，善讲故事。在内容上、手段上、方法上、渠道上大力创新，找准中医药健康养生文化与时代的对接点、与受众的共鸣点，学会转化话语、讲好健康故事，让古老的中医药在保持本意和精华的基础上，融合现代健康理念，适应现代生活需要，实现文化价值和实用价值相统一。要融合发展，推陈出新。让中医药健康养生文化适应时代发展需要，从树牢人们健康意识出发，从影响和改变人们行为和生活方式入手，加强与其他文化的碰撞交流、融合发展，吸收所长，为我所用，创新理论知识，创新技术方法，创新服务产品，为群众提供更多中医药健康养生文化服务产品和手段，为全方位全周期保障人民健康作出新的更大贡献。

第三节　保健品生产

保健品又称保健食品，亦称功能性食品，是一个特定的食品种类。它具有调节人体功能的作用，但不以治疗疾病为目的，适于特定人群食用。《保健食品注册与备案管理办法》自2016年7月1日正式施行，严格定义：保健食品是指声称具有特定保健功能或者以补充维生素、矿物质为目的的食品，即适宜于特定人群食用，具有调节机体功能，不以治疗疾病为目的，并且对人体不产生任何急性、亚急性或者慢性危害的食品。

一般食品和保健食品都能提供人体生存必需的基本营养物质（食品第一功能），都具特定色、香、味、形（食品第二功能）。二者主要存在以下区别：①保健食品含一定量功效成分（生理活性物质），能调节人体功能，具有特定功能（食品的第三功能）。②一般食品不强调特定功能（食品的第三功能）。③保健食品一般有特定食用范围（特定人群），而一般食品没有。④浓缩（或添加纯度较高的某种生理活性物质），使其在人体内达到发挥作用的浓度，从而具备食品的第三功能。

保健食品与药品的区别：①药品是治疗疾病的物质；保健食品的本质仍是食品，虽有调节人体某种功能的作用，但它不是人类赖以治疗疾病的物质。②食品中还有一类特殊营养食品，是"通过改变食品的天然营养素的成分和含量比例，以适应某些特殊人群营养需要的食品"。如适应婴幼儿生理特点和营养需要的婴幼儿食品、经添加营养强化剂的食品，都属于这类食品。

特殊营养食品与保健食品的共性：都添加或含有一定量的生理活性物质，适于特定人群食用。区别：前者不需要通过动物或人群实验证实；而后者须通过动物或人群实验证实，有明显、稳定的功效作用。

一、儿童保健产品

（一）儿童保健产品现状

儿童保健品市场产品种类繁多，其中补钙、健脑、增加智力等尤为常见，也有许多针对幼儿生产的强化矿物质，强化维生素，强化氨基酸等保健食品。总之，无论增加什么样的营养品，首先要保证儿童的正常饮食，注意调理好儿童的脾胃和消化功能，逐渐让儿童恢复营养的平衡状态。处在正常生长发育中的幼儿是否需要吃这些保健食品，业内并没有完全统一的观点，但是按照营养学的观点，正常发育的幼儿只要不挑食、不偏食，平衡地摄入各种食物，可以均衡地获得人体所需要的各种营养物质，而无需再补充其他保健食品。

保健食品对改善食品结构，增强人体健康可以起到一定作用。但必须合理使用，否则，滥食过量反而破坏体内营养平衡，影响人的健康。对幼儿更应注意，必须按照不同年龄、不同需要，有针对性地选择，缺什么补什么，并要合理搭配，对症使用，切不可盲目食用。食用时必须征求医生意见，不得以保健食品代替药物治疗。健康幼儿不提倡吃疗效食品，并须注意食品的质量和出厂日期、保质期限等。

（二）儿童保健品的注意事项

儿童保健品必须在医师指导下使用。选购儿童保健品应该注意：①应考虑这种食品是否有害、有无副作用，现在许多食品，由于含有化学合成的添加剂，对儿童的健康有害。②口感要好，过苦或药味重，儿童难以接受，但甜度高的营养品又会因糖过多抑制儿童的食欲，也不利于儿童的牙齿生长，所以宜选择清甜、性缓的营养品。③有无科学数据和实际效果，儿童保健品尤其要有严格的科学测试和临床验证，以纠正儿童营养的不平衡。④适应证要广，如适应证太窄或不对症则难以达到预期效果。⑤体积不宜过大，否则会引起儿童腹胀，影响正常进食。⑥有大补或寒凉动植物成分的保健品不宜让儿童服用。以下保健品更要了解其适用范围：

1. 中药类

①人参：儿童如服过量人参，能引起大脑皮层神经中枢的麻痹，使心脏收缩力减弱，血压和血糖降低，严重的可危及儿童生命。②蜂王浆：父母不能因自认为蜂王浆好就给孩子吃，蜂王浆所含的性激素虽然对成人不会产生较大影响，但儿童服用后容易导致性早熟。③其他：如燕窝、鹿茸等具有补肾作用的中药，均有可能引起儿童性早熟。

2. 奶粉

牛初乳与常奶相比，泌乳素的含量大约高 4 倍，生长激素的含量大约高 10 倍，促性腺激素大约高 1 倍，儿童其实不宜多吃。对于婴幼儿来说，为了促进其生长发育，额外选择蛋白粉来吃也是错误的。因为儿童的肾脏发育不健全，过高的蛋白质会严重损害儿童的泌尿系统，尤其是加重肾脏负荷。因此，我国规定，婴幼儿配方奶粉中每 100 克奶粉中蛋白质的含量为 11 ～ 20 克。

3. 钙补充剂

儿童长不高，不一定是缺乏钙，遗传、睡眠状况、运动量、情绪及压力都可能影响。若要让儿童补充食用钙片，一定要注意分量。人体内的钙与磷、钙与镁须维持一定比例，过量的钙会造成"钙磷比""钙镁比"失衡，反而让骨骼合成效果差。

4. 维生素类补充剂

鱼油主要的成分是多元不饱和脂肪酸，存在于鲑鱼、鳕鱼、沙丁鱼、秋刀鱼等深海鱼类中。但是吃鱼也有学问。鱼油中的不饱和脂肪酸易氧化，市售鱼油通常会添加维生素 E 抗氧化。常常吃深海鱼的儿童，建议要适量补充维生素 E 及维生素 C，以防氧化。

补充维生素应以综合维生素为主，因为综合锭剂中各种维生素含量都不高，通常不会过量或产生副作用。维生素 A、D、E、K 为脂溶性，服用过量会囤积体内，不易排出，造成中毒。

父母常喜欢让儿童吃鱼肝油，但鱼肝油主要成分是维生素 A 与 D，过量容易囤积体内而产生中毒，引起脑压升高，不如在蛋黄、牛奶、红萝卜、动物肝脏等食物中，摄取维生素 A 及维生素 D。维生素 B 群及维生素 C 是水溶性，过量较容易随着尿液排出，相对安全，但也会造成肾脏负担，或造成结石的情况，以适量服用为宜。

二、特殊人群保健品

伴随人们对营养健康日益广泛的迫切需要，作为大健康产业的重要组成部分，2016 年，中国特殊食品（保健食品、婴幼儿配方乳粉、特殊医学用途配方食品，以及婴幼儿辅食、运动营养、益生菌等）产值约 6000 亿元，并保持持续增长态势。在为社会带来经济效益的同时，也为提高国民素质，推进"健康中国"建设作出了重要的贡献，受到社会各界高度关注与重视。

《食品安全法》历史性地明确特殊食品法律地位，为特殊食品的健康可持续发展奠定了扎实的法律基础与政策保障：政府部门科学监管，努力作为；行业企业诚信经营，自律发展；社会公众积极参与，有效监督。在各界的共同努力下，中国特殊食品管理制度积极完善，安全指数逐年攀升，产业环境日趋向好，消费者信心不断增强。在"健康中国"、食品安全战略的指引下，在食品产业转型升级的关键时期，中国特殊食品进入发展快车道，已成为健康产业的大蓝海。

（一）中国特殊食品产业生态特点

1. 市场潜力巨大

随着中国居民生活水平和健康意识的提高，人们的观念正在发生转变：从吃得饱、满足基本生理需要，向均衡营养摄入、以利于身体健康的方式改变；从有病治病到无病预防、提高健康质量转变，这些都将促进特殊食品产业的快速发展。中国已拥有全球最大的特殊食品消费市场，同时在原料供应、产品加工等方面，已成为全球供应链的重要组成部分。由于健康需求的迫切且多样，中国特殊食品市场开发潜力巨大。

2. 准入稳步推进

中国保健食品注册管理制度已经实行 20 年，约 16000 个产品获得批准，并在市场的选择中不断优化。现行注册与备案的双轨管理制度，将为产品准入、市场发展提供更大的活力。婴幼儿配方乳粉、特殊医学用途配方食品注册，在没有模式可循，没有经验可参的情况下，形成了科学完善的管理制度，组建了特殊食品注册管理司，实现了注册管理的平稳过渡，满足了消费者的市场需求。

3. 中国特殊食品政策环境利好

随着"健康中国"国家战略以及食品安全战略的实施，《国民营养计划（2017—2030 年）》既为提高国民营养健康水平，保障食品安全明确规划，也为特殊食品产业勾画了发展蓝图。中国特殊食品产业发展迎来了一系列重大的政策利好，为行业发展增添了巨大动力。

4. 监管体系建立

2015 年，《食品安全法》将保健食品、婴幼儿配方食品、特殊医学用途配方食品纳入特殊食品，实施严格管理。这体现了政府加强特殊食品安全监管、促进产业发展的决心。原国家食品药品监督管理总局等监管部门陆续发布了注册、生产、经营监管的多项政策法规。中国特色的特殊食品管理制度和食品安全社会共治的监管体系已经建立，并在实践执行中不断完善。

5. 安全有效保障

由于特殊食品用于婴儿、患者等特殊人群，在食品安全上需要更加维护与保障。在社会各界的共同努力下，中国特殊食品安全重视程度最高，食品安全管理要求最高，食品安全保障成本最高，食品安全合格率最高。2016 年，国产婴幼儿配方乳粉合格率达 99.1%；保健食品监督抽检总体样品合格率达 98.1%；中国特殊食品安全达到历史最好水平。

（二）中国特殊食品发展的注意事项

1. 积极探索全球融合发展

作为世界上特殊食品消费最大的潜在市场之一，中国特殊食品生产和消费的快速发展，吸引了全世界的目光与关注。国内外企业纷纷跨境投资建厂，兼并重组。在全球经济一体化的情况下，"引进来、走出去"，中国特殊食品多领域、多层次、多途径的全球融合与发展，已经成为主流趋势，并逐渐成为企业不断发展壮大的基石。

2. 关注品牌价值提升

品牌是企业参与市场竞争的核心要素资源，是衡量国家整体经济实力的重要标志。要推动中国制造向中国创造转变，中国速度向中国质量转变，中国产品向中国品牌转变。在政府的支持以及行业的努力下，一大批中国特殊食品品牌正在崛起，企业品牌、产品品牌、区域品牌、自主创新品牌的信誉与价值不断提升。

3. 加大创新投入

面对全球食品科技的迅猛发展和世界性的食品产业转型升级，科技创新驱动产业升级和可持续成为迫切任务。过去几年，中国特殊食品的创新研发投入持续加码，研发实力不断增强，研究水平显著提高，高新技术领域的研究开发能力与世界先进水平的整体差距在逐渐缩小。一系列重要的研究成果实现了产业转化，并获得了市场青睐与认可。

4. 增强消费信心

历史上发生的食品安全事件，一定程度上冲击了食品行业的发展，也挫伤了消费者的信心。令人欣慰的是，在社会各界的努力下，中国婴幼儿配方乳粉、保健食品的抽验合格率达到历史最好水平，产品安全得到了有效保障。尽管行业仍存在阵痛的问题与现象，但中国特殊食品行业正在积极努力，用营养健康、安全有效的产品回应社会关切，并不断得到消费者的信任与支持。

5. 树立企业责任典范

经过多年的发展，中国特殊食品产业在创造利润、推动经济发展的同时，在履行社会责任方面同样做出了探索与努力。在多个领域开展有特色、体现价值的实践，取得了令人瞩目的成果。绝大多数大型特殊食品企业已将社会责任融入企业运营，紧跟时代发展，以解决社会问题为出发点，通过企业社会创新，为可持续发展贡献更多力量。

在取得丰硕成绩的同时，我们也需要直面行业发展存在的问题与不足：欺诈和虚假宣传问题严重，功能科学评价的争议长存，违法营销带来的社会问题等。种种这些，行业不回避、不逃避，勇于承担，努力解决。在监管趋严的背景下，行业中的优势企业应当凝心聚力，对照要求树立标杆，通过健全的质量管理和过硬的产品质量，在更加开放激烈的竞争环境中获得席位，继而赢得持续盈利的能力。特殊食品企业也应当加强行业监督，借政府监管趋严之势，通过有序的市场竞争，逐步淘汰不合格企业，让良币驱逐劣币，逐渐形成良性循环的市场环境。

中国特殊食品发展已经迈入创新发展的新时代，伴随国家宏观战略的实施，中国特殊食品将进入改革与发展的关键时期，也是大有可为的战略机遇期。中国特殊食品产业有以下趋势：一是保健食品将在严格规范中谋求发展；二是婴幼儿配方乳粉的品牌价值将凸显；三是特殊医学用途配方食品将是发展新蓝海；四是特殊人群食品产业的力量不可忽视。

三、老年保健品

老年保健食品指专为老年人生产的保健食品。老年保健食品必须符合老年人生理特点，应以低热量、低脂肪、低盐、低糖、高蛋白质和高食物纤维为特征。老年保健食品应适应老年人的饮食习惯，应有清淡、易嚼烂、易消化，以及多样化的特点。

老年保健的目的在于健康、长寿，由于老年阶段的生理变化，有赖于营养的维护，合理营养和平衡膳食则是营养的保证。保健食品只能作为合理营养的辅助和补充，如果主次不分、弃本逐末，以保健食品求延年益寿，可能会适得其反。

就功能性老年保健食品而言，当在食品中强化或有意识地降低某些营养素，以适应某些老年人的生理需要和某些老年病所禁忌的食品时，必须以合理营养和平衡膳食为指导原则。滋补性老年保健食品应以中医辨证论治为宗旨，根据老年人体质的虚实寒热辨证施食，防止滥用食补的倾向。

（一）老年保健品产品分类

1. 防治心血管保健品

胆固醇沉积于血管内壁能引起心血管疾病，如高脂血症、高血压、动脉硬化和冠心病，并可进一步引起脑中风。此类专用保健食品需含有降低血液胆固醇的活性成分。例如，大豆磷脂软胶囊、深海鱼油、螺旋藻复合片等。

2. 防癌、抗癌保健食品

衰老伴随着基因及基因组的改变，会改变相关致癌基因的表达。有研究证明，具有生物活性的食品成分对癌症的抑制具有非常重要的作用。自 1969 年日本从香菇子实体中提取到一种具有抗肿瘤活性的活性多糖而轰动整个医学药物界以来，全世界掀起了一股从食用菌中寻找抗肿瘤成分的高潮。有研究表明，香菇、金针菇、灵芝、蘑菇和猴头菇等大型食用菌中的某些活性多糖组分，具有通过活化巨噬细胞和刺激抗体产生，而达到提高人体免疫力、抵抗肿瘤的作用，这种多糖由于具备比免疫球蛋白更低的成本而日益受到重视。微量元素在抵抗肿瘤方面的作用也不可低估，如硒和锗（Ge）。目前实用的抗肿瘤食品就是富含上述某种或某几种抗肿瘤因子的加工食品。

3. 防治老年脑部疾病的保健食品

目前全球脑萎缩、痴呆的患者数量达 2000 多万，我国有 600 多万，防痴呆健脑食品的研究显得尤为重要。由于大脑成分中 60% 以上是脂质，在所构成的脂质中，不可缺少的是亚油酸、亚麻酸之类必需脂肪酸（多不饱和脂肪酸）。因此，在防痴呆食品中，提供充足的必需脂肪酸是十分重要的。比如，富含必需脂肪酸的核桃仁是最佳健脑食物。此外，鱼油、红花油和月见草油的必需脂肪酸含量很高，也是很好的健脑食品配料用油。

4. 防治老年糖尿病的保健食品

研究证明，高纤维膳食对治疗糖尿病非常有效，特别对 2 型糖尿病。如紫草、甘蔗茎、紫菜、昆布和南瓜等食用药物植物，或植物果实中的某些活性多糖组分，就有明显的降血糖作用；百合科、石蒜科、薯蓣科、兰科、虎耳草科、锦葵科和车前草科植物的黏液质中也含有这种降血糖活性的多糖组分，将这些组分提取精制后，可用于糖尿病专用保健食品的生产。

5. 防止衰老保健品

随着年龄的增长，机体内产生具有清除自由基物质的能力逐渐下降，从而削弱了对自由基损害的防御能力，引起了机体的衰老。为了防御自由基的损害作用，可以向机体内添加适量的天然或人工合成的自由基清除剂，从而达到延缓衰老的目的。自由基清除剂有非酶类清除剂（抗氧化剂）和酶类清除剂（抗氧化酶）两类，被人们研究过的清除自由基很多，但仅有少数几种得到公认并已进入实用阶段。其中，抗氧化酶包括超氧化物歧化酶（SOD）、谷胱甘肽过氧化酶（GSH-PX）、过氧化氢酶（cA-T）和过氧化物酶等。抗氧化剂包括维生素 E、维生素 C 和硒等。超氧化物歧化酶在清除自由基和延缓衰老方面的作用已得到证实，从天然动植物或微生物中提取的超氧化物歧化酶才能应用于抗衰老食品中，如大蒜中的超氧化物歧化酶含量就很高。维生素 E 在清除自由基、提高人体免疫力与防癌抗癌方面的作用也被大量的研究所证实。

（二）我国老年保健品产业发展趋势

目前我国社会趋向老龄化，老年保健食品需求不断上升，老年人保健食品市场潜力较大。我国独有的食疗养生文化和几千年的中医药学宝库是保健食品取之不尽、用之不竭的源泉，还有广阔的地域资源作为保健食品开发的基础，结合现代科学技术，老年保健食品将呈现新的发展局面。开发和生产老年保健食品，应从老年人的身体状况和营养需要出发，结合防病治病的原则，可开发和生产的老年保健食品很多，如以下几个方面：

1. 益寿食品

益寿食品以大豆蛋白为主要原料，配以花生仁、芝麻、何首乌、大枣等制成，具有低热量、高蛋白、易消化、补益健体等特点，老年人食用后可延年益寿。

2. 酸乳食品

酸乳食品营养丰富，有助于消化，有利于防治便秘，有抑制肠道有害菌群和降低胆固醇、抗癌等作用，适宜老年人食用。

3. 乳糖蛋白食品

乳糖蛋白食品含有 80% 的蛋白质和少量的乳糖制品，对老年人健康有益。

4. 花粉食品

花粉食品含有多种氨基酸、蛋白质、无机盐、维生素等，是老年人的优良滋补品。

5. 低盐食品

低盐食品，如生产低盐酱油、低盐咸菜、低盐腐乳等。老年人食用可预防高血压和心脏病的发生。

6. 低胆固醇食品

将食品中的胆固醇含量降低，可防止老年人进食摄取过量的胆固醇。

除此之外，还可以根据老年人的生理特点和营养需要，开发、生产其他功能显著的老年人保健食品。

第四节　古方今用

一、深挖古方

古方是临床实践的结晶，是中医临床治疗的重要的方法和工具，是治疗效果的证据。千百年来，古今医家积累了数以万计的有效古方，推动了中医临床治疗学的发展。

古往今来，我国传统的中医药文化在临床中发挥着重要的作用，解决了广大人民的疾病痛苦。经典方剂对当下医务工作者的意义主要在两个方面：一是向后人展现出最佳的配伍组合中精选的药物；二是可以传授方药组成的法度给后人。相关的资料表明，影响中药材的质量因素有很多，都是随着时间及地域的变化而不断变化的。为了使疗效保持不变，传承经典方剂应该以现代的中医药有关研究结论为依据，以现代科学技术为基础，这是在传承经典方剂时必须树立的新观念和新思路。

古方之用，关键在理解立方之法。仲景制方其理明，其意深，实为后世制方之典范，为制方之鼻祖，他根据《素问·热病》的六经分证，并将《黄帝内经》等有关脏腑、经络和病因学说等方面的知识有机结合在一起，创造性地把外感疾病错综复杂的证候，总结成六经辨证。所以，《伤寒论》的立法处方是建立在脏腑、经络和病因等理论基础上的，并以外感风寒的发生、发展、变化及其脏腑经络的病变为立方依据，其立方之理的另一方面是组方的法度，应用古方要师其法而不泥其方，因为治法是从众多方剂中总结出来的规律性东西，是治疗复杂多变疾病的大法和基本规则。掌握治疗大法，处方才能心中有数；离开治疗大法，处方就漫无边际。前人谓："方从法定，以法统方。"可见，法是制方的根据，而方是治法的具体体现，不能有法而无方，也不能有方而无法。徐灵胎说："若夫按病用药，药虽切中，而立方无法，谓之有药无方，或守一方以治病，方虽良善，而其药有一二味与病不相关者，谓之有方无药。"明确提出了法与方辩证统一的关系。

法与方的统一是组方的规律，以法选方是学习古方的准绳。正如孙一奎云："用古人之法，审其用法之时，得其立法之心。"总之，治法是后于方药形成的一种理论。就辨证论治的过程而言，其辨证的目的在于确定病机，论治的关键在于确定治则，治法是在治则的基础上产生的治疗方法，与病机是相应的。

"方以药成，方从法出，法随证立"，说明方与法之间的关系，相互为用，密不可分。故有"以法组方""以法遣方""以法类方""以法释方"等四个方面，构成了"以法统方"的具体内容，因此，有云："检谱对弈弈必败，拘方治病病必殆。"张锡纯说："临证之道，不用古方不能治病，拘守古方亦不能治病。"皆指出在辨证的基础上应用古方的重要性，只有辨证准确，治法的针对性才能明确和具体化。治法是联系辨证理论和遣药组方的纽带，是用方的基础。

古方今用关键在辨证。辨证用方，首先应选准何种辨证类型；要掌握主证、兼证、从证的关系，更应注意标本缓急的处理原则；要考虑患者的生理特点；应结合西医学检查结果。其次，临床辨证用方，要做到学古而不泥古。古今之人在体质和疾病变异上各具特点，用古方若不辨证，则会病变而方不变，使方不合证，是无的放矢，乱用古方；只有辨证用方，才能继承古方之精髓，用方灵活化裁出巧。效应在握，是学好、用好古方的关键。总之，临床用方，辨证是关键，因为辨证论治是中医认识疾病，处理掌握疾病变化的核心，确立疗效标准的精髓，是中医学生存发展，发扬光大，走向世界的生命线，只有掌握辨证用方，才是推动中医药学术向前发展的有力武器。

二、适当改良

传统中医药的核心技术应从配方和工艺两个方面进行区分。企业的技术创新应区别工艺和配方两个方面。就配方而言，基于古老相承的历史和多年的使用效果，中医药的技术创新应不宜改动配方。但配方的最终产品形式可以有许多创新之处，如中药可由药草剂和传统的丸剂改为片剂、滴丸、透皮剂、喷雾剂等，配方虽未改变，但应用范围和市场都可以大大扩展。

传统中医药的工艺，其最终目标是为了产出与消费者直接使用的产品，中医药企业可以在原有技术的基础上，发展新的工艺，开拓新的系列产品，采用不同的加工方法和炮制方法，生产出疗效不同的最终产品。传统中医药企业的技术创新应在保证产品延续性的基础上，对工艺进行面向现代化的改造，使其更适于机械化和自动化生产。

三、剂型选择

中药新药开发和走向世界，剂型创新很有必要。传统中药饮片汤剂入药使用，需要水煮煎服，耗时费力，对患者来说，存在使用和携带不便、有效成分使用不充分等问题。近几年，以中药配方颗粒和超微饮片（破壁饮片）为代表的新型饮片适应消费需求，迎来高速发展，新型饮片对传统中药饮片具有较大的替代空间。

剂型是将原辅料加工制成适于食用的形式。保健食品剂型的选择，应根据配方原料化学成分的性质，保健功能与适用人群的需要，以及生产的实际条件综合考虑。由于保健食品具有食品的属性，故原则上应选择通过胃肠道吸收的口服剂型，非口服剂型不宜作为保健食品剂型。有些原料为难溶性，或者某些成分的溶液状态不稳定，则应选择固体剂型。若水溶性好的原料或成分，可选择液体剂型，如口服液、饮料、糖浆剂型等；但是在水中不稳定，如含有易水解、易聚合、易氧化等成分的保健食品，不宜选择口服液等液体剂型。儿童应用的保健食品应注意选择色香味俱佳的剂型。

此外，还应根据生产厂家的技术水平和生产条件选择剂型。剂型不同，对采用的工艺路线、生产技术、生产环境、设备及工人素质等都有不同的要求，应尽量选用既能充分发挥保健功能，又能充分利用原有设备，适于工业化生产、工艺简便、成本较低、方便食用，便于携带、运输、储存的剂型。目前保健食品常用剂型有茶剂、颗粒剂、粉（散）剂、胶囊（硬）、软胶囊剂、片剂、糖粒、口服液剂、保健饮料和酒剂等。

中药配方颗粒优势明显。中药配方颗粒又称免煎中药饮片、新饮片、精制饮片、饮料型饮片、科学中药等，是指将单味药材炮制加工后，根据中药理化性质选用适当的溶媒，经现代工业提取、浓缩、干燥、制粒制成的，供中医临床配方使用的颗粒。中药配方颗粒是在传统汤剂的基础上，由单味中药饮片提取浓缩制成，保持了中药饮片的性味与功效，具有质量稳定可靠、服用方便、剂量准确、携带便利、适合工业化生产等突出优点。中药配方颗粒不仅能够满足中医师进行辨证论治、随证加减的要求，同时具有使用方便、便于配伍等优点，在很多国家

NOTE

和地区发展迅速，质量也在不断提升。中药配方颗粒的使用方面，政府原先要求医院未经批准不得使用，后逐渐允许二级以上的中医院可备案使用。2015 年年底，国家食品药品监督管理总局发布的《中药配方颗粒管理办法（征求意见稿）》中指出，拟全面放开配方颗粒的生产、使用限制，但对企业提出较高要求。

新型饮片高增长。①超微饮片（破壁饮片）：超微饮片是第三代饮片，指采用超微粉体技术将中药饮片粉碎成 $1 \sim 75\mu m$ 超微粉，使药材植物细胞破壁率提高，有利于其有效成分的溶出，增加药物的比表面积，使其吸收速率和吸收量增加，再用现代制粒技术制成的颗粒型饮片，主要供中医临床配方使用。超微饮片对比传统中药饮片，不仅免煎使用便捷，直接冲服，而且由于使药物有效成分破壁释放，药效大幅提高。对比中药配方颗粒，不含在提取中添加的各种辅料，更加原汁原味保留传统中药材特点。②纳米饮片：纳米饮片是指运用纳米技术在 100nm 粒径范围制造的有效成分、有效部位、原药及其复方制剂。但是，纳米饮片由于制备设备复杂，生产成本较高，中药材纳米化后失去中药廉价优势，也出现了难以推广的难题，有待进一步解决。

四、形成品牌

客户不只是简单地购买产品和服务，同时也在选择一种观念和态度。面临日益多样化的选择，客户的购买倾向就变得更加受制于对钟情品牌的信赖。品牌特指被社会认同的体现标准化和品质优良的产品的牌子。美国营销协会（AMA）指出："品牌是一个名称、术语、标记、符号或设计，或是这些元素的组合，用于识别一个销售商或销售商群体的商品与服务，并且使它们与其竞争对手的商品与服务区分开来。"品牌有识别功能、市场分隔功能、促销功能、价值凝聚功能等作用。品牌战略研究分为品牌识别和品牌规划两个时期。品牌战略的四种基本类型：技术领先战略、最低成本战略、差别化战略、专一化服务战略，其他还有规模化战略、品牌形象战略、驰名商标发展战略。

打造中医药养生文化品牌，有利于弘扬、创新中医药文化价值，带动企业技术、管理等的自主创新，对中医药产品开发具有潜在的重要推动力，并能加快中医药产品走出去，增强中医药服务贸易，提升中医药的国际地位和影响。建立健全相关制度，使医药企业积极研发中医药养生产品，形成中医药养生诊疗、人才培养、研究开发、中药制药产业体系，在弘扬中医药养生文化的同时，创新医药科技，加强自主研发，突破中医药创新发展中的关键问题，以品牌突出地位，为中医药进入国际市场、走向世界奠定坚实的基础。

第五节 转化流程

一、市场调查

通过对养生保健品行业进行市场调查，可以更加深入地了解养生产业的市场需求。在进行市场调查时，要开展养生产业的环境分析，主要包括国外相关行业发展现状和趋势、行业相关政策法规整理，以及国内宏观经济发展现状等。养生保健品行业结构主要包括产品市场消费需求结构、行业投资主体性质结构，以及行业生产主体结构等。

养生保健品行业市场：对行业产品整个供求状态、市场现状呈现的特点进行分析，并对行业市场未来发展趋势进行科学预测。分析养生保健品行业企业，包括行业企业发展历程、企业组织结构、企业相关财务数据和指标、企业竞争优劣势分析等。此外，还需要分析养生保健品行业成长性，包括行业所属生命周期的位置，行业投资增长性，行业近几年发展速度情况，以及未来市场增长速度等。

通过市场调查，有助于更好地吸收国内外先进经验和最新技术，改进企业的生产技术，提高管理水平。当今世界，科技发展迅速，新发明、新创造、新技术和新产品层出不穷，日新月异。通过市场调查，可以了解养生市场经济动态和医学界科技信息等资料，为企业提供最新的市场情报和技术生产情报，以便更好地学习和吸取健康养生行业的先进经验和最新技术，从而提高产品质量，加速产品的更新换代，增强产品和企业的竞争力。

二、精选产品

要实现中医养生产品技术的创造性转化，首先要充分尊重传统中医养生保健技术产品的中医理论基础，吸纳现代各学科的优秀成果，结合现代人的生活方式和养生习惯，在消化吸收的前提下，进行大胆创新和转化。不少商家已经在传统中医养生技术的基础上，结合现代技术有了创造性转化的探索，譬如适合家庭自用的新型可控温自粘式艾炷艾灸贴，兼具刮痧磁疗、红外理疗和艾灸为一体的扶阳罐，集足浴、按摩、药物熏蒸于一体的多功能足浴桶等，均是在此背景下衍生的新型产品设备。需要注意的是，当前健康服务市场由于缺乏统一的行业规范，有关部门难以实施有效的监督和管理，行业内存在着不良商家肆意消费传统养生概念，炒作虚假技术和产品，欺骗消费者的现象，亟待肃清。

三、前期科研

养生产业转化的前期科研非常重要，相关技术创新要求资金投入充足，要求高校和研究部门向更深更广处研究。只有不断创新，改进技术，才能使中医药更好地适应广大消费群体的需求，提升自身的核心竞争力。只有先创新，才能有机会将创新的成果转化为可以享受得到的医药成果，乃至产业成果。

养生保健品大部分以天然动、植物为起始原料制成，为了使保健食品达到食用安全、功效好、便于食用和储运保存等要求，除少数情况可以直接使用药材粉末外，一般的中药材及动植物原料都需要经过提取，有的还需要经过分离、纯化工艺，然后再经过浓缩、干燥、粉碎、过筛混合、制剂成型以及灭菌等工艺，才能制成保健食品。保健食品配方所用原料成分复杂，功效各异，因此，在工艺设计前，应根据配方原理和产品的保健功能，通过文献资料和信息调研，详细分析每种原料所含的成分及其功能作用，再根据有效成分的理化性质及提取原理，选择适宜的溶剂和提取方法，确定合理的工艺路线，并提供设计依据。

四、产品生产

生产是养生产品研制的一个重要环节，保健品工艺研究应以《保健食品注册与备案管理办法》为指导，对产品配方的配伍关系、保健功能、功效成分等进行分析，并应用现代科学技术及生产方法进行剂型选择、工艺路线设计、工艺技术条件筛选与中间性试验等系列研究，使生产工艺做到科学、合理、先进、可行。养生产品生产和药品有一定差异。药品的生产能力和技术条件要经过国家有关部门的严格审查，并通过药理、病理、病毒方面的严格检查及多年的临床观察，经有关部门鉴定批准后，方可投入市场。而保健品必须经过医院临床试验，方可直接投入市场。这样，属于药品的必然具有确切的疗效和适应证，不良反应明确，属于保健品的则不然。生产过程的质量控制不同。作为药品维生素类产品（药字号），必须在制药厂生产，生产过程中的质量控制要求很高，比如空气清洁度、无菌标准、原料质量等，要求所有的制药都要达到 GMP 标准（药品生产质量规范）；而作为食品的维生素类产品（食字号），则可以在食品厂生产，标准比药品生产标准低。

五、上市准备

依法注册、备案。为了更有效地维护消费者生命健康安全，新修订的《食品安全法》在保健食品管理上有不少突破性的举措。例如，设立保健食品原料目录和允许保健食品声称的保健功能目录，由国务院食品药品监督管理部门、国家中医药管理部门制定、调整并公布。此外，新修订的《食品安全法》进行的另一个重大调整，是明确保健食品的申报采用注册和备案"双轨制"管理，改变了过去单一的产品注册制度。

新修订的《食品安全法》第七十六条规定：使用保健食品原料目录以外原料的保健食品和首次进口的保健食品应当经国务院食品药品监督管理部门注册。但是，首次进口的保健食品中属于补充维生素、矿物质等营养物质的，应当报国务院食品药品监督管理部门备案。其他保健食品应当报省、自治区、直辖市人民政府食品药品监督管理部门备案。注册人或者备案人须对其提交材料的真实性负责。相比注册制，备案制更快捷，对文件要求也有所精简，会给整个保健食品行业带来重大影响，企业进入市场的成本也将大大降低。使用新原料的保健食品做出准予注册决定的，应当及时将该新原料纳入可用于保健食品原料目录。列入保健食品原料目录的原料，按照规定的用量、声称的对应功效，只能用于保健食品生产，不得用于其他食品生产。

提交相关材料。尽管备案制在一定程度上简化了程序，更利于满足市场的多样化需求，对保健食品生产经营企业来说是个重大利好，但是流程的简化并不意味着门槛的降低，新修订的《食品安全法》对于保健食品安全的要求并没有降低，甚至更加严格。同时，备案制也更加强调企业对申报资料和产品质量安全所承担的责任。

新修订的《食品安全法》第七十七条规定，依法应当注册的保健食品，注册时应当提交保健食品的研发报告、产品配方、生产工艺、安全性评价、保健功能评价、标签、说明书、相关证明。国务院食品药品监督管理部门经组织技术审评，对符合安全和功能声称要求的，准予注册；对不符合要求的，不予注册并书面说明理由。依法应当备案的保健食品，备案时也需要提交生产配方、工艺、说明书、标签、产品安全证明材料等。

六、广告宣传

任何组织或者个人不得对中医药进行虚假或夸大宣传，不得冒用中医药名义牟取不正当利益，否则依法追究法律责任。前几年发生的张悟本事件，给社会造成了很恶劣的影响，给人民群众的生命健康安全造成了威胁，并且严重败坏了中医药的声誉。有鉴于此，对于社会各界开展中医药文化宣传和知识普及活动，应当予以严格规范，禁止任何组织或者个人对中医药作虚假、夸大宣传，或者冒用中医药名义牟取不正当利益。

广播、电视、报刊、互联网等媒体在开展中医药知识宣传时，应当对聘请人员的资质进行审查，由专业的中医药专业技术人员进行中医药知识宣传，以保证宣传的质量和专业性。例如，保健品行业的生产商、经销商的广告宣传，只是一道沟通市场与品牌的桥梁。人群中个体间的差异很大，个别案例作为普遍现象广为宣传是经不起时间考验的。《保健食品管理办法》界定了保健食品的定义："保健食品指表明具有特定保健功能的食品，即适宜特定人群食用，具有调节机体功能，不以治疗疾病为目的的食品。"也就是说，保健品并不是"老少皆宜"，更不能取代药物对患者的治疗作用。

七、不断改进

养生产品进入市场以后，应该根据市场需求的变化和消费者的反馈，以及生产工艺的革新变化，不断对产品进行合理的改进，包括产品改进、工艺改进、营销改进等多个方面。产品改进是针对市场需求变化的情况对养生产品进行改进，或者对原有产品进行新功能的研发拓展，或以此为基础开展新的产品研发。工艺改进是改善或变革养生产品的生产技术及流程，包括新工艺和新设备的变革。中医养生保健调理的方法多样、技术丰富，然而现代社会生活习惯的改变，以原来的形式进行服务和产品的提供，并不适应社会的消费和使用习惯，如用来制作药膳的药材包，虽然已经相比于药房抓药提高了消费便利性，但仍然不够。因此，现在有企业机构开始对药膳剂型进行深度研发，开发药膳汤品成品进行销售配送。营销改进是改善或创造与顾客交流和沟通的方式，把握顾客的需求，销售养生产品。养生进行产业化必然要面向社会大众，如何进行传统语言和现代语言的转换，在现代社会语境下与消费者进行养生产品的沟通传播，也是养生产业转化中需要不断思考和改进创新的内容。

主要参考书目

1.黄帝内经素问.北京：人民卫生出版社，1956

2.灵枢经.北京：人民卫生出版社，1963

3.杨上善.黄帝内经太素.北京：人民卫生出版社，1981

4.孙思邈.备急千金要方.北京：人民卫生出版社，1982

5.万全.万氏家传养生四要.武汉：湖北科学技术出版社，1984

6.葛洪.抱朴子.上海：上海书店，1986

7.高濂.遵生八笺.成都：巴蜀书社，1988

8.曹庭栋.养生随笔.上海：上海古籍出版社，1989

9.陈直撰，邹铉续增.寿亲养老新书.上海：上海古籍出版社，1990

10.丁光迪.太清导引养生经 养性延命录校注.北京：中国中医药出版社，1993

11.龚廷贤.寿世保元.北京：人民卫生出版社，1993

12.马烈光，李英华.养生康复学.北京：中国中医药出版社，2005

13.马烈光.中医养生保健学.北京：中国中医药出版社，2009

14.马烈光.中医养生学.北京：中国中医药出版社，2012

15.王琦.中医未病学.北京：中国中医药出版社，2015

16.马烈光，蒋力生.中医养生学.北京：中国中医药出版社，2016

17.陈涤平.中医治未病学概论.北京：中国中医药出版社，2017

18.蒋力生，马烈光.中医养生保健研究.北京：人民卫生出版社，2017